La noche es normal

LA NOCHE ES NORMAL

UNA GUÍA A TRAVÉS DEL DOLOR ESPIRITUAL

DRA. ALICIA BRITT CHOLE

Tyndale House Publishers
Carol Stream, Illinois, EE. UU.

Visite Tyndale en Internet: TyndaleEspañol.com y BibliaNTV.com.

Visite a la autora en Internet: AliciaChole.com.

La noche es normal: Una guía a través del dolor espiritual

Originalmente publicado en inglés en el 2023 como *The Night Is Normal: A Guide through Spiritual Pain*.

Diseño: Lindsey Bergsma

Traducción al español: Patricia Cabral para AdrianaPowellTraducciones

Edición en español: Ayelén Horwitz para AdrianaPowellTraducciones

Para información acerca de descuentos especiales para compras al por mayor, por favor contacte a Tyndale House Publishers a través de espanol@tyndale.com.

Library of Congress Cataloging-in-Publication Data

A catalog record for this book is available from the Library of Congress.
Un registro catalogado de este libro está disponible en la Library of Congress.

ISBN 978-1-4964-8451-2

Impreso en Estados Unidos de América
Printed in the United States of America

29 28 27 26 25 24 23
7 6 5 4 3 2 1

DEDICADO A MI AMADA HIJA, KEONA

Keona, cuando naciste, nunca podría haber imaginado que, antes de tu vigésimo cumpleaños, ya conocerías bien los accidentes que cambian la vida, las enfermedades crónicas, las necesidades especiales de seres cercanos y queridos, las pérdidas irremplazables y una pandemia mundial. Pero sí sabía esto: en la medida que adoraras y siguieras a Jesús, guiarías a tu generación a salir de los desiertos. Con los años, has permitido que la noche te madurara hasta transformarte en un alma profunda e íntegra. No podría estar más orgullosa de la mujer en la que te has convertido; me has guiado en más maneras de las que tienes conocimiento.

Uno de mis momentos favoritos de tu guía fue cuando tenías apenas diez años. Pocas semanas después de la primera aparición de cáncer en mí, me diste una tarjeta con un caballo en la parte de afuera y las siguientes palabras grabadas en color rosa brillante en el interior:

> Querida mamá:
> Lee esta tarjeta y recuerda que Él siempre está contigo y siempre te ama. Recuerda que tu familia te ama en los días buenos y en los días malos, en los días fáciles y en los difíciles. Siempre hay dos familias que te aman, y son la familia de Dios y nosotros. Te amaremos, aunque lo único que necesites sean suplementos, hasta si necesitas quimio. Te amamos, pase lo que pase. (Lee esta tarjeta todos los días). Tu amiga para siempre, Keona

Todavía guardo tu tarjeta conmigo. Dondequiera que el futuro te lleve, que Su verdad permanezca contigo: Recuerda siempre, mi Keo, que eres profundamente amada... cada día y a través de cada noche.

Contenido

PRIMERA PARTE: Navegando la noche

SEGUNDA PARTE: La desilusión con Dios

TERCERA PARTE: La desilusión con uno mismo

CUARTA PARTE: La desilusión con los demás

PRIMERA PARTE

• • •

Navegando la noche

Capítulo 1

* * *

JUNTOS FRENTE A LA TORMENTA

Tal vez esto comenzó en el porche delantero. O, mejor dicho, en los porches delanteros. Mi familia se mudaba todos los años a una nueva ciudad; una nueva casa y una nueva escuela mientras mi papá perseguía un nuevo sueño. Durante mi niñez, la constante feliz fue el amor de mis padres y unas pocas tradiciones como esta.

Pensándolo bien, «porche» puede ser un poquito generoso. Muchas veces, era poco más que un umbral cubierto. Grande o pequeño, era un refugio para mí. Papá trabajaba todo el día y casi todos los fines de semana, de modo que esta era una tradición nocturna. Hasta el día de hoy, sigue siendo uno de mis recuerdos más gratos.

Una que otra vez, empezábamos temprano si de casualidad advertíamos los relámpagos. Pero, la mayoría de las veces, la tradición comenzaba cuando escuchábamos el trueno a lo lejos. Los ojos de papá se iluminaban cuando anunciaba: «¡Se acerca una tormenta!».

Cuando era pequeña, Papá me alzaba en brazos y me cargaba. Y cuando crecí demasiado para que me levantara en sus brazos, me tomaba de la mano y corríamos a ocupar nuestros puestos en el porche. Entonces, cuando estábamos frente a la tormenta, en la oscuridad, Papá me acurrucaba bajo su brazo mientras nos sentábamos en silencio (excepto, por supuesto, cuando contábamos los segundos entre los destellos de los relámpagos y los retumbos crujientes).

A veces, dependiendo de cuán acogedor era el porche, nos quedábamos afuera durante toda la tormenta. Pero siempre permanecíamos todo el tiempo posible, disfrutando del viento, la lluvia, las tormentas ensordecedoras y el espectáculo de luces.[1]

Papá decidió desde temprano que yo no heredaría el miedo a las tormentas que tenía toda la familia. Lo logró. Desde pequeña, he relacionado las tormentas con una invitación a pasar tiempo en los brazos seguros de mi papá.

Con el tiempo (aunque no de inmediato), esa relación se trasladó de mi padre terrenal a mi Padre celestial. Mis primeros años como seguidora de Jesús tuvieron poca noche y mucha luz del día. En realidad, la primera tormenta nocturna de mi fe me sorprendió y, al principio, la interpreté como un fracaso más que una invitación a enriquecer mi relación con Dios. Como fue Él quien restableció misericordiosamente esa conexión, la noche ha albergado mis mayores estirones espirituales y se ha convertido en el centro de mis estudios sobre el fortalecimiento de la fe.

En ese sentido, empecé a escribir este libro hace mucho tiempo, en un pequeño porche, en medio de la noche, al darme cuenta de que se puede sobrevivir a las tormentas cuando las vemos en función de lo relacional. La noche está llena de invitaciones santas a cultivar nuestro amor por Dios.

La desconexión entre la noche y el *crecimiento*, la *cercanía* y el *amor* ha hecho naufragar espiritualmente a muchas almas. Malinterpretando la noche y abrumados por el sufrimiento espiritual, cortamos el ancla y perdemos o abandonamos la confianza que tenemos en Dios, en nuestra capacidad de seguir a Dios o en la comunidad del pueblo de Dios.

Aquí es donde puede que usted esté ahora mismo: a la deriva, consciente de la corriente submarina que lo aleja de la orilla, hacia el mar oscuro y turbulento. Puede ser aterrador sentir que su fe no tiene fundamento, está desconectada, que es irreal. Ciertamente, eso ha sido angustiante para mí.

Quizás en estas páginas sea la primera vez que usted y yo nos encontramos; pero, por favor, sepa desde el comienzo que no está solo. Y no está tan lejos de casa como tal vez piense o sienta que está.

La noche no es su enemiga.

Mi meta con esta ofrenda es ayudarlo a reivindicar la noche y a reinterpretar el dolor, construyendo (o reconstruyendo) un marco para la desilusión espiritual.

Gracias a Dios, no tengo que empezar de cero. Muchas mentes brillantes y plumas agudas me antecedieron. Mi pequeña (aunque, espero, significativa) contribución es brindarle un esquema visual y un conjunto de instrumentos prácticos para navegar la noche.

La Primera parte de este libro es fundacional. En esta serie inicial de capítulos, nos familiarizaremos con *el concepto del sufrimiento espiritual y nos daremos cuenta de cómo la desilusión es una invitación al amor*. Las partes siguientes brindarán herramientas para navegar la *desilusión con Dios* (Segunda parte), la *desilusión con nosotros mismos* (Tercera parte) y la *desilusión con el pueblo de Dios* (Cuarta parte). Porque, si bien la noche es normal, la falta de herramientas puede hacerla más larga y más densa de lo necesario.

Sin embargo, si su noche parece abrumadora, está bien que se adelante a la parte que cubra la necesidad que siente. Pero, por favor, acuérdese de volver atrás y lea la Primera parte. Esa base es nuestra brújula para atravesar el sufrimiento espiritual. Si sabe hacia dónde se dirige, las herramientas que se brindan aquí le resultarán mucho más eficaces.

Los materiales complementarios (los apéndices, las notas y la bibliografía) contienen parte del excedente de mis treinta años de estudios sobre el tema. Para que el libro sea accesible, he decidido presentar ese material como una lectura opcional pero sumamente recomendada.

Cuando inicie este viaje, lo animo a que traiga toda incertidumbre, frustración y dolor que tenga. La negación (por más cordial o bien intencionada que sea) no tiene ningún poder regenerador. En lo personal, respeto las preguntas sinceras (especialmente, las controvertidas) y las veo con buenos ojos, como si fueran amigas, en parte porque considero que su principal propósito es fortalecer las relaciones, más que conseguir respuestas. Fue la facilidad precoz para las preguntas la que me llevó a mi gran amor por el aprendizaje. Y el tema de la desilusión ha sido mi foco de estudio primordial desde la crisis en el banco del parque, sobre la cual leerá en breve.

Quizás le sea útil saber dos cosas más sobre mí desde el comienzo. En primer lugar, aunque efectivamente escribo y doy algunas charlas, mi principal llamado siempre ha sido aconsejar, lo cual significa que he tenido el privilegio de vadear mucho sufrimiento espiritual con gran cantidad de corazones y mentes deslumbrantes.

En segundo lugar, me preocupa *profundamente* la debilidad de nuestra fe colectiva. Dios no ha cambiado. Pero nuestro entendimiento sobre lo que significa seguirlo ha experimentado una mutación alarmante, partiendo de lo tóxico que es por partida doble confundir emociones con devoción y considerar que la abundancia es una demostración de la obediencia.

Cuando nos falta el marco para evaluar y procesar la desilusión, damos por sentado que el crecimiento espiritual prefiere el día feliz y rehúye de la no tan feliz noche. En consecuencia, evitamos la noche porque la vemos como una falla en la formación espiritual, o una pérdida de tiempo y de potencial sin sentido.

Ciertamente, este error no es nuevo, como hasta una rápida lectura de los consejos de los amigos de Job lo puede confirmar. Pero en cualquier época, cuando un error es elevado a la condición de creencia, credo o doctrina, su poder para socavar la fe se amplifica. La mentira nunca puede curar. Es la verdad (no el optimismo ni la luz del día) lo que anhela el crecimiento espiritual genuino.

Negar el lugar que tiene la noche en nuestra fe enmudece a una de las maestras más sabias de la fe y crea una versión insostenible de lo que significa seguir a Jesús.

> Pues, si la verdad se ve un poco borrosa
>
> o la esperanza suena más que un poco vacía;
>
> si intenta en vano silenciar las preguntas,
>
> o si cada día se sorprende haciendo las cosas por inercia;
>
> si siente que su fe apenas se sostiene
>
> o si no ha sentido nada desde lo que parece una eternidad;
>
> si ama a Dios, pero no está seguro de que aún le caiga bien
>
> o si se está cansando de esas personas que se relacionan con él;
>
> Si su andar en fe ha sido... bueno, decepcionante
>
> o si abandonar el barco le parece cada vez un panorama más tentador;
>
> si a menudo se ha preguntado *por qué* en medio de la tormenta

o si ha buscado la manera de atravesar el dolor cuando la luz del día ya no es lo normal,

por favor, no abandone todavía.

Acompáñeme con esperanza a explorar el provecho que tiene el sufrimiento espiritual. Arriésguese a reivindicar la noche y a replantearse la desilusión como una amiga inesperada. Su noche no durará para siempre y dentro de ella hay un tesoro invaluable que es demasiado profundo para ser obtenido a plena luz del día.

Lo aliento a resistir las ganas de huir del sufrimiento o de superarlo avanzando más rápido, cantando más fuerte o trabajando más horas para llenar su alma con distracciones. Como quizás usted ya lo sabe, tales esfuerzos solo brindan un alivio temporal, hasta que la vida real nos recuerda que hay otra cosa fuera de su eje, que algo en lo profundo de nuestro ser está desalineado.

Aunque la desilusión espiritual pueda ser profundamente inquietante y pese a que el terreno del sufrimiento sea pedregoso y difícil, el camino que lleva a una perspectiva más sana y esperanzada sobre la noche no es algo nuevo. Una «enorme multitud de testigos» (Hebreos 12:1) nos ha precedido. Sencillamente, nuestra generación ha perdido el rumbo en la ilusión compartida de que la fe siempre necesita sol pleno para florecer.

No, la noche es normal.

De hecho, la noche es necesaria.

En lo personal, la noche es una de mis mentoras más antiguas y generosas.

Capítulo 2

• • •

LA FE NOCTURNA

En retrospectiva, fue imprudente sentarme sola en aquel parque olvidado y abandonado. Pero allí me senté, la cabeza entre las manos, acunándome sin darme cuenta, en un intento desesperado de que mi fe

siguiera ahí,

siguiera entera,

simplemente... siguiera.

El banco de picnic en el que estaba sentada se parecía a cómo sentía mi fe: desgastada, poco firme, sin arreglo. Los que pasaban en coche habrán pensado: *¡Esa chica tiene que tener más cuidado! No es seguro estar sola en ese parque*. Pero el peligro físico era la menor de mis preocupaciones.

El sol pretendió abrigarme al salir, pero aun el caliente sol de Texas parecía incapaz de iluminar la noche que había en mí. Decidido, el sol trató luego de abrigarme, cuando se puso. Agradecí el gesto, pero carecía de la energía para darle importancia. El sufrimiento espiritual había agotado mis reservas.

No había sangre.

No había sucedido ninguna tragedia documentable.

Sin embargo, la batalla interior había sido atroz.

Luchaba contra el carácter —contra la propia naturaleza— de Dios.

¿Cómo diablos llegué aquí?, me estremecí.

Apenas unos años atrás, poco antes del comienzo de mi primer año universitario, Jesús había interrumpido mi cosmovisión atea. Obviamente, conocerlo no fue mi idea. A mi entender, no existía ningún Dios por conocer. Sin duda, Dios no había creado a los seres humanos; los seres humanos habían creado a Dios en un intento desesperado (pero vano) por llenar huecos y calmar temores. Yo era prorrealidad, no antirreligión. Y, como persona realista, prefería las preguntas sin respuesta a los cuentos de hadas. (Punto y aparte).

Pero las personas de Dios pueden ser bastante fastidiosas. Una de ellas, especialmente agradable, siguió invitándome a la iglesia hasta que finalmente acepté, solo para que cerrara la boca. Desprevenida, ese domingo a la mañana pasé del *No hay ningún* a *¡Dios mío!*, en apenas una hora y media. Quedé deslumbrada por la existencia de Dios y por su amor. *Esto lo cambia todo*, pensé. Y así fue. Ya no estaba sola; Jesús estaba conmigo. Como les dijo él a los primeros discípulos: «Yo soy la luz del mundo. Si ustedes me siguen, no tendrán que andar en la oscuridad porque tendrán la luz que lleva a la vida» (Juan 8:12).

¡Qué alivio: la oscuridad quedó atrás!

(O eso pensé).

¿Usted también lo pensó? De ser así, como me pasó a mí, quizás se haya sentido un poquito más que confundido cuando la Luz del Mundo empezó a disipar la oscuridad de su corazón, pero no la noche de su vida.

Tiempo después, comprendería que la promesa de este versículo no fue que la oscuridad sería desterrada de todas partes, sino que la luz de Dios jamás desaparecería. Juan 8:12 es un eco espiritual de una realidad física que Dios estableció mucho antes de que cualquiera de nosotros se enterara siquiera de que le tenía miedo a la oscuridad.

> Dios dijo: «Que aparezcan luces en el cielo para separar el día de la noche» [...] Dios hizo dos grandes luces: la más grande para que gobernara el día, y la más pequeña para que gobernara la noche. [...] Y Dios vio que esto era bueno.
>
> GÉNESIS 1:14, 16, 18

En el principio, la luz nocturna de Dios garantizó que la oscuridad absoluta no nos eclipsaría rotundamente. Él siempre dejaría una luz encendida, de día y de noche. Las palabras de Jesús extendieron esa antigua garantía, del espacio exterior al espacio interior: sus seguidores contarían con la compañía de su luz cada día y a través de cada noche.

Esto es importante porque solemos pensar que el crecimiento espiritual prefiere a uno antes que a la otra. Tendemos a olvidar que la noche (no solo la luz) también fue una creación de Dios.

> La tierra no tenía forma y estaba vacía, y la oscuridad cubría las aguas profundas; y el Espíritu de Dios se movía en el aire sobre la superficie de las aguas. Entonces Dios dijo: «Que haya luz»; y hubo luz. Dios vio que la luz era buena. Luego separó la luz de la oscuridad. Dios llamó a la luz «día» y a la oscuridad «noche». Y pasó la tarde y llegó la mañana, así se cumplió el primer día.
>
> GÉNESIS 1:2-5

En la historia de la Creación, el día complementó (lo opuesto a anular) a la noche. Parece que la fe nocturna formaba parte de la bondad de Dios «en el principio», tanto como la fe diurna. Antes del pecado, de la caída, de la maldición y del drama, la noche fue uno de los residentes originales del Edén.

Según el diseño de Dios, cada día tiene (aproximadamente) veinticuatro horas, lo cual significa que la fe en Dios debe ser vivida tanto durante el día como durante la noche. Sin embargo, materialmente tenemos una historia bastante larga de intentos por eliminar (o, al menos, acortar) la noche. Con velas o con interruptores, cada época ha intentado que la noche se doblegara ante la percepción de que necesitamos tener más luz y menos oscuridad.

Afortunadamente, poco a poco estamos recuperando el respeto por los poderes curativos de la noche, ya que los investigadores confirman la evidente conexión que hay entre la oscuridad, el sueño, la salud del sistema inmunológico y el bienestar mental y emocional.[1] Así y todo, aún somos reticentes a respetar la noche en el sentido espiritual. Preferimos crecer de día, gracias. Preferimos la fe a pleno sol. Preferimos ver con claridad, saber mucho y caminar con seguridad hacia un futuro bien iluminado.

Pero ¿y si las noches espirituales también son indispensables? ¿Y si evitar la noche es sabotear la salud de nuestra alma? ¿Qué pasa si en la noche hay algo que necesitamos y que no se puede encontrar en el día?

Esta fue, indudablemente, parte de mi lucha en aquel banco del parque. Intentaba con desesperación salir trepando de la noche porque la percibía como un fracaso, en particular, cuando la comparaba con lo que había experimentado hasta ese momento.

Mis primeros pasos con Jesús habían estado colmados del brillo de la fe diurna. Durante la universidad, entre clase y clase, contemplaba a Jesús en las Escrituras, cautivada por su carácter. La Palabra de Dios estaba viva. Su presencia era tangible. Su obra sanadora era perceptible. Mi libertad recién descubierta podía medirse. Esos años universitarios fueron un invernadero de crecimiento para mí porque cada vez que yo decía: «Creo», alguien astuto que andaba por allí decía: «¿Por qué?». Mi corazón seguía siendo sensible y mi religión esbelta a causa de la oposición permanente. Desde luego, luchaba en muchas áreas mientras seguía a Jesús, pero, incluso en esos momentos, sentía su guía a pleno sol.

Sin embargo, ese día en el parque, lo único que sentía era dolor. Durante meses me había hundido en mis pensamientos hasta quedar agotada, tratando de entender misterios que me superaban. Ya nada tenía sentido. Parecía que, de alguna manera, yo le había fallado a mi fe y, ahora, mi fe estaba a punto de fallarme.

En retrospectiva, Dios estaba invitándome a la fe nocturna. Y, aunque nunca pudiera haberlo predicho, la fe nocturna pronto me llevaría a algo mucho más satisfactorio que la comprensión y mucho más poderoso que la paz. Todo ese sufrimiento era expandir el territorio para lo último que esperaba y para aquello mismo que temía perder: mi amor por Dios.

Ese proceso (desde el dolor, a través de la noche, hasta el amor) es el enfoque de este libro. *La noche es normal* es un llamado a sentarse a los pies de una mentora olvidada: la desilusión espiritual.

En los próximos capítulos, nos dedicaremos de lleno al concepto de la desilusión y, al final del libro, volveré al banco del parque y compartiré la imagen que Dios usó para ayudarme a elegir la caída libre hacia el amor. Pero, primero, brindaré una definición funcional sobre la desilusión que será clave para la creación de un marco útil y esperanzado dentro del cual usted podrá navegar sus noches.

Capítulo 3

• • •

ESE «¡PUM!» INESPERADO

—Disculpe, creo que cometió un error —dije amablemente y segura de mí misma.

—¿Dónde? —cuestionó mi profesor de Inglés, más seguro de sí mismo, pero, francamente, menos amable.

—Aquí, donde usted me quitó puntos y escribió «NO ES UNA PALABRA REAL» —respondí, señalando lo obvio en mi ensayo.

—Pero esa no es una palabra real. ¿La buscó? —dijo el profesor, sonriendo con superioridad.

—Bueno, no, pero todo el mundo sabe qué significa: es del saber popular —dije yo, horrorizada.

Cri cri...

—¿Eh? Bueno, si la encuentra en un diccionario, no deje de avisarme —concluyó el profesor, señalándome la puerta.

Aceptando el desafío, me marché directamente a la biblioteca más próxima de la universidad. Una hora más tarde, después de revisar cada diccionario disponible, caminé de regreso a mi residencia, aturdida, y llamé a mi papá.

—Papá, *tecubro* no está en el diccionario. ¿Cómo es posible que les haya pasado completamente desapercibida a todos los diccionarios? Mi profesor le bajó la nota a mi ensayo porque dijo que no es una palabra real.

Casi pude escuchar en el teléfono la sonrisa cariñosa de Papá.

—Bueno, hija —dijo, a modo de disculpa—, es una palabra real para *nosotros*...

Es verdad. Mientras cursaba el primer semestre de Inglés en la universidad, estaba absolutamente segura de que *tecubro* era una palabra certificada por los concursos de ortografía, un miembro universalmente válido y valioso del idioma. Nosotros usábamos ese término todos los días en casa. A la hora de dormir, mamá o papá sostenían una manta y preguntaban: «¿*Te cubro*?». Yo asentía con la mirada y me acurrucaba, feliz, debajo de una capa más de amor. Mi suposición de que todos conocían y entendían el término era tan indiscutida que nunca le atiné a buscar *tecubro*. Lo cual es evidencia de la certeza que tenía, porque *siempre* estaba buscando palabras en el diccionario.

De pequeña, mis padres solían encontrarme despierta mucho después de la hora de ir a la cama, escondida en un armario, con una linterna porque me escabullía unos minutos más para leer... el diccionario. Las palabras (las historias de sus orígenes y sus texturas modernas) siempre me han fascinado. Esta palabra en particular, que estamos a punto de estudiar, me ha intrigado durante décadas.

No obstante, ¿por qué dedicamos un espacio valioso a establecer una definición? ¿Por qué tomarnos el tiempo (específicamente, tres capítulos completos) para rastrear la historia del origen de una palabra?

Porque los significados son importantes y los malentendidos pueden ser costosos. En la vida real, las repercusiones de los supuestos sobre el significado de las palabras pueden ir de lo cómico a lo desastroso. En la universidad, *tecubro* me costó apenas unos preciosos puntos de mis calificaciones y una leve (a moderada) vergüenza. Pero en la historia, las palabras han conducido a guerras.

Si vamos al caso de nuestro contexto, la fe ha sido rechazada por esta palabra.

Para muchos, si no para la mayoría, *desilusión* suena (y así lo sienten) oscura y fatal. Es un término al que solamente recurrimos para comunicar una pérdida profunda y al parecer permanente, como la pérdida de la inocencia, la confianza o la esperanza. Dado que la palabra parece ampliamente negativa, suponemos que la experiencia es igual de negativa y, como es lógico, evitamos la desilusión en todos los ámbitos, incluyendo los de nuestra vida espiritual.

Sin embargo, esta suposición puede ser mucho más peligrosa de lo que imaginamos. ¿Por qué? Porque en la desilusión no todo es pérdida. Cuando estamos desilusionados, la pérdida está abriendo camino en nuestro interior para un logro poderoso.

En el pasado, se trataba de una palabra poco frecuente.[1] *Desilusión* está compuesta por el prefijo *des-* y el sustantivo *ilusión*, conforme podrá apreciar en el siguiente gráfico:

des-	Prefijo del latín que implica inversión, aversión, supresión o negación[2].
ilusión[3]	Estado mental que implica la atribución de realidad a lo que es irreal; concepción o idea falsa; engaño, desilusión, imaginación[4].

La palabra describe la supresión o negación (*des-*) de ideas falsas (*ilusiones*)[5]. Mientras que eliminar la ilusión de Papá Noel puede ser problemático, eliminar la ilusión sobre Dios, nuestra fe en Dios o el pueblo de Dios puede sacudirnos hasta la médula. La desilusión espiritual ocurre cuando la realidad desafía las expectativas que tenemos sobre la vida en Dios. Es una forma de aflicción en el alma que nos hacer pensar:

Espera un momento.
Pensé que Dios haría...
Pensé que, como creyente, yo podría...
Pensé que el pueblo de Dios debía...

La buena noticia es que semejante aflicción contiene en sí misma el regalo inesperado de un mañana más certero. Perder una ilusión abre camino a conquistar una realidad. Al eliminar las ideas falsas, se despeja el camino para encontrar ideas más verdaderas. La honda tristeza de la desilusión desafía y, luego, refina y purifica nuestras creencias con el fuego de la Verdad.

Motivo por el cual mi definición personal de desilusión es *la conquista dolorosa de la realidad*.

Sin duda, el proceso no es nada agradable. Pero no confundamos desagradable con improductivo. Por ejemplo, cuando se nos pasa por la cabeza que la obediencia a Dios puede conducirnos directo a un desierto, ¿eso se parece más a Jesús, o se parece menos? Cuando nuestra naturaleza humana nos da una lección de humildad y aumenta nuestra gratitud por la gracia, ¿es eso dar un paso hacia la madurez o retroceder un paso? Cuando descubrimos que, incluso en la iglesia, los privilegios y la influencia no siempre se correlacionan con la pureza y la integridad, ¿es eso una señal de sabiduría o de estupidez?

Sin duda alguna, las historias que hay detrás de tales entendimientos destilan dolor. Pero la desilusión que resulta de esas historias contiene una promesa. La pérdida de las ilusiones es algo positivo; es la evidencia de que estamos *creciendo*.

Aunque inesperado, el proceso en realidad es un regalo. Nos recuerda que la fe viviente nunca puede ser reducida a fórmulas acartonadas. Las fórmulas vacían a la fe de las relaciones. Y si hay algo propio de la fe, es su naturaleza relacional.

La fe cristiana es un dúo para ser vivido *con Dios*, no en la soledad de nuestra cabeza. Nuestra fe está *en Dios*, no en nuestro propio entendimiento.

Si bien necesarios y nobles, nuestros esfuerzos por estudiar y explicar a Dios (es decir, la teología) nunca pueden abarcar completamente a Dios. Cuando seguimos a Jesús, es natural que coleccionemos suposiciones sobre cómo debería desarrollarse la vida en Dios. Y es un regalo cuando la realidad corrige bondadosamente esas suposiciones mediante la desilusión. Al fin y al cabo, una de las principales tareas del Espíritu Santo es «guiar[nos] a toda la verdad» (Juan 16:13). Lo cual significa que, a medida que caminamos con Dios, la verdad que nos espera por delante siempre es mayor que la que dejamos atrás.

Oswald Chambers abordó esta ganancia escondida en la desilusión mientras escribía sobre la Primera Guerra Mundial:

> Durante la guerra, muchos hombres han llegado a descubrir la diferencia entre su creencia y Dios. Al principio, el hombre imagina que ha recaído porque ha perdido la convicción en sus creencias, pero después descubre que ha ganado a Dios, es decir, que se ha topado con la realidad. [...]
>
> No se deduce que porque un hombre ha perdido la convicción en sus creencias ha, por lo tanto, perdido su fe en Dios. Muchos hombres han sido llevados a los límites de la desesperanza cuando les dijeron que habían recaído, pero lo que han sufrido ha revelado que su fe en sus creencias no es Dios. Los hombres han encontrado a Dios al atravesar el infierno, y son aquellos que han estado cara a cara con estas cosas quienes pueden entender lo que soportó Job.[6]

La desilusión de Job es legendaria. En la noche, el sufrimiento tensó y escudriñó sus creencias. La fe diurna había llevado lejos a Job, pero la fe nocturna es la que lo escoltó (y la que puede escoltarnos a nosotros) a nuevas dimensiones de devoción hacia Dios.

Como un globo demasiado pequeño para la cantidad de aire que debe contener, nuestras conjeturas sobre quién es Dios y qué significa seguirlo suelen explotar por la presión de lo finito (nosotros) tratando de contener y explicar lo Infinito (Él).

Todo eso me recuerda aquella fabulosa interacción en las Crónicas de Narnia, de C. S. Lewis, cuando Lucy le dice a Aslan: «Eres más grande», y Aslan responde: «Cada año que crezcas, me encontrarás más grande».[7]

Evidentemente, una fe saludable explotará muchos globos a lo largo de su vida. En la medida que somos educados por la realidad, vemos a Dios con mayor exactitud. El desafío es darle un nuevo marco a esa explosión inesperada y empezar a asociarla con una celebración, más que con un funeral.

¡Pum!
Vaya, ahí se va otra suposición.
Supongo que Dios es aún más grande de lo que yo pensaba que era.
¡Evidentemente, estoy creciendo!

De modo que continuamos estudiando a Dios (teología) y la vida sigue recordándonos que nuestros mayores pensamientos aún son demasiado pequeños (¡pum!), y a través de cada ciclo de desilusión se expande nuestra capacidad para amar a Dios por quien Él es en realidad.

Es por esto que yo creo que la desilusión es una amiga inesperada de la formación espiritual.[8] Por más dolorosa que sea la pérdida de las ilusiones, la realidad es una amiga de la intimidad con Dios. Porque, como han enunciado Dan B. Allender y Tremper Longman III: «la realidad es donde conocemos a Dios»[9].

Dios está profundamente presente para usted, aquí mismo, en este preciso momento. Él es el realista supremo. Perder las ilusiones y conquistar la realidad lo libera a usted para que esté más presente para Él.

Así que, si está desilusionado, anímese: vivir con sinceridad suele llevar al humilde abandono de las ilusiones, felices, pero de escasa utilidad.

Capítulo 4

QUÉ NOS DICE UNA PALABRA, PRIMERA PARTE

Este sería el momento perfecto para un sólido estudio de la palabra desilusión en la Biblia. Sin embargo, la palabra no aparece ni una vez en mi Biblia de estudio. De hecho, cuando busqué en alrededor de cuarenta traducciones al inglés de la Biblia, las palabras *desilusión*, *desilusionado* y *decepción* estuvieron completamente ausentes en el Nuevo Testamento y solo aparecieron siete veces (diseminadas en cuatro traducciones muy antiguas) en el canon del Antiguo Testamento.[1]

Como término teológico, la *desilusión* está ausente en la Biblia. La palabra, simplemente, escapa de nosotros. Sin embargo, la experiencia no. En las Escrituras, como en la literatura, tendemos a *sentir* la desilusión más que a *mencionarla*. Transmitimos la dolorosa conquista de realidad mediante historias y lágrimas, más que letras y rótulos.

¡Rastrear el origen de esa comunicación ha sido una aventura fascinante para mí![2] Puede encontrar parte de esa investigación en la tabla que va paralela a mis ideas en este capítulo. Aunque es más que aceptable que la lea por encima (o, incluso, la saltee), la estudiosa que hay en mí no puede omitirla. Por otra parte, el Apéndice D contiene un comentario sobre esta tabla, si desea profundizar un poco más en los términos.

TÉRMINOS USADOS A LO LARGO DE MIL QUINIENTOS AÑOS PARA PLASMAR EL CONCEPTO DE SUFRIMIENTO ESPIRITUAL

Nombre, época, profesión	**Término: Ejemplo y/o definición**
Pseudo Dionisio (siglo vi), teólogo, filósofo	*El rayo de tinieblas*[3]: «A estas tinieblas que están por encima de toda Luz oramos para que podamos venir a alcanzar la visión perdiendo la vista y el conocimiento, y que, de ese modo, al cesar de ver o de conocer, aprendamos a conocer lo que está por encima de toda percepción y entendimiento (pues este vaciamiento de nuestras facultades son la vista y el conocimiento verdaderos)»[4].
Autor anónimo de La nube del no saber (siglo xiv), monje	*La oscuridad, la nube del no saber*: «la falta de conocimiento; como todo aquello que no sabes, o bien lo que has olvidado, es oscuro para ti»[5].
Juan de la Cruz (1542–1591), sacerdote, santo	*La noche oscura*: Compuesto por *La noche pasiva de los sentidos* y *La noche pasiva del espíritu*, la *Noche oscura* es el peregrinaje hacia la unidad con Dios. «[Esta] noche oscura de contemplación debería, primero que todo, aniquilar y anular [el alma] en su mezquindad, llevándola a la oscuridad, a la aridez, a la aflicción y al vacío; pues la luz que se le ha de dar es la luz divina, de la clase más elevada, que trasciende toda luz natural y que, por naturaleza, no puede hallar ningún lugar en el entendimiento»[6].
Georg Wilhelm Friedrich Hegel (1770–1831), filósofo	*La conciencia desdichada (unglückliches Bewußtsein) o Alma de desesperación*: «la "pena y añoranza" del yo que anhela la unidad ('aspira a ser absoluto'), pero solo experimenta la división interna a cada paso»[7]. «la desunión del *yo* ante Dios»[8].
Søren Kierkegaard (1813–1855), filósofo, teólogo, poeta	*Enfermedad mortal o desesperación*: «La desesperación es una enfermedad propia del espíritu, del yo»[9]. «El desesperado no puede morir; la desesperación no puede consumir lo eterno, el yo (así como "la daga no puede matar los pensamientos"), que es el fundamento de la desesperación, cuyo gusano no muere y cuyo fuego no se extingue»[10]. «La [des]esperación es la "angustiosa contradicción" interna del yo, en la cual los elementos básicos de la identidad personal se levantan en una "falta de relación" fundamental».[11] «No es meramente la imperfección del yo, sino la imperfección ante Dios, como el pecado [...] un "descubrimiento cristiano [...] solo el cristiano sabe realmente qué significa la enfermedad mortal"».[12]
C. H. Spurgeon (1834–1892), predicador, pastor	Agonía del alma[13]: desesperación, el «dudar [del] carácter misericordioso de Dios y de las promesas de su palabra»[14].
Sigmund Freud (1856–1939), neurólogo, fundador del psicoanálisis	*Duelo*: «la reacción a la pérdida de una persona amada o de la abstracción que haga sus veces, como la patria, la libertad, un ideal, etcétera»[15]. «El duelo, según lo concebía Freud, era esencialmente conservador, solo consolida, repara y rescata las partes perdidas del ego de las ruinas que le infligieron los mandatos de la realidad»[16].

Sin duda, algunas almas reflexivas han estado escribiendo sobre el sufrimiento espiritual desde hace mucho tiempo. A lo largo de los siglos, en su búsqueda compartida por darle vueltas a las palabras sobre la noche, algunos autores han acuñado frases poéticas como *rayo de tiniebla*, *nube del no saber* y la *ausencia que santifica*, mientras que otros han recurrido a palabras más comunes como *desesperanza*, *agonía* y *duelo*.

Entonces, ¿por qué enfocarse en la desilusión, antes que tantas otras opciones disponibles? ¿Por qué no elegir algo más sencillo y accesible, como *dolor*, *sufrimiento*, *angustia*, *decepción*, *agonía* o *crisis*?[17]

Si bien es cierto que todas estas expresiones se superponen al darle voz a las penas del alma, por definición propia, en la desilusión hay un elemento que es único. Como descubrimos en el capítulo anterior, desilusión es uno de los términos poco frecuentes que garantiza ganar algo en medio de la pérdida. Como tal, está relacionado a (pero no es sinónimo incuestionable de) otras expresiones más modernas. Por ejemplo:

> A pesar de que la desilusión no es ajena a la *aflicción* o al *sufrimiento*, los afligidos o los que sufren no siempre están desilusionados.
>
> Aunque a menudo se expresa mediante emociones como la *angustia* o la *decepción*, la desilusión no se origina exclusivamente en las emociones, sino más bien en la conexión misteriosa entre la mente y el espíritu.
>
> Aunque la experiencia de la desilusión puede estar marcada por la *agonía*, también puede ser paralizante.
>
> Aunque a veces es precedida por una *crisis*, la desilusión puede ocurrir por igual durante la ausencia de una crisis.[18]

Todas estas palabras comunican sentimientos y estados poderosos; no obstante, la desilusión es *otra* cosa. Esa otredad es la clave que pone a la *esperanza* como protagonista de nuestros viajes a través de la noche.

TÉRMINOS USADOS A LO LARGO DE MIL QUINIENTOS AÑOS PARA PLASMAR EL CONCEPTO DE SUFRIMIENTO ESPIRITUAL (CONTINUACIÓN)

Nombre, época, profesión	**Término: Ejemplo y/o definición**
Max Weber (1864–1920), sociólogo, historiador, filósofo, economista, uno de los fundadores de la sociología	*Desencantamiento:* la disminución en la cultura occidental en la creencia en la magia[19].
Melanie Klein (1882–1960), psicoanalista, acuñó el término *reparación*	*Añoranza:* pena originada en la temprana relación madre-hijo, que reaparece periódicamente en la edad adulta[20].
C. S. Lewis (1898-1963), académico, novelista, apologista	*Iconoclasia:* la destrucción de las ideas sobre Dios por parte de Dios mismo[21].
Béla Vassady (1902–1992), teólogo, historiador	*Desesperación:* «Pues hay dos tipos de desesperación o tristeza. A la primera, san Pablo la llama la "tristeza del mundo", que arrastra al hombre a las aguas turbulentas de la desilusión, la apatía, el deseo de morir y el suicidio, y por eso, inevitablemente, "produce muerte". A la otra clase de desesperación san Pablo la llama "tristeza santa", la cual prepara el terreno para la actitud implicada en la declaración: "Pues el SEÑOR corrige a los que ama". De este suelo brota ese "arrepentimiento para salvación" que se ramifica hacia una nueva esperanza y una nueva obediencia»[22].
Julian Norris Hartt (1911–2010), teólogo	*Desesperanza* (como motivación teológica): «sentimiento o sensación de desesperanza. [...] La persona desesperanzada puede estar haciendo mucho, pero todo lo que hace está bajo la sentencia de la desesperanza»[23].
Heinz Kohut (1913–1981), psicoanalista, desarrolló la autopsicología	*Desidealización:* según la descripción de Homans, «se refiere a la línea de desarrollo preedípica, a la figura de la madre más que a la del padre, y a cuestiones de la autoestima inconsciente, de fusión, de la propia cohesión, de la megalomanía, y a la pérdida de los ideales»[24].
Thomas Merton (1915–1968), monje trapista	*La ausencia que santifica:* cuando Dios «está presente y su presencia es afirmada y adorada por la ausencia de todo lo demás. [...] En la ausencia que santifica, Dios vacía el alma de toda imagen que pueda convertirse en un ídolo y de toda preocupación que pueda interponerse entre nuestro rostro y el suyo»[25].
Peter Homans (1930–2009), psicólogo, catedrático	*Desidealización:* «una secuencia psicológica interna de estados, característica de la vida adulta, que tiene un comienzo, un medio y un fin. Está basada en el desarrollo»[26] y «un componente esencial en el desarrollo normal y, como la melancolía, incluye un vacío del mundo interior, así como una sensación de pérdida en el entorno exterior. [...] La [des]idealización es progresiva en su resultado, que conduce, como lo hace, a nuevos valores y a una nueva estructura psicológica»[27].
David R. Blumenthal (1938–), rabino, profesor en estudios judaicos de la Universidad Emory	*Desesperación teológica:* «la desconfianza en la santidad de nuestra historia, la duda del Único que le da sentido a esa historia»[28]. «La desesperación es más profunda que la duda. Se arraiga más que la angustia. La desesperación es un cuestionamiento de la estructura misma del sentido en nuestra vida»[29].

Esperanza es en realidad lo que mi papá me dio en el porche delantero a lo largo de muchos años de tormentas. Su presencia calma replanteó un marco positivo de lo que podría haber sido solamente aterrador y, en cambio, fue siempre revelador. Sí, la noche era oscura y no podía ver por qué camino transitaba. Pero, al afrontar la oscuridad juntos, me di cuenta de que ninguna tormenta dura para siempre. Y, sobre todo, descubrí que cada tormenta fortaleció nuestra relación.

Esta es la esperanza que pido en oración crezca dentro de usted a medida que replanteemos juntos la desilusión. Sus noches, aunque normales, no son eternas. Y en cada una hay una invitación a fortalecer su relación con Dios.

TÉRMINOS USADOS A LO LARGO DE MIL QUINIENTOS AÑOS PARA PLASMAR EL CONCEPTO DE SUFRIMIENTO ESPIRITUAL (CONTINUACIÓN)

Nombre, época, profesión	**Término: Ejemplo y/o definición**
Gerald G. May (1940–2005), psiquiatra, psicólogo, teólogo	*La noche oscura:* «La noche oscura es algo profundamente bueno. Es un proceso espiritual permanente en el que se nos libera de los apegos y de las obsesiones, y se nos otorga el poder para vivir y amar más libremente»[30].
Jerome T. Walsh (1942–2021), profesor de Teología y de estudios bíblicos	*Qoheleth:* usado por Walsh para representar a quien, como Qoheleth, el escritor de Eclesiastés, llega sinceramente a la conclusión desoladora de que Dios es «arbitrario» o «indescifrable». Dios es «el poder personal y deliberado que está detrás de toda la injusticia de la vida»[31].
James S. Reitman (1949–), teólogo	*Desilusión:* «cuando las aspiraciones o las expectativas que tenemos muy arraigadas se ven frustradas definitivamente. [...] Tal desilusión bien podría reflejar la angustia existencial de que, a fin de cuentas, Dios se mantendrá callado y/o ausente»[32].
Philip Yancey (1949–), autor	*Decepción:* «cuando la experiencia real de algo no llega a la altura de lo que esperamos»[33]. *El dolor de la traición:* «El dolor del enamorado que se despierta y, de pronto, se da cuenta de que *se terminó todo*. Él había confiado plenamente en Dios, y Dios lo ha decepcionado»[34].
Gene Edward Veith h. (1951–), decano, profesor de Literatura	*Desilusión:* la experiencia desgraciada y potencialmente destructora de la fe de aquellos que no han comprendido que todos somos pecadores y que, a causa del pecado, «ciertamente, las faltas vendrán»[35].
Daniel Berthold-Bond (1953–), profesor de Filosofía	*Desesperación:* «la incapacidad de reconciliar a los que se oponen al yo»[36].
Rabino Elie Kaplan Spitz (1954–), rabino, profesor de Filosofía	*Desesperanza:* una experiencia «profunda y oscura, intensa y desesperada» que «proviene del peso acumulativo de las cargas: las pérdidas, las heridas, las responsabilidades y las cuestiones de propósito»[37].
John H. Coe (1956–), profesor de Filosofía y de Teología espiritual	*La noche oscura del alma:* las ocasiones «en las que el Espíritu hace una obra profunda en el espíritu humano; una obra sumamente profunda, pero que el cristiano la siente tan ajena a sí mismo que a menudo es interpretada como la ausencia de Dios»[38].
Simon D. Podmore (1977–), profesor de Teología Sistemática	*Desesperación:* la experiencia mediante la cual «el yo [...] puede morir a sí mismo y renacer a través de la fe en la bendita imposibilidad de la resurrección del Dios muerto»[39].

Capítulo 5

QUÉ NOS DICE UNA PALABRA, SEGUNDA PARTE

Para que la esperanza siga siendo central en las noches de nuestra fe, necesitamos diferenciar la palabra desilusión de otros tres términos que a menudo se usan como sinónimos cercanos (y negativos): *cinismo*, *escepticismo* y *desesperación*.

El *cinismo* primitivo fue una compleja y controvertida escuela filosófica griega del siglo v. Los cínicos vivían desapegados de las cosas materiales e indiferentes (y en oposición) a las normas sociales. Hoy en día, un cínico es «la persona propensa a despotricar o criticar; aquel que muestra una inclinación por descreer de la sinceridad o de la bondad de los propósitos y los actos humanos; un criticón despectivo»[1].

En otras palabras, nada ni nadie es *suficientemente bueno*.

A la comida le faltó tal cosa.

La película necesitaba aquello.

La fiesta podría haber sido mejor.

El día tendría que haber sido más radiante.

El empleo sirve para pagar las cuentas, pero no es gratificante.

La amistad ayuda a la soledad, pero no es interesante.

Aunque suele justificarse con: «Solo estoy siendo sincero», me parece que el cinismo tiene más que ver con la insatisfacción interior que con la sinceridad. La sinceridad es una manera de honrar la realidad, mientras que el cinismo es enfocarse en cualquier cosa negativa a costa de todo lo positivo.

Seguramente, todos tenemos al menos un amigo o un ser querido que tiende a ser cínico: que ve vacíos hasta los vasos llenos y que parece hacer instintivamente lo opuesto a ver el proverbial lado bueno. Nuestra era en línea es tierra fértil para que prolifere el cinismo. Escondida a salvo detrás de las pantallas, nuestra generación puede encontrar defectos sin ningún esfuerzo y desde el anonimato.

En lo personal, considero que el cinismo crónico es agotador. La combinación de inexactitud y de «nunca es suficiente» me exaspera. Sin embargo, la desilusión produce algo diferente en mi alma. La tristeza temporal por cualquier ilusión que haya perdido cede ante la discreta gratitud por lo que siempre queda.

Hace aproximadamente un siglo, Oswald Chambers contrastó el cinismo con la desilusión en el clásico *En pos de lo Supremo*: «Desilusión implica que en mi vida ya no hay más juicios falsos. [...] La desilusión que viene de Dios nos lleva al punto donde vemos a la gente como es en realidad y, sin embargo, no hay cinismo ni pronunciamos palabras hirientes o amargas»[2].

En esta comparación, Chambers insinúa que hay esperanza en la desilusión. Mientras que el cinismo es un cristal mediante el cual vemos todo con amargura, la desilusión es una puerta abierta a través de la cual perdemos los «juicios falsos» y ganamos precisión. El realismo sin infectar es una de las potenciales consecuencias de la desilusión.

Mientras que el cínico no conoce nada bueno, el escéptico no sabe nada con certeza.

El *escepticismo*[3] primitivo fue un movimiento griego e indio de los siglos II y III que exaltó la indagación, suspendió la certeza y, a veces, manifestó una incredulidad profesional en la creencia. Hoy en día, un escéptico es quien «duda de la posibilidad del conocimiento real de cualquier índole; quien sostiene que no hay ningún argumento válido para la certeza en cuanto a la verdad de ninguna proposición en lo absoluto»[4].

Descubrí por primera vez esta línea de pensamiento en una clase de Filosofía de la universidad. Desde el primer día, el profesor expuso su tesis de que no es posible saber nada con certeza. Luego, durante semanas, trajo diversas ilusiones ópticas y experimentos diseñados para minar la confianza que teníamos en nuestra capacidad para percibir lo que fuera con exactitud. Un lente dentro de un frasco deformaba nuestro campo visual para que buscáramos en vano un objeto. Un sonido rebotaba en una pared, y nosotros adivinábamos erróneamente su origen. Luego, saltó de la falta de fiabilidad en nuestros sentidos a la falta de fiabilidad en la historia y, finalmente, a la falta de fiabilidad en las creencias religiosas. (Como comentario cómico, para nuestro final tuvimos que tomar una creencia de la cual la gente estuviera segura y demostrar cómo, a lo sumo, era una simple suposición. Yo escribí mi trabajo sobre el ateísmo).

Aunque era una clase entretenida y pese a la obvia contradicción (¿cómo puede alguien estar seguro de que nada es cierto?), el mensaje imborrable que me dejó fue la patente falta de sustentabilidad del escepticismo filosófico. Mientras que la desilusión me conduce más a la realidad, el escepticismo hace que la realidad sea cada vez más inalcanzable.

Iván Serguéievich Turguénev mostró la diferencia entre la desilusión y el escepticismo en una novela de 1859 titulada *Nido de nobles*[5]. El extracto que sigue es una conversación entre dos de los personajes principales, en la cual el primero, Mijalévich, describe su reciente recorrido espiritual:

> «He cambiado en muchos sentidos [...] aunque no he cambiado en lo importante y esencial. Todavía creo en la bondad y en la verdad. Pero no solo creo en ellos, ahora tengo fe; sí, tengo fe, tengo fe. [...] Permítame que lea en voz alta mi último poema: en él he expresado mis convicciones más profundas». [...]

Mijalévich empezó a leer su poema. Era bastante largo, y terminó con los siguientes versos:

Me entregué con todo el corazón a los nuevos sentimientos,
mi alma se volvió ingenua.
Me ha enardecido todo lo que alguna vez veneré,
Y ahora venero todo lo que alguna vez me enardeció.

Lavretski lo escuchó detenidamente [...] y un espíritu de hostilidad surgió en él [...] [Una] discusión acalorada había estallado entre ellos, una de esas peleas interminables en las que únicamente los rusos se meten. [...]

—Entonces, ¿cómo estás, después de todo esto? ¿Desilusionado? —Exigió saber Mijalévich a la una de la mañana—. [...] Pues bien, si no estás desilusionado, eres un *escéptico*, lo cual es aún peor.[6]

El sufrimiento espiritual plasmado en las palabras «Me ha enardecido todo lo que alguna vez veneré» trasciende el tiempo y la cultura. Semejante frase describe la agonizante pérdida de las ilusiones. Sin embargo, por más dolorosa que fuera, la desilusión era preferible al escepticismo. ¿Por qué? ¿Por qué el autor describe al escepticismo como algo «peor»?

En su forma más benévola, el escepticismo puede ser simplemente una duda intelectual que inspira un estudio más a fondo. Sin embargo, un escéptico consumado no es solo un incrédulo, sino, en cierto modo, un agnóstico filosófico; alguien a quien se le atribuye la «doctrina de que el verdadero saber o el conocimiento en un área en particular es incierto»[7].

En verdad vivimos en una época de escepticismo global. La pregunta «¿Quién sabe en realidad?» tiene estatus de credo en nuestra cultura actual. Mi antiguo profesor estaría complacido. En nuestro tiempo, lo único aceptable como cierto es la incertidumbre.

Nuestra generación ya no escribe *verdad* en letras mayúsculas; lo hacemos en letras pequeñas para no ofender. Y, en consecuencia, nos animamos unos a otros a «encontrar la propia verdad [en minúscula]», no limitada por la historia, la lógica, ni siquiera por la evidencia. Porque, al fin y al cabo... *¿quién sabe en realidad?*

Quizás, tal escepticismo fue descrito como «peor» en la novela porque el escéptico consumado no tiene esperanza. La incertidumbre solo engendra incertidumbre y la pérdida solo lleva a más pérdida. No obstante, para el desilusionado, la incertidumbre lleva al descubrimiento y la pérdida lleva a la ganancia.

Efectivamente, a los desilusionados pueden enardecerlos las cosas que antes veneraban. Pero, a diferencia de los escépticos, ese no es su final definitivo. Cuando las ideas y los ideales quedan reducidos a cenizas, algo antiguo renace: algo de la fe, la esperanza y el amor ejemplificado por los primeros seguidores de Jesús. Entonces, nosotros también participamos de la celebración de Mijalévich: «Pero no solo creo en ellos, ahora tengo fe; sí, tengo fe, tengo fe». Ese es el poder y el potencial de la desilusión espiritual.

A diferencia del cinismo y del escepticismo, la *desesperación* no es una escuela filosófica, sino un estado de desesperanza. Psicológicamente, la desesperación es «la emoción o el sentimiento de la falta de esperanza, es decir, que las cosas están profundamente mal y que no mejorarán. La desesperación es uno de los sentimientos humanos más negativos y destructivos»[8]. Si usted o alguno de sus seres queridos alguna vez creyó que no vale la pena vivir la vida, entiende exactamente cuán devastadora puede ser la falta de esperanza para el alma.

En este sentido, desilusión y desesperación son más antónimos que sinónimos. Mientras que la desilusión es la pérdida de las ilusiones, la desesperación es la pérdida de la esperanza. Esta distinción es una de las razones principales por las que necesitamos urgentemente un marco viable para procesar el sufrimiento espiritual.

Si no naturalizamos la noche en la vida de fe, fácilmente podemos confundir oscuridad espiritual con muerte espiritual[9]. La pérdida entonces da paso a la desesperación. Pero un sinnúmero de santos que nos precedieron afirman que la pérdida en la noche (el sufrimiento espiritual en la desilusión) tiene el propósito de dar lugar al amor. Como explicó Abraham J. Twerski:

> El Talmud dice que Moisés le preguntó a Dios por qué existe el sufrimiento, y Dios respondió que, mientras la persona habite un cuerpo físico, no podrá entenderlo. A continuación de la revelación en el Sinaí, dice la Torá: «Moisés se acercó a la nube densa donde estaba Dios».
>
> Uno podría pensar que la inmanente presencia de Dios estaba en el resplandor, pero Moisés sabía que no. Es en la oscuridad de la vida que podemos encontrar a Dios.[10]

Encontrar a Dios es el tesoro de la desilusión. Escondida en la noche, hay una relación purificada con Aquel que puede ofrecer satisfacción al cínico, una base sólida al escéptico y una esperanza vivificante a quienes se ahogan en la desesperación.

Capítulo 6

EL CICLO DE LAS RELACIONES

¿Alguna vez *Dios* no fue quien usted pensaba que era?

¿Alguna vez *usted* no fue quien esperaba ser?

¿Alguna vez *el pueblo de Dios* no fue quien usted necesitaba que fuera?

En pocas palabras, ¿alguna vez tuvo una desilusión?

A comienzos de mi camino en la fe, hice un estudio para registrar una crónica de cada conflicto que pude encontrar en las Escrituras, desde Génesis hasta Apocalipsis. Prácticamente, cada página preserva alguna forma de sufrimiento relacional expuesto para la eternidad. La naturaleza no depurada de la Biblia me infundió confianza en su autenticidad. (Siendo francos, algo hecho netamente por el hombre hubiera aplicado más filtros).

Durante esa investigación, historia tras historia, empecé a ver y a esbozar un patrón de sufrimiento espiritual. Cada ejemplo es, en cierta medida, una simplificación y, aunque la siguiente imagen no puede captar la complejidad del sufrimiento espiritual, su propósito es ilustrar la posición y el potencial de la desilusión en la vida de fe.

Nuestra relación con Dios, con nuestra fe personal y con las personas de fe parece tener en común un ciclo que suele comenzar con una sustancia estimulante y embriagante a la que, torpemente, llamaré la *expectativa feliz.*

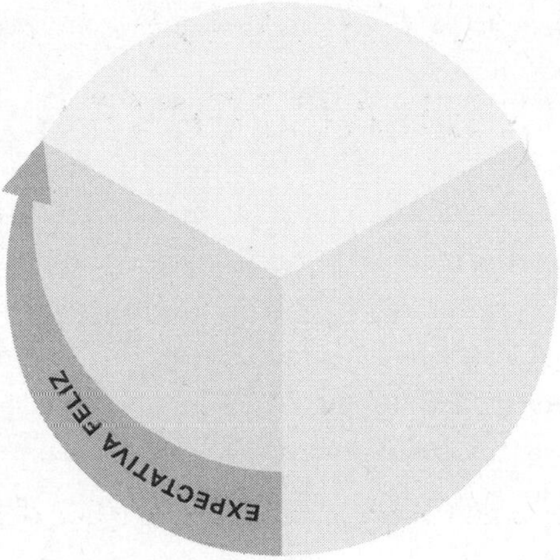

Expectativa se define como un sentimiento de «entusiasmo por algo que va a suceder»[1]. *Feliz* describe una «emoción vívida de placer que resulta de una sensación de bienestar o de satisfacción; el sentimiento o estado de estar sumamente contento o encantado; exultación del espíritu; alegría, deleite»[2].

Me ha costado ponerle nombre a esta primera etapa del ciclo de las relaciones. He hablado de *encaprichamiento* y he usado *deleite* en mis disertaciones. Pero, por definición, encaprichamiento tiene un trasfondo tonto y deleite no describe de qué manera somos propensos a suponer que esta etapa alegre es un anticipo de un futuro desconocido. Es difícil encontrar una palabra que comunique el sincero sonrojo inicial, esa expectativa auténtica y feliz de un bien continuado. Ya que se me escapa la palabra que abarque todo, permítame explicar estas dos.

La *expectativa feliz* es cuando...

> Usted vive la experiencia del perdón de Dios, y todo es bueno y nuevo en el mundo.

Conoce a una persona especial, y sus ojos tienen un brillo distinto.

Monta un negocio con su mejor amigo porque, teniendo a Jesús en el centro, ¿qué puede salir mal?

Encuentra al mentor de sus sueños quien, obviamente, puede lograr lo imposible.

Los nuevos comienzos, el brillo en los ojos, la expectación llena de confianza, la admiración sincera: esto es la expectativa feliz en su máxima expresión. Claro, el origen de semejante expectativa puede ir desde el encaprichamiento infundado a la especulación bien fundada. Pero es importante recordar que la felicidad es real. Ese sentimiento reconfortante y promisorio es una emoción genuina. Si hay alguna ilusión en la expectativa feliz es que sea permanente. Tarde o temprano, la vida nos llevará a la próxima etapa del ciclo de las relaciones, que es la *desilusión*, conocer la realidad con dolor.

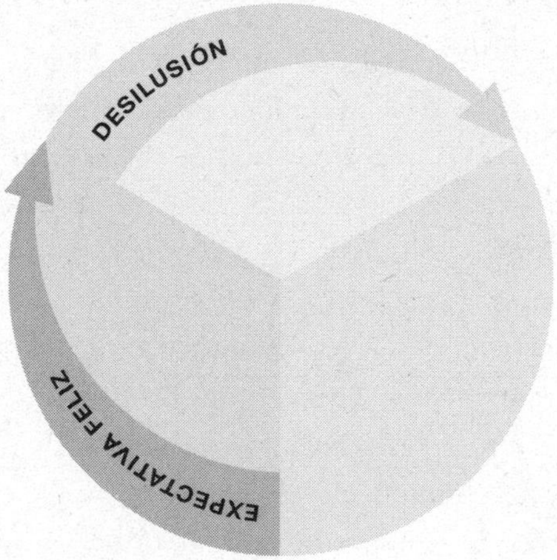

Desilusión es cuando...

Su fe fracasa.

Tiene dificultades para comunicarse con esa persona especial.

Su mejor amigo no es el mejor ni es un amigo.

Ve en primera fila la humanidad de su mentor.

Y, lo que puede ser aún más devastador, desilusión también es cuando...

Un ser amado se quita la vida.

Un embarazo milagroso sufre un aborto.

Un líder querido es atormentado por la tentación.

Un visionario da un paso en fe a lo que parece un fracaso.

Un alma sincera no siente la presencia de Dios desde hace años.

Desilusión es cuando lo que suponemos acerca de Dios, de nuestra vida como creyentes y de otros seguidores de Dios se choca con la realidad. El impacto rompe el hechizo de las ilusiones. Empezamos a ver con mayor claridad. Y Dios, que se vale de nuestra conquista de la realidad, nos invita a crecer.

Nos damos cuenta de que...

Emoción no es sinónimo de devoción.

Que dos personas sean una es un proceso.

Las circunstancias nuevas presentan desafíos inesperados a las relaciones establecidas.

Y los líderes siguen siendo aprendices.

Empezamos a entender que...

Hacer el duelo con Dios es lo que guarda el misterio de toda contaminación.

La vida es un regalo, aunque su duración no tenga sentido.

La tentación no es sinónimo de pecado.

El resultado no logra juzgar retroactivamente a la obediencia.

Y la fe no es un sentimiento.

Esto es desilusión. Esto es sufrimiento espiritual. Y esto es un problema real porque nuestra cultura no nos enseña a vivir a partir de este punto en la vida, mucho menos, en la fe.

Vivimos en una era que, erróneamente, llama *amor*[3] a la expectativa feliz y, en consecuencia, a la desilusión espiritual la considera un *fracaso*. Entonces, cuando el *amor fracasa*, nuestra cultura nos aconseja *abandonar*.

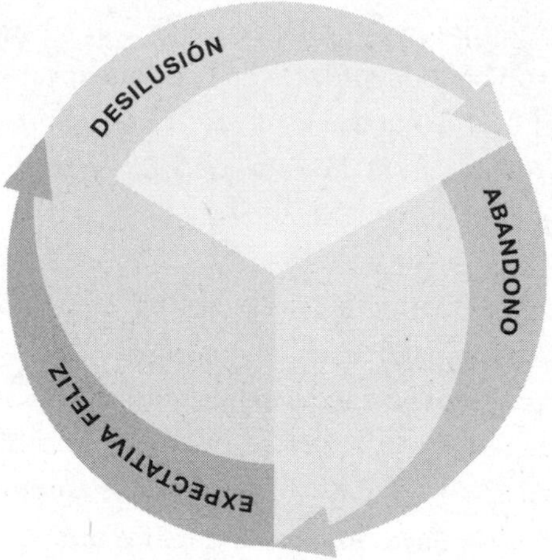

¿Puede ver a nuestra generación atrapada en este ciclo?

Expectativa, desilusión, abandono. Deleite, desilusión, abandono. Encaprichamiento, desilusión, abandono.

Cuando estamos en el umbral del crecimiento espiritual —a punto de conquistar las realidades que infundan fe con profundidad—, interpretamos el sufrimiento como un fracaso y abandonamos. Iglesia tras iglesia, comunidad tras comunidad, tradición tras tradición, hasta de un dios a otro, el ciclo vuelve a comenzar mientras seguimos buscando una vida espiritual (o, incluso, apenas una vida) en la que no haya dolor.

Intente, intente de nuevo.

O no.

(En estos tiempos, muchos eligen la segunda opción).

Ante la ausencia de un marco teológico dentro del cual identificar que la noche es normal en nuestra fe, confundimos la noche con el vacío. Si no tenemos la certeza de que la desilusión es un camino muy transitado *dentro* de la fe, suponemos que experimentar la desilusión significa, de alguna manera, que nos hemos salido de la fe.

No y no.

La noche es normal.

La desilusión es una señal de crecimiento, no de decadencia. Dios nos invita a reformular las preguntas como compañeras; a ver que nuestras sensaciones no crean ni niegan su presencia y a experimentar la comunión del sufrimiento de Jesús[4]. En la desilusión, los ideales brillantes (a veces, incluso, superficiales) se pierden a medida que se conquista una realidad más profunda (aunque, al principio, sea más opaca).

Así que, si está desilusionado, por favor, eche mano de mi esperanza: usted tiene otro camino a su disposición, además de «abandonar». Un camino que lo empujará hacia arriba, en lugar de presionarlo hacia abajo. Un camino que lo ayudará a navegar la noche con valentía.

Pero, antes de analizar esa posibilidad de ascenso, primero debemos captar por qué el «abandono» nos resulta tan atractivo, así como por qué es tan difícil poner en práctica el «permanezcan en mí» de Jesús (Juan 15:4) en la noche de la desilusión.

Capítulo 7

• • •

ENTRE LA ILUSIÓN Y LA REALIDAD

En inglés, «no man's land» («tierra de nadie») es una expresión algo amenazante que se utiliza en referencia a espacios inhabitables como los territorios entre enemigos, las regiones peligrosas, las construcciones abandonadas o, en sentido figurado, «un estado de confusión o incertidumbre»[1]. Hace poco, me enteré de que es un lugar que existe. Nomans Land, Massachusetts, es una isla real de dos kilómetros cuadrados y medio que fue usada como zona de bombardeo durante el siglo XX.

Tanto como dirección como nombre, «tierra de nadie» describe un territorio inhabitable. Sencillamente, uno no puede quedarse ahí (mucho menos, establecer un hogar) por mucho tiempo.

En algunos aspectos, el espacio entre la ilusión y la realidad puede parecerse a la tierra de nadie. Entre lo que creímos que sabíamos y lo que estamos empezando a entender, la tensión puede parecer inhabitable. Esta es una de las razones por las cuales es tan tentador abandonar cuando se está a las puertas del entendimiento y del crecimiento.

Evitar completamente las ilusiones puede parecer una estrategia inteligente, pero ese estado es más inhabitable que cualquier tierra de nadie, real o alegórica.

Somos seres finitos que se relacionan con un Creador infinito y vivimos nuestros días en un mundo (así como también en un universo) demasiado complejo para comprenderlo en su totalidad.

¡Con razón tenemos ilusiones!

La mayoría no son malas de manera innata.

A decir verdad, la mayoría ni siquiera son elegidas conscientemente.

Aunque es posible crear ilusiones a voluntad propia (como cuando un niño pregunta: «¿Está bien si creo un tiempito más en Papá Noel?») o sufrir por ilusiones forjadas por un trauma psicológico (lo cual excede largamente el alcance de este libro), la mayoría de nuestras ideas e ideales se forman de la mezcla de lo que hemos heredado, experimentado y estudiado.

Como dijeron muchos: *Uno no sabe lo que no sabe.*

Además: *Uno no sabe hasta que madura.*

Nuestra comprensión de la realidad siempre está evolucionando. Por ejemplo, si una bebé pudiera hablar, diría que «Mamá es la leche» y, quizás, un tiempo después, «Mamá es manos y ojos». Luego, en la primera infancia, podría describir a Mamá como un ser diferente de los pies a la cabeza. Sin embargo, podría pasar toda su vida descubriendo (por medio de hipótesis y corrección o confirmación) la persona de Mamá. Aun después de que Mamá muriera, la hija seguiría reflexionando en las complejas profundidades de Mamá y considerando, hasta su último aliento, que gran parte de Mamá fue un hermoso misterio.

En un sentido estricto, el pensamiento de la pequeña de «Mamá es la leche» es una ilusión, una idea inexacta. Pero, con toda su imprecisión, «Mamá es la leche» refleja el desarrollo saludable de la niña. Desde el nacimiento hasta la muerte, la vida es un continuo derramamiento de ilusiones. Aun en lo espiritual, despertamos a Dios como lo hacen los hijos ante su padre. Independientemente de cuánto tiempo tengamos en este mundo, seguramente, todo lo que Dios es nos sorprenderá cuando estemos al otro lado.

El apóstol Pablo reconoció esta realidad en la primera carta a los corintios: «Ahora vemos todo de manera imperfecta, como reflejos desconcertantes, pero luego veremos todo con perfecta claridad. Todo lo que ahora conozco es parcial e incompleto, pero luego conoceré todo por completo, tal como Dios ya me conoce a mí completamente» (13:12).

Ahora conocemos de manera parcial e incompleta. (Gracias, Pablo).

El resto es, de cierto modo, una suposición.

En lo personal, perder una ilusión que es fruto de una suposición es mucho menos doloroso que perder una ilusión que es fruto de algo que yo creía que conocía.

El problema es que tendemos a complementar la verdad llenando los espacios en blanco que vemos a continuación de lo que «conocemos en parte». Lo que *suponemos* a partir de lo que sabemos —en lugar de lo que realmente sabemos— nos deja en una posición en la cual seguramente perderemos un montón de ilusiones, especialmente, cuando le conferimos a nuestra suposición adicional el peso espiritual de ser verdadera.

Como cuando leemos: «Dios es amor» (1 Juan 4:16) y, entonces, consciente o inconscientemente, añadimos: *Lo cual quiere decir que...*

Él me protegerá (a mí o a mi familia) del mal.

Lo que se hace con sinceridad en su nombre será fructífero.

Todos los que aman a Dios deberían poder amarse unos a otros.

Pero, luego, un ser querido tiene un terrible accidente automovilístico, o perdemos el dinero que arriesgamos en fe o quien alguna vez dijo sinceramente: «Sí, quiero», ahora dice con rabia: «No quiero».

La Caída nos afecta a todos.

Sin embargo, seguimos esperando el jardín de Edén en la era del huerto de Getsemaní. Y, sin el marco para procesar la desilusión, tratamos a nuestras suposiciones añadidas como si fueran la demostración de lo que sabemos. Así, por ejemplo, si Dios protege del mal a quienes amamos, es amor. Pero si nuestros seres queridos sufren algún daño, entonces, él no es amor. Semejante razonamiento le da más poder a lo añadido que a lo verdadero. Terminamos manteniendo la ilusión (*Yo sé cómo tiene que comportarse el Dios de amor*) y faltándole el respeto a la realidad (*Dios es amor*).

Sin embargo, cuando valoramos el proceso de la desilusión hacemos lo opuesto: la desilusión expone que nuestra ilusión es demasiado pequeña, terrenal y simplista como para contener a un Dios sobrenatural e infinitamente complejo.

Si pensamos en Dios como la realidad definitiva, la fe en Dios es un viaje continuo hacia lo real. Sobre la marcha, la vida nos obsequia oportunidades para perder las ilusiones y conquistar la realidad: no como un fracaso, ni como algo demoníaco o disciplinario, sino como saludables dolores de crecimiento y madurez espiritual.

Razón por la cual, quizás, Pablo alentó a la iglesia primitiva diciéndole: «Debemos aferrarnos al avance que ya hemos logrado» (Filipenses 3:16). ¡Qué alivio! ¡No debemos hacer responsable a las versiones anteriores de nosotros mismos por lo que nuestra versión actual escasamente sabe! Volviendo a nuestro ejemplo anterior, no criticamos al bebé por no entender que Mamá es mucho, muchísimo más que la leche.

Entonces, si tener ilusiones es natural y si la desilusión es, de hecho, una invitación a crecer, ¿por qué nos tienta tanto abandonar el proceso?

En *Una pena en observación*, C. S. Lewis brindó la siguiente idea:

> Mi idea de Dios no es una idea divina. Hay que hacerla añicos una y otra vez. Él mismo la hace añicos. Él es el gran iconoclasta. ¿Acaso no podríamos decir que esta destrucción es una de las marcas de su presencia? La Encarnación es el ejemplo supremo: deja en ruinas todas las ideas que teníamos previamente sobre el Mesías. Y la mayoría se «ofende» por la iconoclasia; benditos sean los que no.[2]

«¿Acaso no podríamos decir que esta destrucción es una de las marcas de su presencia?».

Ciertamente.

La realidad es una rompeilusiones piadosa, pero el proceso puede ser profundamente perturbador[3]. ¿Por qué? Gerald G. May explica que «dado que la noche implica renunciar a los apegos, nos lleva más allá de nuestra negación, hacia un territorio que por hábito evitamos»[4].

Cuando resistimos la noche, intentamos hacerla retroceder con la luz débil del entendimiento humano. La razón intenta desesperadamente sostener a la fe, lo cual es difícil de lograr cuando la fe está en crecimiento. Como dijo Kierkegaard en *La enfermedad mortal*: la fe «es precisamente perder la propia inteligencia con tal de ganar a Dios»[5].

En otras palabras, nuestras mayores ideas siguen siendo demasiado pequeñas.

Cuando sufrimos, tenemos que decidir a qué amamos más y en qué está puesta nuestra fe en realidad. ¿Nuestro amor y nuestra fe están en Dios o en nuestra inteligencia? (Lo primero siempre será demasiado para lo segundo).

Entonces, cuando ese padre fuerte y devoto muere súbitamente de un ataque cardíaco, o un amigo querido por el que hemos orado no quiere pedir ayuda, o salimos de una consulta médica pasmados por el diagnóstico, se nos presenta una elección.

¿Confiaremos en Dios aun cuando no lo entendamos?

¿Estamos dispuestos a ponernos en marcha aún sin tener respuestas para profundizar en el amor?

¿O le pondremos a la desilusión el rótulo de tierra de nadie y abandonaremos?

John H. Coe describe de qué manera, cuando la fe no tiene sentido, Dios «purga [a los creyentes] y los invita a tener una comunión más profunda con él»[6]. Este proceso nos llama a deponer nuestro ser.[7] En parte, lo resistimos porque estamos más que apegados a nuestro ser y a sus ilusiones. De esta manera, en su misericordia y a través de cada noche, Dios nos invita a una realidad mayor.

Él es más grande.

Él es mejor.

Nos creó para que estemos con él.

Y su compañía es suficiente, hasta en la noche.

Capítulo 8

• • •

LA FUERZA HACIA ARRIBA DEL AMOR

Fue la compañía de mi papá (no el techo que había sobre mi cabeza ni la plataforma bajo mis pies) lo que transformó a las tormentas nocturnas en oportunidades para fortalecer y celebrar la relación. Encontré el valor para enfrentar la oscuridad porque Papá estaba a mi lado. Su amor *por mí* iluminaba la noche que *me rodeaba*. Su calma presencia me volvió intrépida, aun aventurera.

Sin duda, él podría haber elegido una opción diferente. Lo que decidió hacer me ayudó a madurar a través de las tormentas, en lugar de paralizarme por miedo a ellas o de buscar ansiosamente la manera de evitarlas del todo.

Las opciones que enfrentamos en las noches espirituales son bastante similares. Según las palabras del psicólogo Peter Homans, en la noche, un alma puede:

> (1) avanzar hacia un nuevo conocimiento del ser, de ideales nuevos y de las consecuentes ideas nuevas, (2) quedar paralizada, lo cual provoca apatía, cinismo y descontento crónico, (3) renegar completamente de la experiencia y, en cambio, atacar (a menudo, con ferocidad y rebeldía) los hechos o a las personas que producen la desidealización.[1]

La tercera conducta es una versión particularmente amarga de abandono. La segunda conducta, si se mantiene, puede llevar a la desesperación teológica. Y la primera (el descubrimiento de un nuevo sentido) es donde la desilusión se convierte en una verdadera amiga de la intimidad con Dios y nos empuja hacia arriba, directo al *amor*.

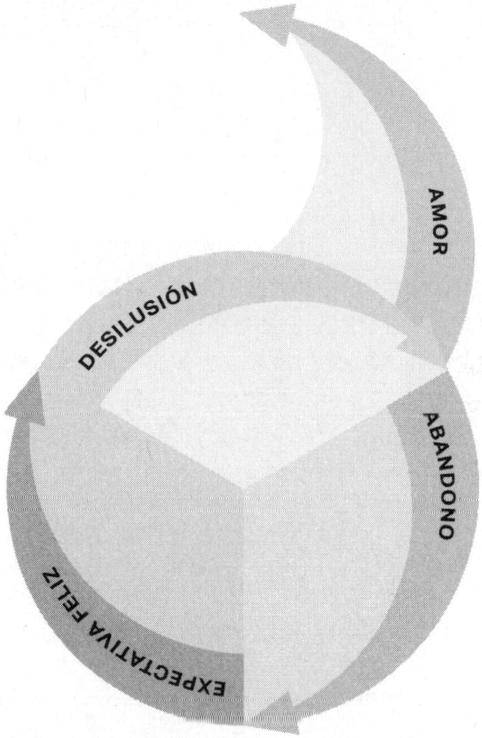

Cuando cae la noche…
nos desilusionamos,
conquistamos la realidad,
y comenzamos a explorar
la profundidad más íntima del amor.

Sí, del amor.

El amor es el tesoro que nos espera en la oscuridad. Y, permítame aclarar, no estoy hablando del sentimiento de amor, sino del hecho del amor. Como sucede con la fe y la esperanza, el amor no es solo un sentimiento. El amor es más como un músculo que se fortalece cuando usted decide usarlo. (Y fortalecer los músculos no siempre causa una sensación de felicidad).

El amor por Dios crece cuando lo ejercitamos. Es decir, cuanto más ama, más crece su amor. Y, como sucede con una planta sana que crece demasiado para su maceta, el amor en crecimiento inevitablemente sobresaldrá de su actual contenedor cómodo y se extenderá hasta ocupar una zona previamente desconocida.

Entregarle nuestro amor a Dios durante la noche nos hace crecer de maneras en las que simplemente no se puede durante el día. La noche es uno de los purificadores más poderosos de la fe y uno de los amplificadores más poderosos del amor *por* Dios. Es una de las mentoras más eficaces para ayudarnos a vivir amados *por* Dios. Generaciones anteriores han escrito más frecuente y apasionadamente sobre esta conexión entre la noche y el amor. Observe, por ejemplo, esta síntesis de escritos del fraile español del siglo XVI, Juan de la Cruz (1542–1591):

> Al hablar de *la noche oscura*, la noche oscura del alma, Juan se refiere a algo misterioso y desconocido, pero, de ninguna manera, siniestro o malo. Más bien, es profundamente sagrada y preciosa, supera todo lo imaginado. Juan dice que la noche oscura del alma es «dichosa», «amable», «guía» y llena de «absoluta amabilidad». Es la manera secreta en que Dios no solo nos libera de nuestros apegos e idolatría, sino que además nos lleva a darnos cuenta de nuestra verdadera naturaleza. La noche es el medio por el cual encontramos el deseo de nuestro corazón, nuestra libertad para amar.[2]

La perspectiva sobre la oscuridad de Juan de la Cruz resulta útil para nuestro enfoque. Él entendió la noche como un espacio formativo sagrado.

La oscuridad tiene algo que forja un amor rico (en gracia) y resiliente (a través de las dificultades).

Tal amor, como lo demostró Jesús, no se acobarda por el sufrimiento. Crece en medio de la vida real y cruda. Este es el tesoro refinado a través de la desilusión: un amor que sigue fortaleciéndose y estabilizándose con cada ciclo mientras perdemos más ilusiones, conquistamos más realidad y decidimos, una y otra vez, no abandonar.

Y el amor es lo que en realidad necesitamos, ¿no? El amor es la fuerza hacia arriba que tanto ansía nuestra alma. Cuando nos ahogamos, ya sea en el agua, en el dolor o en la confusión, necesitamos a alguien, algo, que nos tire hacia arriba. A veces, imagino que la fuerza hacia arriba del amor de Dios es como un imán divino que me levanta hacia mi verdadero hogar. Cuando estamos desilusionados y elegimos el amor, nuestra mente es atraída por el cielo y nuestra alma se acerca a Dios.

Como expresa Gerald G. May: «Esta intensificación del amor es el verdadero propósito de la noche oscura del alma»[3]. O, en palabras de Coe: «El alma debe aprender a amar a Dios solo por quién es él, de tal manera que Dios, y no la necesidad de ser amada, sea el centro de todas las cosas»[4].

El amor se refina (se hace más puro y más fértil) por medio de la confianza. En aquellos porches delanteros y a lo largo de los años, las tormentas eran atemorizantes. Pero mi confianza en papá pesaba más que lo que podía ver y escuchar. De manera semejante, al limitar el conocimiento y el dominio humanos, el proceso de la desilusión nos invita a confiar en Dios más de lo que confiamos en nosotros mismos. C. S. Lewis habla ingeniosamente sobre la «belleza moral» de una confianza como esa:

> Amar implica confiar en la persona amada más allá de la evidencia, aun con demasiada evidencia en contra. Ningún hombre es nuestro amigo porque cree en nuestras buenas intenciones solo cuando quedan demostradas. Ningún hombre que sea nuestro

> amigo demorará en aceptar la evidencia en contra de ellas. Una confianza de esa índole, entre un hombre y otro hombre, es un hecho que goza del elogio casi universal de belleza moral, no se lo señala como como un error lógico. Y al hombre desconfiado se lo acusa de maldad de carácter, no se lo admira por la excelencia de su lógica.[5]

Confiar («aun con demasiada evidencia en contra») es el llamado natural a la desilusión.

Capítulo 9

LA DECISIÓN EN LA OSCURIDAD

Las respuestas no nos ayudan a sobrellevar la noche, el amor sí.

La pérdida de las ilusiones guía a los creyentes, según palabras de Coe, «a la dolorosa realidad de que, apartados de Dios, no pueden hacer nada. [...] Ahora sí están listos para el amor real»[1]. Nuestro amor se hace más *real* cada vez que avanzamos hacia arriba a través del ciclo de la desilusión.

Siempre el amor de Dios está primero. Precede a nuestra existencia, así como también a nuestra fe. Y así como una vela que se deja llevar por el viento del amor de Dios, nuestra decisión de seguir amando empieza a hacernos avanzar. Nosotros amamos, no porque conozcamos el futuro, sino porque la existencia misma de Dios es la evidencia que pesa más que cualquier cosa que nuestros ojos pudieran percibir.

Entonces, ¿cuál es la responsabilidad del creyente cuando sufre espiritualmente? ¿Cómo transitamos con gracia la pérdida de las ilusiones?

La capacidad de viajar de la *expectativa feliz*, atravesando la *desilusión*, hasta el *amor* se basa en algo relacional, no informativo.[2] Durante la noche, la presencia de Dios en la oscuridad nos da libertad para confiar más, aunque sepamos menos. Como aconseja May:

> La oscuridad, el desconocimiento santo que caracteriza a esta libertad, es lo opuesto a la confusión y a la ignorancia.

> Confusión es cuando el misterio es un enemigo y sentimos que debemos resolverlo para dominar nuestro destino. Ignorancia es no saber lo que no sabemos. Durante la liberación de la noche, se nos exime de tener que resolver las cosas y conocemos el deleite de saber que no sabemos.[3]

Afortunadamente, no estamos solos en este viaje de perder las ilusiones y conquistar la realidad. Tampoco nuestra seguridad radica en algún esfuerzo «horizontal»[4]. Dios en persona (no el optimismo[5], el intelecto ni los logros humanos) levanta hacia arriba nuestra fe, hacia Él y su amor.

Lamentablemente, en la tierra siempre es más fácil bajar que subir. La fuerza hacia arriba del amor es resistida por el tirón hacia abajo del mundo caído. Uno de los muchos desafíos del estado de desilusión es que, aunque la pérdida de las ilusiones es un hecho, que *aceptemos* la realidad no lo es. Es posible preferir la ilusión a la realidad, resistirse al amor y rechazar la intimidad con Dios que se nos ofrece como consecuencia.

La fuerza que nos mantiene avanzando hacia arriba, de la *desilusión* al *amor* (en lugar de descender de la desilusión al abandono) es nuestra *entrega* a Dios.

Abundan las definiciones sobre la entrega. Sin embargo, para nuestro propósito, entrega es el acto de «obligarse uno mismo... a un proceder particular» de «consagrarse a algo o a alguien»[6]. *Entregarse* es *continuar siguiendo a Jesús.*

En los Evangelios, el «sígueme» de Jesús nunca incluyó coordenadas de GPS. Seguirlo siempre ha tenido más que ver con *quiénes* somos *con*, que con *adónde* estamos *yendo*[7]. Por eso nuestros músculos de la confianza se entrenan más durante la noche (cuando no podemos guiarnos a nosotros mismos) que durante el día (cuando pensamos que podemos).[8]

Lamentablemente, a veces, *entregarnos* no es la decisión que tomamos. Claro, el enemigo de nuestra alma hace que abandonar sea fácil y atractivo.

Pero también podemos desanimarnos creyendo por error que la fe siempre debe hacernos sentir bien. La desilusión expone ese error con misericordia. Pero mantenerse entregado a Dios mientras dura la desilusión supone un esfuerzo. Si consideramos que esa tarea nos cuesta demasiado y elegimos abandonar, el rabino Blumenthal advierte que la pérdida de las ilusiones puede llevar al abandono de las creencias religiosas[9]. Para cuidarnos de dicha apostasía, Blumenthal propone la siguiente guía para procesar la dolorosa experiencia de ampliar nuestra realidad:

> Para manejar la desesperación es necesario volver a centrarse. Para manejar la desesperación necesitamos activar nuestra indignación y expresar nuestra rabia. [...] La protesta (la protesta social, pero también y, quizás, más importante: la protesta teológica) es el primer paso. «Tema a Dios», pero proteste. Tiemble, pero exprese y ore la protesta. [...] En resumen, la perseverancia en el pacto. [...] La perseverancia, no la esperanza. [...] No estoy seguro de esperar, pero persevero a pesar de la desesperación.[10]

Volver a centrarse + *perseverar* forman el sinónimo adecuado de *entregarse*. La entrega es una fuerza voluntaria y poderosa. En medio del sufrimiento espiritual, la entrega nos centra en Dios, nos fortalece para perseverar mientras atravesamos la noche y nos acerca a la fuerza hacia arriba del amor de Dios.

Para mí, una de las imágenes más nítidas del poder de la entrega ha sido el proceso de adopción. Después de que la madre biológica pone en los brazos de los adoptantes a su tesoro, hay una ventana temporal (a menudo, de varias semanas) dentro de las cuales puede cambiar de parecer prácticamente por cualquier motivo. Si bien se trata de proteger a la familia biológica, la incertidumbre puede generar un espacio muy vulnerable para la familia adoptiva.

Durante una experiencia particularmente vulnerable, mis emociones fueron muy desconcertantes. En mi mente, sabía que todo podía cambiar con una llamada telefónica y luchaba por protegerme a mí misma. Pero, en mi corazón, sentía que había sido elegida para ser la mamá de este bebé para siempre, y quería tomarlo en mis brazos y salir huyendo. Era una noche para mí, y la incertidumbre me afligía implacablemente.

—¿Cómo quieres que administre este espacio, Jesús? —clamé.

Su indicación llegó fuerte y clara: «No te asustes, Alicia. Especialmente en la oscuridad, entrégate un ciento cincuenta por ciento a amar a este niño. Más allá de qué suceda en el futuro, este niño y tú se beneficiarán de todo tu amor».

Por lo tanto, volví a centrarme y persistí en darle todo de mí a este niño. La entrega (no la certeza) me llevó hasta llegar a la altura del amor.

Sí me parece interesante que, en el contexto de la desesperación espiritual, Blumenthal pida «perseverancia, no esperanza». Quizás se refiera a la tendencia que tenemos en la comunidad de fe de abusar, sin darnos cuenta, de la *esperanza* para sofocar el dolor sincero, como un paréntesis que controla y contiene su manifestación. Tales esfuerzos a menudo truncan el proceso del duelo, estimulando a poner la esperanza no en Dios, sino en un mañana mejor.

Durante el proceso de adopción, Dios no atenuó mi vulnerabilidad con la promesa luminosa de que el niño se quedaría en mis brazos. Me hizo madurar con el principio de que tanto el niño como mi alma nos beneficiaríamos de mi compromiso a amar, indistintamente de qué deparara el futuro. Amar a este bebé como consecuencia de vivir amada por Dios conformaría un depósito poderoso y permanente en esta vida, que ningún desenlace podría anular. Dios me consoló, no diciendo: «No te rindas, esto resultará como lo deseas», sino: «Sigue amando porque yo lo hago».[11]

Bíblicamente, la esperanza durante la noche no está arraigada en el resultado terrenal, sino en una Persona. Esta es la esperanza de los santos perseguidos en la lista dada como ejemplo en la segunda mitad del salón de la fe de Hebreos 11, quienes respondieron a la dolorosa conquista de la realidad con el poder de la entrega y «Debido a su fe, todas esas personas gozaron de una buena reputación, aunque ninguno recibió todo lo que Dios le había prometido»[12].

La esperanza bíblica no es una forma espiritualizada de pensamiento positivo. Nuestra esperanza real no tiene que ver con aguantar con optimismo hasta que un futuro más luminoso reemplace a nuestro presente oscuro. Desde luego, oramos *por* alivio, sanidad, restauración y liberación. Pero debemos ser cuidadosos de no poner la esperanza *en* el alivio, la sanidad, la restauración o la liberación. Bíblicamente, nuestra esperanza radica en el Dios bueno y misericordioso que está con nosotros en todo momento. ¡Su presencia y su amor nos acompañarán a usted y a mí a lo largo de esta vida y hasta que llegue la próxima!

Jesús, la Persona en la que está anclada nuestra esperanza, es un «hombre de dolores, conocedor del dolor más profundo» (Isaías 53:3). Lo cual significa que no tenemos que esperar que pase el dolor para poder vivir hoy en la esperanza bíblica. Sembrar la entrega en el campo de la desilusión puede ser el arma espiritual más poderosa que usted y yo poseamos.

Una conversación entre los demonios del clásico de C. S. Lewis, en *Cartas del diablo a su sobrino*, habla sin rodeos de este poder: «No te dejes engañar, Ajenjo. Nuestra causa nunca peligra más que cuando un humano, ya sin deseos de hacer la voluntad de nuestro Enemigo y, aun así, teniendo el propósito de hacerla, contempla el universo que lo rodea y del cual parece haber desaparecido todo indicio de Él, y pregunta por qué ha sido abandonado y, no obstante, obedece»[13].

Entonces, pregunte por qué, amigo mío.

Derrame sus preguntas a los pies de Dios.

Llore y haga el duelo.

Y entréguese, una y otra vez, a continuar siguiendo a Jesús a través de la noche.

Capítulo 10

LA EXFOLIACIÓN ESPIRITUAL

Encuentro fascinante que Dios haya diseñado que algunas plantas solo florezcan durante la noche. La luz de la luna, no la del sol, activa a plantas como la onagra vespertina, la flor de luna y la zaluzianskya ovata para que compartan su belleza y su aroma. De un modo similar, algunos aspectos del amor por Dios solo pueden ejercitarse y demostrarse en la oscuridad. Como dice Coe con tanta claridad: la noche nos despierta a «la presencia del Amante morador del alma»[1]. ¿Cómo lo hace? Quitando las capas de una sustancia que dificulta la intimidad con Dios: *la autoprotección espiritual.*

El psiquiatra Anthony Reading explica que en las relaciones: «los individuos que sufrieron heridas por las esperanzas que perdieron tienden a protegerse contra un futuro desencanto bajando la vista y atenuando sus aspiraciones»[2]. O como dice el viejo dicho: «El que se quema con leche, ve una vaca y llora».

Un día de verano, iba andando en bicicleta por mi barrio, cuando dos perritos vinieron corriendo hacia mí. Hasta ese momento, mi experiencia con los perros siempre había sido positiva, por lo tanto, sonreí y pensé: *¡Qué graciosos!* Bajé la velocidad para no chocarlos y me quedé estupefacta cuando cada uno de ellos me clavó los dientes en las piernas. Luego de recibir la vacuna contra la rabia y varios puntos, mis heridas finalmente sanaron, pero el temor que recientemente había descubierto permaneció. Durante años, me mantuve en alerta y lista para defenderme cada vez que un perro se acercaba a mí. Para protegerme, me alejé no solo del potencial dolor, sino también del amor incondicional que la mayoría de los perros ofrecen.

Lo mismo puede suceder en nuestra relación con Dios. Él no muerde, pero la vida sí. Conmocionados porque Dios no nos protege del sufrimiento, fácilmente nos aislamos de Él. Para autoprotegernos y evitar una futura desilusión, apartamos nuestro corazón de la fe, de la esperanza e, incluso, del amor.

La autoprotección espiritual hace referencia a las muchas maneras en que, consciente e inconscientemente, nos distanciamos o nos escondemos de Dios.

La costumbre no es nueva. Adán y Eva se escondieron «entre los árboles» (Génesis 3:8). Solemos escondernos entre la maleza de las distracciones, las negaciones y los detalles (cualquier cosa, con tal de evitar los espacios tranquilos y abiertos en los que nuestras dudas son atronadoras). En lugar de entrar al sufrimiento *con* Dios, evitamos el sufrimiento *y* a Dios. Cada vez que decidimos escondernos, se suma otra capa que aísla a nuestro corazón de conocer la plenitud del amor de Dios.

Aunque la noche sea normal, la autoprotección espiritual no lo es. Es tan vieja como la Caída, pero no tanto como la humanidad. Durante una era que no nos fue revelada, desconocimos su pesada carga. Adán y Eva fueron formados espiritualmente en una intimidad desprotegida con Dios y uno con el otro. En el jardín de Edén no había nada de qué protegerse en lo «personal». Lo personal era simple y profundamente *conocido*.

Luego, cuando comieron la única cosa prohibida del jardín, experimentaron la súbita impartición de conocimiento del bien y del mal, y «se les abrieron los ojos, y de pronto sintieron vergüenza por su desnudez.

Entonces cosieron hojas de higuera para cubrirse» (Génesis 3:7). Si bien la higuera proveyó la materia prima, la vergüenza se ofreció como el primer sastre. Como enseña Coe:

> La primera experiencia humana después del pecado y la Caída fue [...] la *vergüenza*, una experiencia «reveladora» de la propia corrupción o maldad ante la presencia del otro. [...] Sin embargo, la verdadera distorsión de su naturaleza se ve en la primera reacción que tuvieron a su vergüenza: en lugar de refugiarse en Dios para solucionar su problema, *se ocuparon ellos mismos* de encontrar algo para cubrir su desnudez perturbadora.[3]

Lo que vistió a Adán y a Eva no fueron las súbitas críticas a la obra de su Creador. Más bien, ese tipo de cubiertas fueron la muestra de la contaminación de la vergüenza de todo lo que el ojo podía ver. Aunque escasas y ligeras materialmente, las cubiertas eran gruesas y pesadas en lo interpersonal. En ese momento, la vergüenza sobrecargó la formación espiritual de Adán y de Eva, separándolos uno del otro y de su Dios. Philip Yancey explica: «Una separación complicada había entrado sigilosamente para estropear la intimidad. Y cada temblor de la decepción en nuestra propia relación con Dios es una réplica de su acto inicial de rebeldía»[4].

Antes de la Caída, «soplaba la brisa fresca de la tarde, el hombre y su esposa oyeron al SEÑOR Dios caminando por el huerto» (Génesis 3:8); era la formación espiritual que llamaba a vivir al ritmo de Aquel que le dio vida a todo. Después de la Caída, el mismo sonido desencadenó la necesidad urgente de ocultarse. En palabras de Coe: «La respuesta humana a la existencia de Dios es imitar a la primera pareja de humanos, quienes tuvieron miedo de la presencia de Dios y se escondieron de él (Génesis 3:8-10). Estos son los versículos más tristes de la Biblia, pues reproducen la propensión que tenemos a escondernos de nuestro Creador, el único que es capaz de amarnos y de darnos acceso a la felicidad verdadera»[5].

Escondernos, obviamente, dificulta la formación espiritual.

Cualquier separación que percibamos del Dios omnipresente es una ilusión. Sin embargo, las barreras espirituales que creamos tratando de escondernos son muy reales. Quizás, esto le resulte conocido. ¿Alguna vez se ha decepcionado tanto espiritualmente, que alejó su corazón de la esperanza o rebajó su personalización del amor de Dios?

Es fácil esconderse en la noche.

Con el conocimiento del bien y del mal, ya no nos sentimos seguros con Dios, tampoco unos con otros ni con nosotros mismos. Sin duda, nuestro panorama interpersonal ha sido moldeado por esta ausencia.[6] Al impedir la intervención de la gracia, la autoprotección se perpetúa a sí misma.

Inesperadamente, la liberación llega en forma de desilusión.[7]

¿De qué manera? Cuando perdemos las ilusiones y conquistamos la realidad, cada decisión de entregarnos a la fuerza hacia arriba del amor es, simultáneamente, una decisión de no autoprotegernos; de no huir ni escondernos, de no cubrirnos ni ocultarnos. De esta manera, la desilusión actúa como un exfoliante espiritual que descama las capas de autoprotección y nos deja en carne viva, más sensibles y vulnerables al amor de Dios.

Hace un tiempo, un líder brillante al que tuve el privilegio de aconsejar me hizo una pregunta incisiva en un día decepcionante: «Alicia, usted dice que el sufrimiento espiritual es un amigo. Pero el objetivo de Satanás es el sufrimiento. Entonces, ¿cómo puede ser un amigo?».

A lo cual respondí: «Es una gran pregunta. No creo que el objetivo de Satanás sea crear sufrimiento. Pienso que su objetivo es crear distanciamiento. Para ese fin, él puede usar tanto el sufrimiento como el placer».

En el jardín de Edén, las intenciones ocultas de la serpiente fueron (y siguen siendo) distanciar a la humanidad de Dios. Teniendo eso como meta, las cubiertas y los ocultamientos de Adán y Eva (sus capas de autoprotección) fueron trofeos para Satanás. Nuestra decisión de entregarnos al amor de Dios durante la noche quita esas capas y acorta la distancia que nos aleja de Dios.

Alterar los planes del enemigo de crear distancia es una de las tareas sagradas de la noche. Ahí, en la oscuridad, nuestra profunda incapacidad para autoprotegernos se expone; es examinada y abandonada a través del sufrimiento espiritual.

Así que, cuando enfrente la noche, amigo mío, no abandone.

Florezca.

Hay colores de la intimidad que usted tiene con Dios, fragancias de su amor por Dios, que solo pueden cultivarse y liberarse en la oscuridad.

SEGUNDA PARTE

La desilusión con Dios

Capítulo 11

LAS AVISPAS

¿Alguna vez ha estado desilusionado *con Dios*?

Si todavía sigue leyendo, supongo que la respuesta es *sí*.

No obstante, he conocido a un puñado de almas cuya respuesta fue *nunca*. Aunque *nunca* puede ser una función de la naturaleza (innata a la personalidad), parece que la mayoría de las veces es un exceso de educación (marcos teológicos heredados). En cuanto a la potencial salud espiritual, hay una diferencia importante entre *no cuestionar nunca a Dios* y *nunca tener permiso para cuestionar a Dios*. Si usted está en el segundo bando, tenga en cuenta este incentivo:

> Leonard Sweet enseña que en la cultura judía: «Es un acto de respeto hacer preguntas sobre la historia. [...] En la mesa, al niño o a la niña judíos se los inculca con frases como "¡Qué buena pregunta!", no diciéndoles: "No hagas esa pregunta". [...] Las preguntas son tan sagradas como las respuestas».[1]

Debilitamos nuestra fe (no la fortalecemos) cuando acallamos las preguntas sinceras. La fe en Cristo no es una sustancia etérea

> que reposa sobre las almas que no hacen preguntas. La fe bíblica es muscular, se engrosa más mediante las pruebas que durante el descanso.[2]

Para fortalecer nuestra fe *en* Dios, tenemos que ser sinceros cuando estamos desilusionados *con* Dios.

Entonces, con sinceridad: ¿Alguna vez sus supuestos sinceros sobre quién es Dios, qué debería hacer él y cuándo debería hacerlo han chocado dolorosamente con la realidad?

Como el caso de Jay y su bella esposa, quienes llevaban dos años de casados, estaban profundamente enamorados y agradecidos por el llamado de Dios en sus vidas. Mientras regresaban al seminario, luego del receso de Navidad, su auto resbaló sobre el hielo de la carretera y chocó con un vehículo que venía en la dirección contraria. La esposa de Jay murió ese día, así como todos los sueños que compartían sobre una larga vida juntos.

O como Rachel, proveniente de una familia de brujos, cuya vida fue gloriosamente transformada por Jesús. Creció rápidamente en una comunidad de fe en la cual una líder de estudio bíblico se hizo su mejor amiga, y el pastor llegó a ser como en un padre para ella, hasta que descubrió que ellos tenían un amorío. Entonces, otra pregunta atormentó y amenazó su nueva fe: *¿Cómo pudo permitir Dios que pasara esto?*

Así es la desilusión. Así es cuando perdemos las ilusiones y captamos más de la realidad de la vida en Dios. Así es cuando de verdad sentimos el peso de las palabras de Dios en Isaías 55:8-9: «Mis pensamientos no se parecen en nada a sus pensamientos —dice el SEÑOR—. Y mis caminos están muy por encima de lo que pudieran imaginarse. Pues así como los cielos están más altos que la tierra, así mis caminos están más altos que sus caminos y mis pensamientos, más altos que sus pensamientos».

Bien, evidentemente.

Aunque la noche parezca ocultar a Dios, al pasar por la desilusión, las representaciones que tenemos de Dios se vuelven, de hecho, más precisas. En la noche, nos damos cuenta de que, si bien Dios es personal, no es maleable; Dios es un amigo, pero no es un par; aunque amoroso, Dios no se limita a nuestra lógica. Mediante el sufrimiento espiritual, Dios se nos revela como más complejo, lo cual es seguramente una perspectiva más fidedigna. Cuando el globo vuelve a reventar, nos enfrentamos con una decisión: ¿Continuaremos siguiéndolo? ¿Nos entregaremos y, como dijo Blumenthal, *volveremos a centrarnos* y a *perseverar*?[3].

Comenzamos nuestro viaje con palabras sentidas como: «Jesús me ama, de esto estoy seguro». Pero esos sentimientos agradables pueden desvanecerse cuando los sueños se terminan, la salud falla, la visión se evapora y luchamos por encontrarle un sentido a todo esto. Durante esas noches, nuestra alabanza sencilla, sincera y ferviente *sobre el amor de Dios* da paso a una fe aguerrida, resistente y más madura *en el amor de Dios* al decidir hacernos eco de las palabras de Jesús en Marcos 14:36: «*Abba*, Padre [...], todo es posible para ti. Te pido que quites esta copa de sufrimiento de mí. Sin embargo, quiero que se haga tu voluntad, no la mía».

Entregarnos a este camino de amor cuando estamos desilusionados es una señal de que nuestra fe está madurando. Juan de la Cruz describió bien esta progresión, al escribir lo siguiente desde la prisión:

> En cierto punto del camino espiritual, Dios sacará a la persona de su etapa de principiante para llevarla a una etapa más avanzada. En esta etapa, la persona comenzará a involucrarse en ejercicios religiosos y se arraigará más en la vida espiritual. Es probable que tales almas experimenten lo que se llama «la noche oscura del alma». La «noche oscura» es cuando las personas dejan de sentir todo el placer que alguna vez experimentaron en su vida de devoción. Esto ocurre porque Dios quiere purificarlos y que avancen, llevarlos más alto. [...] Él quitará el antiguo consuelo del alma para enseñarle la virtud e impedir que adquieran un vicio.[4]

Aunque está lleno de amor, el proceso de la madurez espiritual casi nunca es indoloro.

Nuestro hijo mayor, Jonathan, fue diagnosticado con autismo cuando tenía dos años. En ese momento, nos dijeron que quizás nunca podría hablar; mucho menos, mantener una conversación. Para hacer corta la historia, necesitamos de toda la comunidad y el camino todavía nos plantea desafíos, pero, con el tiempo, sí habló, mantuvo conversaciones, aprobó el examen de equivalencia de la escuela secundaria y se graduó en la universidad (en el cuadro de honor).

A pesar de que él era el mayor en edad, su hermanita, Keona, rápidamente se posicionó como su protectora. Recuerdo perfectamente el día en el que ella subió a mi oficina, luego de que Jonathan fuera maltratado en la escuela. Tenía puesta la ropa de él y se paró allí, con las manos a los costados, y dijo:

—¡Que nadie se meta con mi hermano!—. Quería que yo la llevara a su escuela para que pudiera interponerse como un escudo entre él y el sufrimiento.

Dado que él tiene alma de artista y un punto de vista maravillosamente único sobre la vida, al principio, los quehaceres eran más experimentales que eficientes. Algunos de nuestros recuerdos favoritos son de cuando observábamos a Jonathan mientras cortaba el césped. Al principio, lo hacía en círculos, trazando diseños en los escasos metros cuadrados de nuestra propiedad. Todos lo mirábamos y sonreíamos; entonces mi esposo, Barry, salía «para retocar un poco», una vez que Jonathan se aburría.

Sin embargo, con el tiempo Jonathan se dio cuenta de que otro propósito de cortar el césped (además de la expresión artística) era la cobertura uniforme. Entonces, la precisión se convirtió en un juego en el que iba y venía, iba y venía, mientras cantaba alguna canción a todo pulmón.

Un día, en lugar de cantar, lo oímos gritar. Nos asomamos a la ventana y vimos que la cortadora de césped avanzaba hacia un pequeño barranco sin que nadie la manejara y se dirigía hacia el arroyo, mientras, Jonathan corría hacia el otro lado. Sin darse cuenta, había pasado por encima de un nido oculto de avispas con la cortadora y gritaba de dolor porque lo habían picado más de doce.

Lo ayudamos a ponerse a salvo dentro de casa, nos ocupamos de sus ronchas y observamos sus reacciones. Cuando todo volvió a calmarse, su hermanita protectora vino a mí con una pregunta apremiante:

—¿Por qué Dios permitió que sucediera eso?

—Es una buena pregunta la que haces —respondí—. Preguntas por qué Dios permite el sufrimiento. Algunas de las personas más sabias de toda la historia han preguntado lo mismo. ¿Qué piensas? ¿Por qué te parece que Dios permite el sufrimiento?

Keona se quedó pensativa durante bastante tiempo. Luego, suspiró y dijo:

—Bueno, supongo que, sin sufrimiento, todos seríamos unos consentidos.

Mi pequeña estaba desilusionada con Dios. Su valentía para hacer preguntas y su sinceridad para reconocer y hacer frente al sufrimiento espiritual la fortaleció para conectar, precozmente, el sufrimiento con el carácter.

(Ah, sabiduría de un niño).[5]

Capítulo 12

LO QUE DIOS QUIERE

La franqueza que mostró Keona durante el incidente de las avispas es un valor esencial que fomentamos en nuestra familia. Los amigos cercanos se refieren a nuestro hogar como la casa de la sinceridad emocional. Si bien no vivimos esperando algo dramático, cuando se nos presenta, nos esforzamos por estar presentes y juntos para el sufrimiento.

Una de esas oportunidades se presentó durante mis estudios de doctorado, cuando un chequeo anual reveló una masa sumamente sospechosa. Las cuarenta y ocho horas que transcurrieron entre la biopsia y la llamada del radiólogo no fueron como nada que yo hubiera experimentado hasta entonces. Realista como soy, sabía que nadie tiene garantizada otra bocanada de aire. Pero en aquellos dos días de espera, sentí mi finitud en un nuevo nivel. Cuando miraba a mis hijos a los ojos, me dolía pensar lo que esto podía significar para ellos.

Durante la espera, fiel a nuestro valor familiar de la sinceridad emocional, les pregunté a mis hijos cómo se sentían. Mi hijo mayor dijo que no tenía ningún sentimiento porque todavía no teníamos ninguna información segura. Mi hijo menor no me perdía de vista un instante. Y la del medio me rodeó con sus brazos y dijo:

—Pues, si la biopsia resulta negativa, Dios estará con nosotros. Si la biopsia resulta positiva, Dios estará con nosotros. Así que, sea como sea, estaremos bien.

Ahí está: la vieja esperanza y el compromiso bíblicos. Con un marco para procesar el sufrimiento espiritual en vigor, mi oración es que semejante esperanza, rica en compromiso, crezca en su interior y empiece a guiarlo en los momentos de desilusión. Aunque usted no le encuentre el sentido, su sufrimiento espiritual no es absurdo. Dios no desaprovecha nada. Su desilusión ha sido sumamente transitada por una infinidad de creyentes que lo antecedieron. Y su entrega a la fuerza hacia arriba del amor en la noche es más poderosa de lo que pueda imaginar.

Tras caminar con muchas almas a lo largo de los años, hay un consenso general con respecto a qué buscamos cuando estamos desilusionados:

Explicaciones: *¿Cómo diablos llegué aquí?*

Liberación: *¿Cómo salgo de aquí?*

Determinación: *¿Cómo hago para no volver aquí nunca más?*

En la noche, buscamos comprensión, libertad y un cambio duradero. Sin embargo, las motivaciones son importantes. Influyen en cómo y dónde terminamos.

Cuando sufrimos en el plano espiritual, nos motiva naturalmente lo que *nosotros* queremos. Pero la sabiduría nos invita a empezar con una pregunta diferente: ¿Qué quiere *Dios*? ¿Qué está buscando Dios en medio de nuestra desilusión? Desde su perspectiva, ¿qué sería el «éxito» cuando navegamos nuestras noches?

Hacerme esta última pregunta fue un punto de inflexión para mí. Bueno, para ser más precisa, que Dios me hiciera esta pregunta fue un punto de inflexión para mí. Hace mucho tiempo, en una etapa de profundas desilusiones, Dios y yo tuvimos una conversación que fue más o menos así:

Alicia: No puedo entender, Señor. Me duelen el cerebro y el corazón de intentarlo.

Jesús: *Alicia, ¿para ti cuál sería la cima del éxito en este sufrimiento?*

Alicia: La resolución. La solución que restablezca la paz.

Jesús: *Sí, la resolución es el tesoro que buscas tú. Pero no es lo que busco yo.*

Alicia: Debes estar bromeando. ¿Qué podría ser más valioso para ti que la paz?

Jesús: *La entrega al camino del amor. Lo que busco es que te entregues a mí.*

¡¿Qué?!

Creí que Dios y yo trabajábamos para el mismo objetivo: acabar con el sufrimiento. En cambio, el «éxito», desde su punto de vista, tenía menos que ver con mi capacidad para cambiar el panorama y más con mi entrega constante a Su compañía.

En una enseñanza que Oswald Chambers escribió sobre el libro de Job para los soldados que estaban en el frente, dijo que Job «nunca conoció el prefacio de su historia»[1]. Había otras cosas que sucedían y que Job, ni en su mejor momento, podría haber descifrado. La totalidad del «por qué» sencillamente excedía su comprensión. Y lo mismo vale para nosotros.

Claro, algunas dificultades surgen de lo obvio, como cuando subí corriendo las escaleras para salvar a mi hija de una avispa apocalíptica, me resbalé y me quebré el pie; no fue ningún misterio. Pero cuando se trata del sufrimiento propio de las relaciones (con Dios, con nuestra fe y con los demás), rara vez se conoce plenamente el prefacio de nuestra desilusión. Hay fuerzas en juego que no podemos ver. Hay complejidades en acción que sobrepasan nuestro entendimiento. Chambers agrega: «La razón es nuestra guía en medio de los hechos de la vida, pero no nos da una explicación sobre ellos. El pecado, el sufrimiento y el libro de Dios llevan a la persona a darse cuenta de que algo está mal en los cimientos de la vida, y eso no se puede enderezar mediante la razón»[2].

En la noche, mi tesoro era *arreglar las cosas entendiéndolas*. El tesoro de Dios era que yo lo *siguiera*.

Esta revelación es la que inspiró la afirmación que dije antes: La fuerza que nos lleva hacia arriba, de la *desilusión* al *amor*, es la *entrega*.

Por medio de la entrega, cuando decidimos una y otra vez seguir a Jesús en la noche, con el tiempo *encontraremos* la manera de atravesar el sufrimiento. El sufrimiento espiritual no es eterno. Es un mentor temporal: un amigo inesperado para quienes viven la vida de fe en un mundo caído. Si bien las herramientas de las próximas páginas nos ayudarán a navegar esa noche, debemos recordar que Dios atesora más nuestra entrega para seguir avanzando hacia el amor, que la suma de todas nuestras soluciones más brillantes.

Mi noche más larga hasta el día de hoy comenzó con las palabras «Lo lamento». Poco más de cuarenta y ocho horas después de la biopsia, el teléfono por fin sonó. Atendí rápidamente, sorprendida por mi súbita y creciente esperanza de recibir un buen informe. Pero en lugar de: «Todo está bien», el radiólogo dijo: «Esta no es la noticia que usted esperaba...». Mi esposo me sostuvo con fuerza y llamamos a los niños para hablar y orar.

Algunos han preguntado si mi experiencia con el cáncer originó mi interés por la desilusión. No. Mi interés por (y el estudio de) el sufrimiento espiritual precedió a este capítulo en veinte años. El diagnóstico inicial fue traumático, pero no me desilusionó.

No obstante, la reaparición al quinto año fue ambas cosas.

Lo sentí como un golpe en el estómago. En mi mente, el cáncer cambió de ser un evento desafortunado a... bueno... uno acosador. Jesús y yo pasamos muchos años juntos en esa noche.

Afortunadamente, esa sensación de ser acosada ha disminuido un poco. La experiencia, sin duda, ha moldeado nuestra familia. Desde luego, sus oraciones son bienvenidas. Pero comparto todo esto para que sepa que las herramientas que estoy ofreciendo las recogí atravesando (no esquivando) las muchas noches de mi propia fe, de las cuales el cáncer no ha sido ni remotamente la más oscura.

Para mí, entregarme a la fuerza hacia arriba del amor de Dios es vida, no solo poesía.

Capítulo 13

ALGO VIEJO

Este antiguo recorrido a través de las noches es tan importante para Dios que inspiró a los escritores para que incluyeran en su Palabra una historia tras otra de la dolorosa conquista de la realidad. Los libros más obvios de la Biblia para estudiar ejemplos de personas desilusionadas con Dios, anteriores a Cristo, serían Eclesiastés y Job (ambos están entre mis favoritos[1]). En lugar de ellos, estudiaremos la fe nocturna a partir de la obra de un hijo de Coré, que se encuentra en el Salmo 42.

Al principio, me topé con este salmo siendo yo una seguidora nueva de Jesús, gracias a una canción inspirada en su primer versículo. Poco después de que Jesús interrumpiera mi existencia atea, asistí a una convención en un instituto bíblico con una de las almas valientes que había compartido conmigo su fe en Jesús. Durante alguna reunión en la capilla, escuché una canción que había sido escrita allí mismo, en el campus, pero que pronto se cantaría en todo el mundo y por las décadas venideras.

Marty Nystrom, un profesor de oficio, se sentía «arruinado y acongojado» mientras visitaba a un amigo en Texas. Comenzó a ayunar y, al décimo noveno día de beber únicamente agua, encontró una Biblia abierta sobre un piano y «Dios le dio una melodía para el Salmo 42:1. Enseguida, [él] se puso a cantar de la página... literalmente»[2].

Marty compartió la canción con un amigo, quien la compartió con todo el alumnado. El resto es historia. Cada vez que escuchaba «Como el ciervo anhela las corrientes de las aguas», sentía que mi corazón se elevaba hacia el cielo. La canción me conmovía (y aún me conmueve) hasta las lágrimas.[3]

La Escritura que inspiró la canción dice: «Como el ciervo anhela las corrientes de las aguas, así te anhelo a ti, oh Dios» (Salmo 42:1). En aquel momento, para mí el versículo significaba que amaba a Dios y deseaba amarlo más; que él me amaba, y yo anhelaba apoyarme más intensamente en su amor; que me sentía completa, pero deseaba vivir una vida que fuera sobreabundante. La frase captaba el clamor de mi corazón: *¡Oh Dios, tu presencia ha satisfecho mi alma! ¡Pero yo deseo conocerte aún más!*

Aunque no sea mi punto principal, es alentador que Dios escuche más a nuestro corazón que a nuestras palabras. Es decir, él no me pidió que dejara de cantar con todo el corazón el versículo 1 hasta que estudiara los versículos 2-11. Lo cual es una buena noticia porque iba a tardar un par de décadas antes de examinar detenidamente el resto del Salmo 42 y darme cuenta de que ese «anhelo» no era bonito.

Anhelar es, en realidad, muy estresante. Es una manifestación exterior de una carencia interior. El anhelo se produce cuando algo es tan esencial que su ausencia nos deja una necesidad desesperada. El anhelo tiene que ver con la escasez, no con la plenitud; lamentar la sequía, no celebrar el derroche; con la enfermedad, no con los milagros.

De hecho, la mayor parte del Salmo 42 es bastante perturbadora. Refiriéndose a sí mismo (o, quizás, al rey), el autor describió su vida de la siguiente manera:

Se resecó espiritualmente.

Su satisfacción fue demorada.

Su sed no fue saciada.

Dondequiera que se fijó, sintió que Dios estaba ausente.

Las lágrimas fueron su alimento.

Desahogó su alma.

Experimentó un hueco en la protección que sentía de parte de Dios.

Se sintió olvidado por Dios.

Estaba de duelo.

El enemigo lo oprimía.

Enemigos que aparentaban ser religiosos se burlaban de él.

Su alma estaba inquieta y abatida.

¡El Salmo 42 no habla para nada de estar satisfecho espiritualmente! El Salmo 42 habla del sufrimiento espiritual.

Como les sucedió a innumerables almas antes y después, el anhelo de crecimiento espiritual de este autor lo llevó a una temporada de desilusión. En nuestros días, son pocos (si acaso alguno) los que buscan esto. Pero si deseamos cultivar nuestro amor a Dios, vivir amados por Dios y amar a los demás en dirección a Dios, es probable que el camino del salmista, en cierto punto y hasta en muchos sentidos de la vida, se nos vuelva conocido.

Aunque entre los tipos de desilusiones tratadas hay superposiciones, tres versículos en particular hablan específicamente de la desilusión con Dios:

> Tengo sed de Dios, del Dios viviente. ¿Cuándo podré ir a estar delante de él?
>
> SALMO 42:2

> Un abismo llama a otro abismo en el rugir de tus cascadas; todas tus ondas y tus olas se han precipitado sobre mí.
>
> SALMO 42:7, NVI

¡Oh, Dios, roca mía! —clamo—, ¿por qué me has olvidado? ¿Por qué tengo que andar angustiado, oprimido por mis enemigos?
SALMO 42:9

Los versículos 2 y 9 requieren poca interpretación: el autor expresa su frustración por el distanciamiento de Dios, físico y emocional. Sin embargo, el significado del versículo 7 ha sido fuente de discusión durante siglos.

Algunos han interpretado las imágenes de *un abismo* que *llama a otro abismo* y de *las ondas y las olas* como totalmente alegóricas, en referencia a la intimidad espiritual con Dios. Spurgeon sugirió que la imagen estaba ligada a Génesis 1, como una descripción de «la profundidad de arriba», que se conectaba con la «profundidad de abajo»[4]. Sin embargo, la erudición actual sugiere que la imagen probablemente se inspiró en el río Jordán en su etapa de inundación[5] y que aquí se usó como una ilustración de una ola de aflicción tras otra que arrasaban al autor: «Dios le envía una dificultad tras otra. Está abrumado por una inundación de infortunios»[6]. Esto concuerda con la forma en que fue traducido el versículo en *The Message* (El Mensaje):

El caos llama al caos,
  al compás de los rápidos de aguas blancas.
  Tu oleaje rompiente, tus olas grandes y estruendosas
  me golpean y me aplastan.
SALMO 42:7

Golpean y aplastan.

Como muchas almas sinceras del Antiguo Testamento, este salmista entendió cómo era estar desilusionado con Dios. Y, así como pronto veremos, dicha desilusión no terminó cuando el Nuevo Testamento empezó.

Capítulo 14

ALGO NUEVO, PRIMERA PARTE

Varios años después de estudiar el conflicto en las Escrituras desde Génesis al Apocalipsis, me enfoqué en el estudio sobre el sufrimiento espiritual en los Evangelios y me di cuenta de que los discípulos pasaron por muchas desilusiones con Jesús. Las suposiciones que tenían en cuanto a quién era Jesús, lo que haría y cuándo lo haría muchas veces chocaron contra la realidad. Jesús siguió explotando hasta los globos más grandes y arriesgados de los preconceptos sobre el Mesías que ellos tenían.

Los ejemplos sobre las ilusiones desestimadas relativas a Jesús parecen encajar en tres categorías generales. Primero, los discípulos a menudo se desilusionaron con el *tiempo* de Jesús. Por ejemplo, en Lucas 7, Jesús se topa con el funeral de, según todos los testigos, un completo desconocido:

> Cuando Jesús llegó a la entrada de la aldea, salía una procesión fúnebre. El joven que había muerto era el único hijo de una viuda, y una gran multitud de la aldea la acompañaba. Cuando el Señor la vio, su corazón rebosó de compasión. «No llores», le dijo. Luego se acercó al ataúd y lo tocó y los que cargaban el ataúd se detuvieron. «Joven —dijo Jesús—, te digo, levántate».

> ¡Entonces el joven muerto se incorporó y comenzó a hablar! Y Jesús lo regresó a su madre.
>
> LUCAS 7:12-15

Qué asombroso, conmovedor y confuso cuando se compara este relato con Juan 11.

> Un hombre llamado Lázaro estaba enfermo. Vivía en Betania con sus hermanas María y Marta. María era la misma mujer que tiempo después derramó el perfume costoso sobre los pies del Señor y los secó con su cabello. Su hermano, Lázaro, estaba enfermo. Así que las dos hermanas le enviaron un mensaje a Jesús que decía: «Señor, tu querido amigo está muy enfermo». [...] [Jesús] se quedó donde estaba dos días más.
>
> JUAN 11:1-4, 6

Jesús levantó de los muertos a un desconocido (sin que nadie se lo pidiera) y, luego, retrasó la visita a su amigo agonizante (aunque sus seres queridos le habían pedido ayuda). Resucitó a un hombre anónimo en Naín y dejó que su amado Lázaro muriera en Betania.

Con razón escuchamos que la desilusión se escurre, primero, de la boca de Marta y, luego, de María cuando Jesús llega después de que Lázaro había estado cuatro días en la tumba. Sucesivamente, las hermanas dijeron lo mismo: «Señor, si tan solo hubieras estado aquí, mi hermano no habría muerto» (Juan 11:21, 32).

En otras palabras: *¡¿Dónde estabas?!*

Claro, sin que las hermanas lo supieran, Jesús estaba a punto de resucitar a Lázaro, pero quizás una de las razones por las que somos inexpertos en procesar nuestra propia desilusión es que no nos detenemos en la desilusión de los primeros discípulos. Saltamos a los milagros en las Escrituras y esperamos saltar a los milagros en nuestra vida. Sin embargo, el espacio intermedio es donde el amor crece por medio de la entrega.

Otro ejemplo fuerte y claro de la desilusión con el tiempo de Jesús está registrado en Mateo 8:23-25 y en Marcos:

> Al atardecer, Jesús dijo a sus discípulos: «Crucemos al otro lado del lago». Así que dejaron a las multitudes y salieron con Jesús en la barca (aunque otras barcas los siguieron). Pronto se desató una tormenta feroz y olas violentas entraban en la barca, la cual empezó a llenarse de agua. Jesús estaba dormido en la parte posterior de la barca, con la cabeza recostada en una almohada. Los discípulos lo despertaron: «¡Maestro! ¿No te importa que nos ahoguemos?», gritaron.
>
> MARCOS 4:35-38

¿Dónde estabas? y *¿No te importa que nos ahoguemos?* son reclamos de almas desilusionadas.

Mientras que las declaraciones de las hermanas surgieron de la tristeza, la pregunta de los Doce, comprensiblemente, surgió del miedo: es aterrador cuando Jesús le dice que vaya a alguna parte y parece que usted está a punto de morir en el camino. Para las hermanas, Jesús estaba ausente. Para los discípulos, Jesús dormitaba.

Es probable que ambas experiencias nos resulten conocidas. Hay veces en las que Dios parece totalmente ausente y, otras veces, Dios obviamente está presente, pero, curiosamente, no interactúa, al menos desde nuestro punto de vista. Como cuando un niño inocente sufre lesiones, una relación resulta herida por una traición o las oraciones por sanidad resuenan sin respuesta, y preguntamos: *Dios, ¿acaso estás aquí? Si es así, ¿por qué no estás haciendo algo al respecto?*

Aunque comprender, mucho más comunicar, la complejidad del tiempo de Dios claramente me supera, el punto de vista parece ser un factor probable. ¿Por qué? Porque los diferentes puntos de referencia pueden producir perspectivas distintas sobre el mismo conjunto de hechos.

Por ejemplo, la familia de mi esposo vivió en Dakota del Norte, en la frontera con Canadá. Mi familia, en cambio, vivió en Texas, cerca de la frontera con México. Considere de qué manera estos dos puntos de referencia pueden interpretar el siguiente conjunto de datos: es el mes de abril y la temperatura es de trece grados Celsius. Estos dos estados reaccionan a la misma temperatura desde dos puntos de vista bastante distintos. Para Dakota del Norte, es una ola de calor. Para el sur de Texas, se aproxima la era del hielo.

De manera similar, nosotros vemos el tiempo desde un punto de vista distinto al de Dios. Nuestro punto de referencia es el día de hoy. Hoy sentimos dolor, hoy conocemos la aflicción, hoy necesitamos respuestas. Si bien el punto de referencia de Dios incluye el presente, nunca puede ser contenido por el día de hoy. Su punto de referencia es la eternidad.

La comprensión del tiempo que tiene Dios está inmensamente fuera de nuestro alcance. Su posición ventajosa es más alta que la nuestra. Sufrimos la desilusión porque nos sentimos como si Dios nos ignorara o nos pasara por alto, pero desde una perspectiva eterna, él nunca lo hace.

(Si no, pregúntele a Lázaro).

Capítulo 15

ALGO NUEVO, SEGUNDA PARTE

Además de estar desilusionados con el *tiempo* de Jesús, los discípulos estaban desilusionados con las *palabras* de Jesús. Cuando leo los Evangelios, imagino a los Doce escuchando las enseñanzas de Jesús, asintiendo respetuosamente con la cabeza en público y, luego, girándose unos a otros y diciendo: «¿Eh? ¿Tienes idea de qué habla?». Aquí hay algunos ejemplos; las cursivas fueron añadidas para dar énfasis.

> Sus discípulos vinieron y le preguntaron:
> —*¿Por qué usas parábolas cuando hablas con la gente?*
> MATEO 13:10

> Luego, cuando volvieron a reunirse en Galilea, Jesús les dijo: «El Hijo del Hombre será traicionado y entregado en manos de sus enemigos. Lo matarán, pero al tercer día se levantará de los muertos». Y *los discípulos se llenaron de profundo dolor.*
> MATEO 17:22-23

> Cuando Jesús se quedó a solas con los doce discípulos [...], le *preguntaron el significado de las parábolas.*
> MARCOS 4:10

> Muchos de sus discípulos decían: «Esto es muy difícil de entender. *¿Cómo puede alguien aceptarlo?*».
>
> JUAN 6:60

> Algunos de los discípulos se preguntaron unos a otros: «¿A qué se refiere cuando dice: "Dentro de poco, no me verán, pero luego me verán" y "voy al Padre"? ¿Qué quiere decir con "dentro de poco"? *No lo entendemos*».
>
> JUAN 16:17-18

Un ejemplo que siempre me hace sonreír se encuentra en una confrontación que hubo entre Jesús y algunos fariseos y maestros de la ley. Después de que Jesús dijera que estos líderes eran unos *hipócritas* y los reprendiera con palabras mordaces del profeta Isaías (Ver Mateo 15:8-9), sus discípulos se acercaron y le preguntaron: «¿Te das cuenta de que has ofendido a los fariseos con lo que acabas de decir?» (Mateo 15:12).

¿Puede imaginar a los muchachos reuniéndose antes de esta intervención? Los imagino trazando una estrategia para realzar la imagen menguante de Jesús. Luego, confiados en sí mismos, ir a decirle: «Señor, a veces, tu manera de expresar las cosas es, bueno... bastante dura. Pensamos que te seguirían más personas si hablaras menos sobre el pecado. Por eso, ideamos un plan de Relaciones Públicas que te ayudará a presentarte con más encanto y menos calamidad (No tienes por qué agradecernos)».

Quizás, en la actualidad sentimos lo mismo cuando leemos las palabras de Jesús en Juan 14:6: «Yo soy *el* camino, *la* verdad y *la* vida» (énfasis añadido). Esforzándonos por hacer más atractivo a Jesús, nosotros proponemos: «Señor, hoy en día las personas encuentran los artículos definidos, como *el* o *la,* un poquitín demasiado restrictivos e intolerantes. Nos gustaría sugerirte el leve ajuste de usar *un* en lugar de *el.* Esto ampliará tu encanto».

Sin dudas, las palabras de Jesús (en aquel momento y ahora) pueden ofender. Básicamente, esto es porque, en cada época, a Jesús le interesa más la verdad que la diplomacia. Es más fiel a la realidad que a la paz ilusoria.

Además de estar desilusionados con el *tiempo* y con las *palabras* de Jesús, los ejemplos restantes de la desilusión de los discípulos con Dios pueden atribuirse a los *modos* de Jesús. Lo que él hacía, a qué le dedicaba su tiempo y adónde iba seguramente desconcertó hasta a sus seguidores más cercanos.

> Este es el Dios que recibió con agrado a los niños (ver Mateo 19:13-15; Lucas 18:15-17) y que volcó las mesas del Templo (ver Mateo 21:12-13).
>
> Este es el Dios que se desvió de su camino para conversar detenidamente con una mujer rechazada que estaba junto al pozo (ver Juan 4:1-42) y que, sin embargo, se rehusó a decirle una palabra a un hombre rico e influyente (ver Lucas 23:8-9).
>
> Este es el Dios que le habló con ternura a la adúltera mientras hábilmente les daba una lección de humildad a los religiosos justicieros (ver Juan 8:3-11).
>
> Este es el Dios que protegía a quienes lo rechazaban y corregía a quienes lo apoyaban (ver Mateo 26:50-52).
>
> Es el Dios que ejerció autoridad sobre el clima (ver Marcos 4:39-41), y, por otro lado, dejó que lo mataran (ver Mateo 26:53-54).

Así es Jesús. Aunque su aliento mismo nos sostiene, su tiempo, sus palabras y sus modos pueden desilusionarnos. Él no actúa dentro de los plazos previstos. Su discurso y su silencio no se correlacionan con nada predecible. Lo que él hace (y no hace) con su poder está más allá de nuestra comprensión.

Mientras estudiaba, el desconcierto de los primeros discípulos (que seguramente habrá sido molesto para ellos) fue muy reconfortante para mí porque me resultaba *conocido*. Quizás a usted también le resulte conocido.

¿Alguna vez las circunstancias exigentes lo hicieron dudar del carácter de Jesús? ¿Ha tenido la certeza de que la respuesta a una oración estaba a la vuelta de la esquina y, cuando dobló en la esquina, descubrió que había aún otra calle vacía? ¿Ha luchado con el porqué de los anhelos insatisfechos o con pérdidas inexplicables? ¿O alguna vez bajó la cabeza como los desconcertados discípulos de Jesús que iban por el camino a Emaús en Lucas 24:21(NVI), y dijo: «nosotros abrigábamos la esperanza de que era él quien redimiría»?

¿Alguna vez le pareció, como les sucedió a los primeros seguidores, que Dios ya murió?

¿Entonces qué? ¿Qué podemos hacer cuando la luz de nuestra fe en Dios oscila y parece apagarse? En el próximo capítulo, comenzaremos nuestro estudio de nueve herramientas para ayudarnos a navegar nuestra desilusión con Dios. Por ahora, le ofreceré una dulce historia sobre luces oscilantes y confianza en medio de la noche.

Hace mucho tiempo, durante un cálido día de verano, visitábamos a unos queridos amigos en su casa. Nuestros tres hijos estaban emocionados por pasar tiempo con esta familia divertida «de la ciudad». En cuanto al domicilio, su casa estaba oficialmente fuera de la ciudad, en un terreno espacioso de dos hectáreas. Pero, desde la perspectiva de nuestros hijos, era vida de ciudad comparada con lo lejos en el campo que vivíamos nosotros.

Barry y yo elegimos nuestra casita por los viejos árboles que la rodeaban. El deslumbrante cielo nocturno y la gloriosa tranquilidad del campo fueron regalos inesperados. Con los años, remodelamos extensamente nuestro hogar, pero los árboles, la tranquilidad y el cielo nocturno, gracias a Dios, permanecieron intactos.

Todo esto es para decir que nuestros tres hijos habían crecido con noches más oscuras que la mayoría de sus amigos.

Mientras jugábamos en casa de nuestros amigos, después de una cena estupenda, la electricidad de pronto parpadeó y se apagó por completo. Comprensiblemente, los hijos de nuestros amigos se sobresaltaron y les preguntaron a sus padres si estaba todo bien. Entonces fue cuando escuché que la voz nítida de nuestro hijo menor los consoló en la oscuridad. El pequeño Louie de cinco años dijo:

—Está bien. El sol sigue allí.

Es cierto. Siempre, cierto.

Cuando estamos desilusionados, nosotros también podemos sobresaltarnos porque la luz desaparece inesperadamente. Pero, para parafrasear a mi ya no tan pequeño Louie, está bien. La Luz del mundo sigue *existiendo*, aunque no podamos verlo, escucharlo o sentirlo.

Capítulo 16

DOLORES DE CRECIMIENTO

La formación de nuestro futuro depende más de lo que hacemos con el dolor que de lo que hacemos con la alegría. Esta es una de las razones por las que es indispensable no confundir desilusión con fracaso. Tal idea errónea puede incitarnos a abandonar justo en el umbral de un estirón.

El crecimiento, pese a todos sus aspectos positivos, no deja de ser una forma de tensión. Por definición, el crecimiento demanda un cambio. Espiritualmente, ese crecimiento continuo es lo que logra que nuestra fe, desde su comienzo hasta su consumación, siga siendo lo suficientemente ágil y flexible para seguir a Jesús dondequiera que nos guíe.

Y, a veces, tal crecimiento nos deja cicatrices.

Un día, uno de mis hijos estaba cambiándose la camisa cuando noté una serie de líneas horizontales en su espalda. Me quedé mirando las líneas desiguales y mi mente se aceleró tratando de recordar algún accidente que pudiera explicar las marcas. No había irritación ni infección. Era desconcertante. ¿Cómo algo tan nuevo podía parecer tan viejo? Al levantar el teléfono para pedir una cita con el doctor, agradecí el historial de consultas que teníamos con nuestro médico. Al día siguiente, en la clínica, el doctor le examinó la espalda y dijo:

—Ah, esas son estrías. Son un tipo de cicatrices producidas por el desarrollo rápido. Debe haber pegado un buen estirón desde la última vez que lo vi.

Por lo visto, el crecimiento requiere estiramiento.

(Y el estiramiento puede dejar marcas).

Asimismo, en la desilusión nuestra fe se estira cuando se entrega a la fuerza hacia arriba del amor.

Entonces, ¿cómo cooperamos con ese tipo de crecimiento? ¿Cómo nos resistimos a interpretar las marcas como errores? ¿Qué principios pueden guiarnos y qué decisiones lograrían que continuemos siguiendo a Dios a través de la noche, cuando es con Él con quien estamos desilusionados?

El plan paso a paso y de éxito asegurado para disolver la desilusión está totalmente lejos de mi alcance. Supera mi intelecto (no tengo todas las respuestas), así como supera mi corazón (por la sanidad de su alma, nunca podría incentivarlo a sacrificar el amor por la paz). No obstante, lo que puedo ofrecerle son herramientas y verdades que han ayudado a muchas almas desilusionadas (incluida la mía) a navegar la noche con esperanza y con gracia.[1]

Es comprensible que muchos sean lentos en reconocer la desilusión con Dios. A menudo, puede llevar años procesar la desilusión con uno mismo y con los demás, antes de que el alma se permita dirigir la desilusión hacia Dios. Una amiga explicó: «En realidad, yo estaba orgullosa de no haber cuestionado nunca a Dios. Lo veía como una señal de que mi fe era particularmente firme».

Todavía recuerdo el momento en el cual se dio cuenta de que, para seguir creciendo, tenía que empezar a cuestionar. Había procesado la desilusión consigo misma y con los demás, pero nunca con Dios. Aun formular la frase era doloroso para ella. Pero cuando por fin soltó: «No entiendo por qué un Dios que es todopoderoso y todo amor permitiría esto», fue como si su honestidad hubiera roto un dique invisible de autoprotección que había estado obstruyendo su crecimiento. Durante los meses siguientes, observé maravillada cómo se sorprendió a sí misma siendo arrastrada hacia la profundidad del amor de Dios que anteriormente se le había escapado. El descubrimiento de mi amiga ilustra nuestra primera verdad.

CUANDO ESTÁ DESILUSIONADO CON DIOS,
DIOS NO ESTÁ DESILUSIONADO CON USTED.

Dios es el único que nunca tuvo ilusiones que perder.

Como tan bien expresa la hermosa canción *Jireh*: «Nada puedo hacer que te pueda defraudar»[2]. Dios siempre lo vio con claridad y lo amó completamente. No hay cosa que usted pueda decir, nada que pueda pensar, ningún lugar al que pueda ir emocional o intelectualmente, que puedan sorprender o alarmar a Dios.

Él disfruta de sus preguntas sinceras; aun de sus acusaciones sinceras. Porque la sinceridad con Dios (no solo *sobre* Dios, sino *con* Dios) es la antítesis de esconderse *de* Dios.

Por medio de la sinceridad espiritual, salimos de los árboles de Adán y Eva, nos presentamos desprotegidos ante nuestro Creador y, vulnerables, dirigimos hacia el Amor nuestros rostros surcados por las lágrimas.

Entonces, por el amor de Dios, simplemente diga la verdad.

A veces, damos vuelta nuestra historia para calmar nuestra angustia teológica. Pero si le inventamos excusas a Dios no generamos intimidad con Dios. En su estudio sobre Job, Chambers escribió esclarecedoramente sobre esta tensión: «La melancolía de Job es el resultado de enfrentar intensamente las cosas que le han sucedido y de negarse a permitir que sus creencias religiosas lo cegaran a lo que ve. Job se niega a decir una mentira, ya sea por el honor de Dios o para su propio consuelo»[3].

Amén.

Ocultarle a Dios (y a nosotros mismos) nuestra desilusión con Dios es un colosal desperdicio de energía. Además, las preguntas honestas no son ni la mitad de letales para nuestra fe como la duda de la que se reniega.

Todos los años hago un prolongado retiro de oración en Arizona. Cada día, camino durante horas con Jesús por «el jardín del desierto» y hago pausas para tomar notas en mi diario y orar en las muchas estaciones de la cruz. El jardín de oración «Canaán en el desierto» está abierto desde el amanecer al atardecer y, a lo largo de los años, he observado que infinidad de almas encuentran refugio en él. Sin dudas, el lugar que suele estar más ocupado es un banco ubicado frente a una escultura en relieve de Jesús, casi de tamaño real, envuelto en su agonía, sobre una gran piedra en Getsemaní. Cerca de allí, hay una placa que tiene una cita de Basilea Schlink: «Padre mío, no te entiendo, pero confío en ti».

Esta es la esencia de la sinceridad espiritual.

Una sinceridad que Jesús nos enseñó a todos con su ejemplo.

Una sinceridad que nunca podría hacer que Dios se desilusione de nosotros.

Capítulo 17

GALLETITAS Y FRANQUEZA

—¿En qué está pensando la hija? —preguntaba mi papá mientras mojábamos una galletita más en otro vaso de leche. Sus ojos sonreían mientras yo hablaba sin parar de mis interrogantes y mis preocupaciones, de mis opiniones y objeciones, de mis ideas e ideales. Desde el principio, ese momento de compartir incluía cualquier sueño que hubiera tenido la noche anterior y toda historia que una niña de dos años pudiera inventar. Durante mi adolescencia, nuestras charlas incluían el dolor por el rechazo de mis pares y los titulares más destacados de *The Tonight Show*. Cuando llegué a la adultez, la conversación común y corriente con Papá me abría la puerta para que compartiera sobre mis alegrías y mis penas como madre, así como mis preocupaciones y críticas como profesional.

Cuando Papá falleció, me dejó una herencia abundante, no en riqueza económica, sino en salud emocional. Me daba permiso para hacer preguntas, expresar dudas y ser descarnadamente franca, *todo en el nombre del amor*. Aunque no fue un hombre de fe, al deleitarse en mi sinceridad, Papá fue modelo de una verdad clave sobre la fe que ha sido un consuelo para mí a lo largo de muchas noches.

CUANDO ESTÁ DESILUSIONADO CON DIOS,
LA SINCERIDAD LO SITÚA EN BUENA COMPAÑÍA.

Una de las principales cosas que pido en oración para usted es que ya no se sienta solo durante sus noches. Muchos (me incluyo) están en la misma travesía que usted. La sinceridad que compartimos en cuanto al sufrimiento espiritual nos une más. (Solo que, en la oscuridad, a veces es difícil vernos unos a otros).

Usted no vive la desilusión con Dios en soledad. Piense en Job y sus pérdidas, en Elías y su depresión, en David y su abatimiento, en Juan el Bautista y su prisión, en los discípulos y la Crucifixión, en Pablo y su aguijón. Su desilusión lo coloca directamente en la magnífica compañía de estas personas.

En las Escrituras, los que transformaron el mundo no se avergonzaron de su desilusión con Dios.

> Moisés, que conoció a Dios cara a cara (ver Éxodo 33:11), clamó: «¡Oh SEÑOR, vuelve a nosotros! ¿Hasta cuándo tardarás? ¡Compadécete de tus siervos!» (Salmo 90:13).
>
> Abraham cuestionó audazmente a Dios con las palabras: «¿Destruirás tanto al justo como al malvado?» (Génesis 18:23).
>
> David se lamentó: «¿Hasta cuándo tendré que luchar con angustia en mi alma, con tristeza en mi corazón día tras día?» (Salmo 13:2).
>
> Jeremías fue un paso más allá cuando dijo: «SEÑOR, tú siempre me haces justicia cuando llevo un caso ante ti. Así que déjame presentarte esta queja: ¿Por qué los malvados son tan prósperos? ¿Por qué son tan felices los malignos?» (Jeremías 12:1).

Líderes, patriarcas, reyes y profetas, todos expresaron su desilusión con Dios. Y, en lo personal, además de las Escrituras, prácticamente cada libro que he querido leer dos veces fue escrito por alguien que conoce bien la noche. Las noches suman profundidad a nuestros días.

Cuando pensamos en los íconos de la fe que nos han precedido y que han sufrido desilusión, queda claro que la experiencia de la desilusión con Dios no es nuestro verdadero problema. Nuestro desafío surge a partir de lo que hacemos *en* y *con* nuestra desilusión.

Este segundo principio tiene un doble significado. Efectivamente, el sufrimiento espiritual nos da un lugar con los grandes de la fe. Pero el sufrimiento espiritual también puede enriquecer nuestra experiencia en la compañía de Dios. Pablo lo llamó ser partícipes[1], que es un fruto de *seguir* con Dios a través de la noche.

La relación, no la información, es lo que verdaderamente ganamos con la sinceridad. La compañía, más que la información, es lo que el alma busca en realidad. Papá me daba la libertad de hacer preguntas. Pero el propósito de hacer preguntas nunca era encontrar las respuestas; era hacer crecer nuestra relación. No recuerdo ni una sola respuesta a ninguna de las preguntas que Papá y yo procesamos a través de los años. Ese no era el objetivo. Lo que sí recuerdo es la seguridad que sentía al preguntar. Recuerdo la comodidad de la intimidad que posibilitaba esa sinceridad. Mis preguntas eran el medio para profundizar mi conexión con Papá.

Lo mismo es la verdadera espiritualidad.

Su sinceridad (aun cuando lo haga cuestionar la bondad de Dios) lo sitúa en la asombrosa compañía de su Padre celestial. Porque la realidad es amiga de la intimidad con Dios.

Los problemas con la desilusión nos afectan cuando procesamos el dolor alejados de la compañía de Dios: cuando nos aislamos de su amor para protegernos a nosotros mismos. A veces, cuando nuestras realidades sacuden nuestras creencias, nos apartamos de Dios en lugar de acercarnos a él porque esperamos que la distancia, de alguna manera, anestesie el dolor. En realidad, ocurre exactamente lo opuesto. Como explicó Oswald Chambers: «el sufrimiento real se produce cuando la afirmación de un hombre en su fe en Dios se divorcia de su relación personal con Dios»[2].

Lo que necesitamos cuando sufrimos es seguir adelante, no replegarnos.

Un ejemplo de ello aparece en la historia de María y de Marta, quienes no permitieron que su desilusión se contaminara cuando llevaron su sufrimiento a la presencia de Jesús. Marta «salió a su encuentro», miró a Jesús a los ojos y le expresó su dolor *en la cara*. María «salió enseguida» a encontrarse con Jesús, «cayó a sus pies» y desahogó su dolor *en su presencia*. Y Jesús reaccionó llorando con ellas (Juan 11:20-35).

Cuando está inmerso en el sufrimiento espiritual, su sinceridad no solo lo sitúa en la buena compañía de los santos que lo antecedieron: ¡lo ubica precisamente junto al corazón del Dios que sigue acompañándolo!

Barry y yo hemos intentado transmitirles a nuestros hijos el legado de Papá sobre la sinceridad emocional. A lo largo de toda su vida, han tenido innumerables invitaciones a compartir sus ideas, preocupaciones, frustraciones, sueños, planes y decepciones. Cuando los escucho, es fácil entender por qué los ojos de mi papá siempre parecían sonreír. Tenemos la esperanza de que nuestros hijos hereden la tranquilidad de que ser sinceros sobre la desilusión es una manera de desarrollar su relación con nosotros y, especialmente, con su Dios.

Nuestra hija Keona nació con muchísimo talento para la danza. Empezó *ballet* a los tres años y, a los catorce, tenía esperanzas razonables de bailar profesionalmente al terminar la escuela secundaria. Es decir, hasta que nos chocaron desde atrás mientras estábamos parados en un semáforo. Las primeras tomografías dieron indicios de una fractura en la quinta vértebra lumbar, pero no nos dieron una idea de los dolores que vendrían. Después de años de tratamiento, el dolor de espalda de Keona persistía, pero eso no fue nada en comparación con lo que le dolió la desilusión. Al modificar su flexibilidad, el accidente automovilístico hizo pedazos el sueño de su vida. A Keona le quedó un dolor en la espalda y en el corazón.

Mientras conversábamos una noche, le propuse lo siguiente a mi hija: «Amor, eres genial en tu vivir *feliz* con Jesús. Ahora tienes la oportunidad de vivir *triste* con Jesús. Y eso está bien porque, al final, lo que marcará que tu vida sea rica no será la parte feliz o la triste: será la parte *con Jesús*».

En los momentos más luminosos del día y en las noches más oscuras del alma, *con Jesús* es siempre la mejor compañía en la que podemos estar.

Capítulo 18

• • •

LOS CABOS QUE NO SE ATAN

Tengo en alta estima la mentoría porque, además de que es un reflejo del modelo primordial de Jesús para hacer crecer a las personas, saboreo todos los días su fruto en mi propia vida. Las palabras bien dichas, en el momento indicado, pueden ser revolucionarias. Jesús, desde luego, es el maestro de este arte, pero sus suplentes han sido usados reiteradamente en mi camino de fe como catalizadores del desarrollo.

Uno de dichos momentos sucedió cuando estaba terminando el trayecto de formación general universitaria. Convertirme en abogada había sido mi sueño desde la niñez. Después de la universidad, el broche de oro de mi plan era ingresar a un bufete y, simultáneamente, graduarme en Informática, me abocaría durante una época al derecho informático y, con el tiempo, comenzaría a trabajar en la función pública. Ese plan siguió intacto hasta el inicio de mi último año de formación general universitaria, cuando de pronto se me ocurrió que, ya que Jesús había hecho tan excelente trabajo al salvarme, probablemente debía preguntarle si Él prefería alguna otra cosa para mi vida posterior a la universidad.

La búsqueda me motivó a pasar, una vez a la semana, la hora del almuerzo en una capilla silenciosa que estaba a la salida del campus, para ayunar y esperar en Dios su dirección. El proceso era simple: con mi diario y la

Biblia en la mano, me sentaba en uno de los bancos de madera, verbalizaba mi pregunta («Dios, ¿qué te gustaría que hiciera con mi vida?»), sentada en silencio durante cinco a diez minutos, y luego leía o adoraba. Semana tras semana, mes tras mes, descubría cómo Dios a menudo me guiaba. Mientras esperaba, algunas de las opciones se volvían menos significativas en la presencia de Dios y se iban a la deriva, como polvo en el viento. Otras opciones empezaron a cobrar importancia en su presencia y se instalaron en mi alma como piedras fundamentales.

Al parecer, lo «próximo» que Dios tenía para mí era terminar este trayecto y servir durante un tiempo en el exterior. Entonces, le puse pausa al siguiente paso de mi formación y dejé para más adelante mi postulación a la facultad de Derecho (sin saber que nunca volvería a ella), les anuncié mis planes de viaje a mis padres tejanos (quienes mantenían la esperanza de que ese «exterior» fuera una clave que significara ir a Florida), me inscribí en organizaciones misioneras y envié un boletín invitando a otros a acompañarme en este «paso de fe».

Todo parecía ir bien, hasta que un pastor del campus me hizo notar una situación insana que se repetía en mi vida, por medio de una discusión bien planteada.

—Alicia —comenzó él—, hace un tiempo que algo me preocupa, pero quería orar antes de decir nada. No me parece que tú camines por fe.

Me quedé ahí sentada, parpadeando y conteniendo mis ganas de gritar: *¿Qué? Eso sí que es grosero y ridículo. ¿Acaso no ve lo que estoy haciendo? Estoy dejando la facultad de Derecho para ir a Dios sabe dónde, a comer Dios sabe qué, para poder compartirles sobre Jesús a Dios sabe quiénes.* Tras tomarme un minuto para recomponerme, respondí (con una sonrisita más que sarcástica):

—Bueno, ¿por qué cree usted que camino, si no es por fe?

—Por tu entendimiento —contestó él.

Eso fue demasiado. Me excusé y dejé la mesa.

Por alguna razón, a lo largo del camino había aprendido que cuando alguien que uno respeta dice algo que a uno no le gusta, tiene que recoger esas palabras, llevarlas a la presencia de Dios, pedirle al Espíritu Santo que sople sobre ellas y tomarse en serio lo que quede. De modo que regresé a la capilla. Dejé mis palabras sobre el altar. Hacia los cielos dirigí mi oración, diciendo: «¡Sopla, Espíritu Santo, sopla!». Y, para mi horror, todas las palabras se quedaron después de que el viento amainó.

Dios fue cuidadoso en confirmar las palabras de mi pastor: *Tiene razón, hija. ¿Sabes cuándo tienes fe? Después de que consideras un problema desde todos los ángulos y, finalmente, llegas a decir: «¡Ajá!». En ese momento es cuando te conviertes en una mujer de gran fe. Hasta entonces, eres un alma que busca entendimiento con desesperación. Confía más en el Dios que te entiende que en tu capacidad de entender.*

Lo que Dios estaba enseñándome en ese espacio ha sido para mí un principio poderoso hasta el día de hoy.

CUANDO ESTÁ DESILUSIONADO CON DIOS,
LA CLAVE ES NO ATAR CABOS.

Como soy analítica por naturaleza, me gusta atar cabos. Conectar puntos me calma. Pero no me atrevo a confundir la calma con la fe. La fe tiene que ver con la relación. Cuando estamos desilusionados, esta distinción es esencial. Cuando estamos desilusionados, podemos atar todos los cabos que queramos, pero lo más probable es que no se unan para deletrear la palabra SALIDA. El intelecto por sí solo es un guía ineficaz a través de la noche.

En un diario personal donde escribía las crónicas del período que estuvo en Egipto (de 1915 hasta 1917), Oswald Chambers relató una conversación con un noble «atador de cabos»:

> La otra noche, el señor Swan se dirigía a algunos efendis[1] cristianos y me invitó para que les hablara de lo que yo consideraba el verdadero peligro de la capacitación teológica. Rápidamente dije: «el engreimiento», y expliqué que creía que la única manera de mantener la vida espiritual a la par de la vida intelectual era sometiendo el intelecto a Jesucristo, y que así el intelecto llegaría a ser un espléndido servidor del Señor; que el intelecto debía ser los pies y no la cabeza del estudiante.[2]

La desilusión nos brinda todo tipo de oportunidades para someter nuestro intelecto a Cristo. Dios nos dio un cerebro. Está claro que le complace que lo usemos. Pero pensar no es lo mismo que confiar. Y confiando (con o sin entendimiento) es la manera de seguir a Dios al atravesar la noche.

En el desarrollo del ser humano, nuestra vida comienza mediante el aliento divino, no a partir del funcionamiento activo del cerebro. Lo cual significa que nuestro espíritu es anterior a nuestra mente. La desilusión nos recuerda que tenemos que permitir que el más viejo guíe al más joven. No podemos salir de la desilusión mediante el pensamiento y nada más, pero podemos someter a un buen entrenamiento a nuestros músculos de la confianza si decidimos confiar más en *quién es Dios* que en nuestra capacidad para atar todos los cabos.

Capítulo 19

PENSAMIENTOS SEDIENTOS

Mientras que el intelecto es un guía limitado, la Palabra de Dios es una fuente ilimitada de entendimiento. Durante mis años de atea, obviamente, no estaba de acuerdo con esto. Los cristianos optimistas seguían «obsequiándome» biblias diminutas y verdosas. Para las normas de mi cultura, volver a regalarlas no era una opción. Así que guardaba estos obsequios en un armario del baño. De vez en cuando, después de leer vorazmente la última *National Geographic*, sacaba uno de los libritos por puro aburrimiento, lo abría y no veía *nada*. Por supuesto que veía letras, pero su significado se me escapaba. Las palabras de la Biblia me parecían más escasas aún que el papel en el que estaban impresas. *Qué tonterías*, murmuraba en voz baja mientras regresaba el libro a su sepulcro.

Pero después de que Jesús me despertara a su Persona, lo único que quise fue la Biblia. Tenía una sed de ella que nacía desde mi propia alma. Y, cuando la abría, me sorprendía descubrir que la Biblia no era solo un libro: era una Voz. Lo único que deseaba hacer era escuchar, leer y estudiar *esa* Voz.

Excepto cuando me sentía desilusionada.

Cuando tenía problemas con el sufrimiento espiritual, leía menos, estudiaba menos, memorizaba menos e interactuaba menos con las Escrituras. Si bien era comprensible, era la antítesis de lo que necesitaba.

CUANDO ESTÉ DESILUSIONADO CON DIOS,
EMPÁPESE DE LAS ESCRITURAS.

Esto es particularmente importante cuando la Palabra es el último lugar donde queremos quedarnos. A veces, cuando estamos desilusionados, la Palabra parece rebotar y alejarse de nuestra mente, como una pelota contra la pared. Tal vez nos sintamos hipócritas por cumplir con las formalidades cristianas. Y si la Biblia fuera solo un libro, eso podría ser cierto.

Sin embargo, la Biblia es una Voz que atraviesa todas las épocas. Se describe a sí misma como «viva» y el testimonio de cientos de millones concuerda: «Pues la palabra de Dios es viva y poderosa. Es más cortante que cualquier espada de dos filos; penetra en el alma y el espíritu, entre la articulación y la médula del hueso. Deja al descubierto nuestros pensamientos y deseos más íntimos» (Hebreos 4:12).

Muchos libros motivan. Muchos libros instruyen. Muchos, entretienen, pero este libro renueva de verdad. Este libro (la Biblia) lo interpreta a usted.

Y eso es exactamente lo que necesitamos cuando estamos desilusionados. Durante la sequía, las plantas necesitan agua. Durante el sufrimiento espiritual, nuestra mente sedienta necesita empaparse de la Palabra de Dios. Cada palabra que leemos, cada frase que escuchamos, cada versículo que decimos en voz alta expone nuestro espíritu al agua viviente.

Si elegimos saturar nuestros pensamientos con las Escrituras cuando estamos desilusionados, es evidencia de que nuestra fe se basa en *lo que es verdadero*, no en *lo que sentimos*. Porque la Palabra está viva, seguir exponiéndonos a ella cuando no sentimos nada (y creemos menos aún) no es hipocresía, es fe.

De hecho, es una cuerda salvavidas.

Antes de que fuera arrestado, Jesús fue con sus discípulos a Getsemaní. Puso a la mayoría cerca de la entrada y llevó consigo a tres de ellos (Pedro, Santiago y Juan) adentro del huerto. Allí, «comenzó a afligirse y angustiarse. Les dijo: "Mi alma está destrozada de tanta tristeza, hasta el punto de la muerte. Quédense aquí y velen conmigo". Él se adelantó un poco más y se inclinó rostro en tierra mientras oraba» (Mateo 26:37-39).

Cuando Jesús regresó donde estaban los tres, los encontró dormidos. Mateo explica que «no podían mantener los ojos abiertos» (Mateo 26:43). Lucas agrega que estaban «exhaustos por la tristeza» (Lucas 22:45).

En otras palabras, los discípulos estaban desilusionados. Para ellos, el tiempo, las palabras y los modos de Jesús no tenían absolutamente ningún sentido. Sus emociones habían sido un torbellino al ver que Jesús resucitaba a los muertos, pero marchaba decididamente a su propio deceso. Cansados de preocuparse y fatigados por el miedo, hicieron lo que hago yo cuando estoy desilusionada: se durmieron.

Jesús los despertó una sola vez y les dio un consejo sabio para los días de desilusiones: «Velen y oren para que no cedan ante la tentación, porque el espíritu está dispuesto, pero el cuerpo es débil» (Mateo 26:41).

En su Evangelio, Juan luego describiría a Jesús de la siguiente manera: «En el principio, la Palabra ya existía. La Palabra estaba con Dios, y la Palabra era Dios. El que es la Palabra existía en el principio con Dios. [...] La Palabra se hizo hombre y vino a vivir entre nosotros» (Juan 1:1-2, 14).

Allí, en el huerto de Getsemaní, a Pedro, Santiago y Juan se les pidió que velaran y oraran con la Palabra hecha hombre. Orar con Palabra hecha hombre los protegería de la tentación. Lo cual es preciado porque, cuando estamos desilusionados, solemos ser más vulnerables al engaño.

Como usted, yo desearía poder tomarme físicamente de la mano de Jesús para que me dirigiera a través de la noche. Pero Él no nos ha abandonado. Él nos ha dado su buena Voz, las Escrituras, como guía.

Así que siga leyendo y estudiando la Biblia. Siga orando y memorizando la Palabra. No porque tenga ganas, sino porque dentro de su Voz está la fuerza que usted verdaderamente necesita para navegar la noche.

Capítulo 20

• • •

EDIFICAR EL CUERPO

Empapar nuestra alma en la Palabra da descanso y fuerza a nuestro espíritu. Cuando estamos desilusionados, necesitamos abocarnos a procurar por igual el descanso y el fortalecimiento de nuestro cuerpo.

CUANDO ESTÉ DESILUSIONADO CON DIOS, OCÚPESE DE SU SALUD.

Este principio tiene que ver con la mayordomía. A veces, nuestra salud puede verse afectada durante la noche, no por la lobreguez, sino como efecto colateral de nuestros mecanismos para enfrentarla.

Instintivamente, muchos nos aceleramos cuando estamos desilusionados con Dios. En un esfuerzo vano por distraernos, llenamos nuestros días y horarios con proyectos nuevos. Al hacerlo, descuidamos nuestras disciplinas de cuidado personal y nos atiborramos de actividades para anestesiarnos. Intentando escapar del sufrimiento, terminamos arruinando nuestro cuerpo porque dormimos poco, hacemos poco ejercicio y nos alimentamos mal.

Dicha evasión es una anestesia completamente inútil para el sufrimiento espiritual. Es como ofrecerle barro a un camión atascado que intenta traccionar. Se gasta un montón de energía, pero no se logra ganar nada de terreno. Dado que hay una diferencia entre relajarse y escapar, y como casi cualquier actividad puede ser de descanso para un alma y de evasión para la otra, la sinceridad emocional es esencial cuando intentamos administrar el tiempo de desilusión con Dios.

Otros descuidamos nuestra salud durante la noche, no acelerándonos, sino bajando el ritmo. Cuando estamos desilusionados, hacemos menos... de todo. Nos mantenemos menos activos, interactuamos menos con otros, prestamos menos atención a lo que comemos y, sin querer, privamos a nuestro cuerpo del combustible (la luz del sol, la actividad, la buena comida, las amistades que nos apoyan, el descanso profundo), que necesita para mantenerse firme.

Ese es mi desafío. Cuando sufro espiritualmente, mi opción automática es sentarme en un sillón todo el día y hundirme en mis pensamientos hasta quedar agotada. Alguien podría verme y pensar: *Pues qué bien, está tomándose un tiempo, simplemente, para ser.* Pero *inmóvil* no es sinónimo de *descanso*.

Cuando estoy desilusionada, tengo que obligarme a elegir cosas saludables. Por ejemplo: rara vez ayuno durante esos períodos; en cambio, ingiero comidas frescas e integrales y bebo mucha agua. Aunque fácilmente podría quedarme mirando todo el día por la ventana, me obligo a salir a caminar o tocar el piano. Busco un audiolibro lleno de conceptos verdaderos y dejo que llene mis pensamientos de alguna «otra» cosa mientras tomo un baño para desintoxicarme. O me sirvo té caliente en una en unas tazas fabulosas y disfruto los mimos de mi familia. Mientras tanto, mi ser agotado lentamente deja de esforzarse, y el descanso (un descanso que induce a la salud) me revitaliza a un nivel que ni el estar híperocupada ni la parálisis son capaces de alcanzar.

En la noche, muchos se aceleran, otros bajan el ritmo y algunos, como Elías, hacen un poco de ambas cosas: corren a toda velocidad y, luego, se chocan duramente.

En la contracara del épico momento culminante de su ministerio, Elías cayó en uno de los puntos más bajos de su vida (lo cual no es un suceso infrecuente entre los líderes). El profeta estaba tan desilusionado como puede estar un alma. «Elías tuvo miedo y huyó para salvar su vida. Se fue a Beerseba, una ciudad de Judá, y dejó allí a su sirviente. Luego siguió solo todo el día hasta llegar al desierto. Se sentó bajo un solitario árbol de retama y pidió morirse: "Basta ya, SEÑOR; quítame la vida, porque no soy mejor que mis antepasados que ya murieron"» (1 Reyes 19:3-4).

El resto de la historia parecen notas de una enfermera con paciencia infinita. Dios no le dijo a su hijo que *alegrara la cara* ni que lo *superara* ni que *dejara de sentir lástima de sí mismo*. En cambio, Dios lo cuidó y lo dejó dormir (versículo 5), comer (versículos 5-6), dormir otra vez (versículo 6), comer de nuevo (versículos 7-8), hacer un viaje de cuarenta días (versículo 8), y dormir de nuevo (versículo 9). Entonces, y solo entonces, Elías fue capaz de identificar y expresar su verdadera frustración (versículo 10) y escuchar el dulce susurro de la voz de Dios (versículo 12).

Este es un modelo que vale la pena adoptar. Cuando esté desilusionado con Dios, resguárdese durmiendo bien, coma comida nutritiva, muévase físicamente y viaje (si tiene la posibilidad), y sea tan sincero con Él como pueda.

Administre bien el espacio ocupándose intencionalmente de su salud.

Capítulo 21

DURANTE LA AFLICCIÓN

En una desilusión, perdemos ilusiones y conquistamos realidad. Algo menos certero muere y algo más preciso surge para ocupar su lugar. Pero, como la pérdida sigue siendo una pérdida, hacer el duelo sigue siendo oportuno. Atravesar la desilusión para llegar al amor no significa que no nos apenamos, sino, más bien, que procesamos la pena sinceramente con nuestro Salvador.

CUANDO ESTÉ DESILUSIONADO CON DIOS,
DESE PERMISO PARA AFLIGIRSE.

Cuando estudié la desilusión con Dios a lo largo de los Evangelios, me quedé mucho tiempo en el período entre el entierro y la resurrección de Jesús. Seguramente, esas fueron las noches más oscuras de la vida de los primeros discípulos. Tenían asientos en primera fila para lo que la historia había estado esperando. Fueron testigos de milagros y comieron maná del cielo. Y, sin embargo, las ideas más grandes que tenían sobre Jesús seguían siendo demasiado pequeñas.

Quizás fue el ruido sordo del golpe de los clavos al traspasar la carne y la madera lo que anuló cualquier expectativa de que aún ocurriera un milagro. Sus ilusiones sobre quién era Jesús se perdieron antes de que llevaran el cuerpo de Jesús a la tumba.

Nosotros también estamos demasiado acostumbrados a la muerte de los sueños.[1] Sabemos qué se siente pensar que nuestros sueños son los sueños de Dios. Orar, creer, hacer planes y trabajar con mucho esfuerzo; y, entonces de repente, todo se termina.

Estupefactos, nos sentamos al costado de la tumba, junto a las esperanzas sin vida. Y, mientras estamos sentados, empezamos a dudar. *¿Acaso estaba confundido? ¿Debería haber orado más o hecho otras cosas? A lo mejor, en primer lugar nunca escuché a Dios realmente. Si esto no era la voluntad de Dios, debo ser incapaz de conocerla.*

Los discípulos de Jesús entendían cómo nos sentimos. Ellos también tenían un sueño que fue cruelmente crucificado ante sus propios ojos. Estaban seguros de que el suyo era el sueño de Dios, pero entonces su esperado Mesías fue asesinado. Ni un tonto podría tener esperanzas luego de eso. La tumba sellada confirmó la verdad: Jesús estaba muerto.

Hoy en día, leemos rápidamente sobre aquellos días de desilusión en la vida de los discípulos porque sabemos que el gozo de la resurrección está apenas unos versículos más adelante. Pero si vamos más despacio, hay mucho para aprender. ¿Qué hicieron después de que su sueño muriera en la cruz? ¿Cómo lo afrontaron? ¿Qué pasos dieron para hacer el duelo por la muerte del sueño más grande que habían conocido?

> Los amigos de Jesús, incluidas las mujeres que lo habían seguido desde Galilea, se quedaron mirando de lejos. Había un hombre bueno y justo llamado José. Era miembro del Concilio Supremo judío, pero no había estado de acuerdo con la decisión y las acciones de los otros líderes religiosos. Era de la ciudad de Judea llamada Arimatea y esperaba la venida del reino de Dios. Fue a Pilato y le pidió el cuerpo de Jesús. Luego bajó el cuerpo de la cruz, lo envolvió en un largo lienzo de lino y lo colocó en una tumba nueva que había sido tallada en la roca.
>
> LUCAS 23:49-53

Sin palabras, los seguidores de Jesús siguieron mirando hasta el final. Se aferraron a la esperanza vacilante hasta que la llama se extinguió. Luego, se dieron permiso para sepultar su sueño. Al fin y al cabo, el entierro es un símbolo de respeto.

Cuando los sueños se hacen pedazos, nosotros también necesitamos darnos tiempo para juntar los pedazos rotos y envolverlos respetuosamente en nuestras lágrimas. Esto no tiene que ver con abandonar la esperanza antes de tiempo. Se trata de aceptar la realidad. Negar la muerte de Jesús no se lo traería de regreso a los discípulos. Fue sano para ellos permitir el entierro. Los funerales no pueden amenazar a la fe.

«Mientras llevaban el cuerpo, las mujeres de Galilea iban detrás y vieron la tumba donde lo colocaron. Luego fueron a sus casas y prepararon especias y ungüentos para ungir el cuerpo de Jesús; pero cuando terminaron ya había comenzado el día de descanso, así que descansaron como ordena la ley» (Lucas 23:55-56). Las seguidoras de Jesús se reunieron junto a su tumba; luego, volvieron a casa para preparar las especias y los aceites para preservarlo y honrarlo en su muerte.

Así como los discípulos, nosotros también necesitamos tiempo para procesar la pérdida cuando estamos desilusionados. Quienes han sepultado a un ser querido quizás necesiten tiempo para agarrar el libro favorito de esa persona o para quedarse un rato en su sillón preferido. Después de un emprendimiento comercial fallido, la emprendedora podría necesitar unos días tranquilos (en lugar de una hora de furia) para recordar mientras empaqueta las cosas de la oficina. Como reacción a esa carta de rechazo de la universidad, el estudiante quizás necesite irse a las montañas a renovar su fe. O la persona que sufrió un aborto espontáneo podría necesitar darse permiso para hacer el duelo, en lugar de guardar todo lo antes posible.

Tómese el tiempo, mi amigo. Prepare las especias. Preserve y honre los recuerdos. Tal como dijimos antes, descanse. El descanso es fundamental (es una necesidad, no un lujo) cuando está procesando una pérdida.

Después de que los discípulos descansaron, leemos que «dos de los seguidores de Jesús iban camino al pueblo de Emaús, a unos once kilómetros de Jerusalén. Al ir caminando, hablaban de las cosas que habían sucedido» (Lucas 24:13-14). Cuando los sueños mueren, la sabiduría nos invita a disfrutar de las buenas charlas y hacer largas caminatas con amigos de confianza (así como lo hicieron los seguidores de Jesús).

Los discípulos no se aislaron tras el entierro de Jesús. Mantuvieron adrede su relación. Cuando estamos desilusionados, nosotros también debemos resistirnos al aislamiento. Incluso durante la pérdida (especialmente durante la pérdida), somos más fuertes estando juntos que solos.

Entonces, mientras «conversaban y hablaban, de pronto Jesús mismo se apareció y comenzó a caminar con ellos; pero Dios impidió que lo reconocieran» (Lucas 24:15-16). Los discípulos no lo sabían, pero mientras caminaban uno con el otro, Jesús caminó con ellos. No pudieron comprenderlo, pero su sueño, aunque muerto, ¡no se había perdido completamente! Su semilla sobrevivió y se multiplicó, tal como lo había dicho Jesús: «el grano de trigo, a menos que sea sembrado en la tierra y muera, queda solo. Sin embargo, su muerte producirá muchos granos nuevos» (Juan 12:24).

La mayoría no veremos la resurrección de nuestros sueños al tercer día. De hecho, algunos sueños son sembrados para que los cosechen las generaciones futuras. Dar generosamente sabiendo que la cosecha llegará después de que hayamos partido es una clase especial de privilegio y de aflicción. Pero, aun entonces, nuestra obediencia no es un desperdicio: es una inversión en un futuro que no podemos ver.

Cuando soñamos con Dios, incluso durante la desilusión nuestros sueños no están perdidos; fueron sembrados. Lo que crezca de esa siembra dolorosa es asunto de Dios. Pero sembrar en fe nos incumbe a nosotros, y nuestra fidelidad al atravesar la desilusión nunca es sembrar en vano.

Capítulo 22

EL MAL USO DE LA PRUEBA

Ah, cómo le fascinaba a mi alma analítica escribir demostraciones de Geometría. ¡Todas esas sentencias condicionales (por ejemplo: «Si tal cosa sucediera..., entonces yo...»), meticulosas e irrefutables que relacionaban hipótesis con conclusiones organizaban el planeta mediante la lógica! En la matemática, las sentencias condicionales aportan claridad. Pero en la fe, pueden causar confusión.

Tratar de explicar lo sobrenatural con una ecuación concisa es como tratar de explicar el universo con un billete de un dólar. Las herramientas no están sincronizadas con las tareas; las unidades de medida no están a la altura de la complejidad de semejantes dimensiones.

Aunque esto sea lógico desde lo intelectual (y por más que estemos de acuerdo en que reducir la fe a una fórmula es absurdo), las ecuaciones encuentran la manera de escurrirse en nuestros sistemas de creencias. Se forman a la sombra de los supuestos y quedan exhibidas, no a la luz del día, sino durante la noche.

CUANDO ESTÉ DESILUSIONADO CON DIOS,
ESCUCHE LAS ECUACIONES CONDICIONALES
QUE SE ESCONDEN EN SU FE.

Digo «escuche» porque en general escuchamos dichas ecuaciones en nuestro diálogo interno:

Pero pensé que si yo ________, entonces Dios haría ________.

Si la Biblia dice ________, entonces yo debería recibir ________.

Si soy ________, los demás serán ________.

Las condicionales son peligrosas porque se disfrazan de verdades. Y lo que no es verdad, si no se identifica y se evalúa, tiene el poder de anular una creencia.

Empecé a pensar en el poder de las condicionales espirituales cuando me contaron una historia triste pero real, hace mucho tiempo. Varias familias habían hecho un pacto de conformar una comunidad de fe activa y práctica en su ciudad. Se interesaban en sus vecinos. Cuidaban unos de otros. Se reunían para amar y servir a Dios.

La comunidad crecía a medida que cada miembro utilizaba sus fortalezas para ayudar a quienquiera que lo necesitara. Una de esas almas tenía un don enorme para la hospitalidad. Su hogar y su corazón siempre estaban abiertos. Su amabilidad transformaba vidas. Con alegría, creaba espacios acogedores y seguros para familiares, amigos, desconocidos e hijos adoptivos necesitados. Una niña en particular conquistó su corazón. Ella comenzó el largo y sumamente burocrático camino de la adopción, totalmente segura de que Dios los había unido para que fueran una familia permanente.

Pero los tribunales decidieron otra cosa y regresaron a la niña a una situación desoladora. La impotencia fue aplastante. No hubo nada que ella pudiera hacer, ningún recurso ni apelación de los que pudiera valerse. La niña que había ganado su corazón ahora era inalcanzable.

Se quedó amargada, aturdida, adormecida por una pesadilla. Comprensiblemente, hacía menos que antes, lo cual parecía una reacción sana a su dolor. Pero, a medida que pasaron las semanas y los meses, fue aislándose cada vez más. Dejó de ayudar a su comunidad y de estar presente para su familia. La desilusión la llevó a sumirse en la desesperación. Y, dándose por vencida, abandonó a su esposo e hijos y a su fe. Se marchó y, hasta donde sé, nunca volvió.

Como madre que ha vivido el milagro de la adopción, esta historia me afectó en lo más profundo. Me afligí por una mujer, una familia y una niña cuyos nombres nunca conocería. Es cierto: el amor siempre es un riesgo. Ciertamente, la guerra espiritual no es ninguna ilusión. Pero también me pregunto si alguna condicional *si/entonces* contribuyó a tenderle una trampa a esta alma protectora.

Tales ecuaciones pueden configurarse a partir de una variedad de composiciones. Quizás, el si/entonces de esta mamá se formateó según el enunciado: *Si yo sirvo a Dios con todas mis fuerzas, entonces él me concederá «los deseos de mi corazón»* (Salmo 37:4). O, quizás, su si/entonces se formuló más como una pregunta: *Seguramente, Dios no hubiera traído aquí a esta niña, si no fuera su plan que se quedara con nosotros, ¿verdad?*

Nuestras si/entonces pueden ser bastante similares.

> *Si Dios en realidad me ama, entonces no permitirá que vuelvan a romperme el corazón.*
>
> *Si Dios permite que se abra una puerta, entonces quiere decir que pasar por ella me traerá gozo.*
>
> *Si mi sueño viene de Dios, entonces sobrevivirá a todas las tormentas.*
>
> *Si mi fe es suficientemente firme, nunca sufriré una depresión.*

Las condicionales si/entonces pueden dormir tranquilas y sin ser detectadas durante un largo tiempo, hasta que su letargo es perturbado por la desilusión. Una vez expuestas, hay que analizarlas rápidamente. Si no se las procesa, estas ecuaciones pueden ser catastróficas. ¿Por qué? Porque, en algunos sentidos, nuestra si/entonces realmente son pruebas. Como los niños que establecen sus parámetros para medir la validez del amor de sus padres, nuestras si/entonces ponen a prueba a Dios y lo califican según nuestra definición de bondad.

La manera de hacerlo es trazando unas líneas rectas entre el carácter eterno de Dios y el resultado terrenal y tangible. Semejantes simplificaciones no pueden ni remotamente explicar las capas y más capas intermedias de complejidades como la presencia del libre albedrío, el misterio de la guerra espiritual y la realidad de la vida en un mundo caído.

Entonces, cuando nuestras condicionales si/entonces se rompen a la mitad, debemos tomar una decisión: ¿Llegaremos a la conclusión de que nuestra fe está destruida y que Dios nos falló? ¿O menospreciaremos nuestras ilusiones si/entonces y acompañaremos a Jesús en el huerto de Getsemaní?

Allí con Jesús, en la noche, podemos postrar nuestro rostro contra el suelo y pedir que los montes se muevan: «Padre, si quieres, te pido que quites esta copa de sufrimiento de mí» (Lucas 22:42).

Allí con Jesús, en la oscuridad, podemos enaltecer el carácter de Dios por encima de nuestro entendimiento y agregar: «Si no es posible que pase esta copa a menos que yo la beba, entonces hágase tu voluntad» (Mateo 26:42).

Al releer el libro de Job, me pregunto si el diablo buscaba las ecuaciones si/entonces en el alma de Job. La historia me recuerda a una escena de la primera película *Mundo jurásico* (1993), cuando los velocirráptores seguían atacando el recinto, y el guardaparque explicó: «Probaron sistemáticamente la valla en busca de puntos débiles». En los primeros dos capítulos de Job, es como si el enemigo estuviera poniendo sistemáticamente a prueba la valla de Job, buscando sus debilidades. *¿Job renegará de Dios si lo presiono aquí, con sus riquezas? ¿Qué tal aquí, con sus hijos? ¿O tal vez aquí, con su salud? ¿A lo mejor aquí, con su matrimonio? ¿O, seguramente aquí, con su reputación?*

Pero incluso las estrategias más antiguas de Satanás pierden poder ante las almas que, atravesando las profundidades de su desilusión, siguen susurrándole a su Dios: «Dios podría matarme, pero es mi única esperanza» (Job 13:15).

Entonces, en medio de nuestras noches, cuando la vida hace pedazos nuestras si/entonces, acompañemos a Job en su pérdida y a Jesús en su Getsemaní. Cuando nuestra lógica demuestre ser demasiado débil para sostener la realidad, quizás nosotros también elevemos la voz en oración y digamos:

Confío en ti, Dios mío, más de lo que confío en mi entendimiento.
Te quiero a ti, mi Señor, más de lo que quiero evitar el sufrimiento.
No necesito ver para tener fe.
Solo te necesito a ti.
Por eso, guíame, mi Salvador.
Que mi fe se fortalezca bajo tu sombra.

Capítulo 23

LA LÍNEA VITAL

La vida no es ordenada.

El sufrimiento horrible convive con el gozo genuino.

La oportunidad única baila junto a la injusticia sistémica.

El despilfarro grosero vive a una distancia ridícula de la pobreza abyecta.

En la sala de espera de la vida real:

uno celebra un nacimiento,

otro llora una muerte.

Uno escucha la palabra *benigno*,

otro escucha la palabra *maligno*.

La vida real es de veras compleja.

De vez en cuando, los seguidores de Jesús describen el evangelio (la buena noticia de Dios) como simple. Sin embargo, *simple* no es sinónimo de *asequible*.

¿El evangelio es simple? Quizás. Pero Dios nunca ha sido ni será simplista. Dios nunca atenúa la discrepancia ni ignora la complejidad. No elimina a conveniencia lo incómodo. Dios es el máximo realista. Está acostumbrado al sufrimiento.

Emily Dickinson dijo: «Cuando Jesús nos habla de su Padre, desconfiamos de él. Cuando nos muestra su hogar, nos apartamos, pero cuando nos confía que "es conocedor del dolor más profundo", prestamos atención porque ese también es un conocido nuestro»[1].

A lo largo de los años, más de una vez mis hijos han preguntado si Jesús todavía sufre hoy. Suelo pensar que sí.

Mucho antes de que Jesús naciera, Isaías describió al siervo de Dios como «despreciado y rechazado: hombre de dolores, conocedor del dolor más profundo» (Isaías 53:3). Aunque ya no esté en la cruz, no me parece que las penas de Jesús hayan cesado. Ni siquiera puedo empezar a imaginar cómo sería ver y escuchar todo lo que viven todas las personas en este mundo caído. Sin duda, Jesús nos cuida desde lo profundo de semejante dolor inmenso.

CUANDO ESTÉ DESILUSIONADO CON DIOS,
ACTIVE LA COMPASIÓN DESDE ADENTRO DEL DOLOR.

Mientras atravesamos nuestro sufrimiento espiritual, podemos seguir este ejemplo de Jesús y cuidar a otros desde nuestro dolor. Cuidar a otras personas cuando estamos dolidos puede, a veces, ser una meta imposible. Pero, cuando estamos desilusionados, poner en marcha, aunque sea un poquito de compasión, puede servir para proteger nuestro bienestar emocional y mental.

Se me viene a la mente la imagen de una rueda hidráulica. De alguna manera, la rueda hidráulica es una protesta contra el potencial desperdiciado. Desde su ubicación vertical u horizontal en un río, la rueda encauza la energía de una masa de agua en movimiento para hacer algo productivo, como triturar grano o maquinaria eléctrica. A diferencia de una presa, la rueda no almacena el agua; simplemente, se niega a dejar que el agua pase sin hacer una contribución positiva. Nosotros también podemos negarnos a aceptar que la desilusión pase sin activar algo en nuestro interior para ayudar a otros.

El *Oxford English Dictionary* define *activate* (activar) como «hacer (más) activo; disponerse a la actividad; iniciar (un proceso)». Otra acepción: «motivar».[2] La activación no crea algo de la nada, sino que pone en acción algo que ya existe.

Poner en acción nuestra compasión es esencial cuando estamos desilusionados. El sufrimiento espiritual nos hace sensibles a toda clase de sufrimiento. Si únicamente nos ocupamos de nuestro dolor cuando estamos desilusionados, esto puede abrumarnos. Pero si levantamos la cabeza y miramos alrededor, podemos aprovechar el sufrimiento de nuestra propia vida para causar un impacto positivo en otras personas.

Esto es exactamente lo que un alma preciosa llamada Josette hizo por mí.

Por alguna razón, Josette leyó un libro que escribí y se lo envió a su hermana, Michelle. Cuando Michelle leyó el libro, se puso en contacto conmigo y pronto se convirtió en una amiga querida y confiable. Ella y su esposo estuvieron entre los que nos rodearon en oración durante la reaparición del cáncer al quinto año, el cual sorprendió completamente a nuestra familia.

Investigadora por naturaleza, una vez que empezó a disminuir la conmoción y la parálisis mental del principio, me dediqué de lleno a conocer las posibilidades de tratamientos tradicionales y no tradicionales y las estrategias alimentarias para las reapariciones y, rápidamente, me agobié. Necesitaba alguien que me aconsejara en la noche. Dios proveyó en abundancia cuando Michelle me presentó a Josette, ¡la hermana que me había presentado a Michelle!

Josette fue una guía brillante. Durante tres años, desde el diagnóstico de su propio cáncer, había procesado más estudios de los que yo imaginaba posibles. En cada una de las muchas llamadas telefónicas, Josette me escuchó con atención mientras yo volcaba verborrágicamente mis preguntas y mi confusión. Con paciencia y generosidad, me brindó sus conocimientos con una combinación tranquilizadora de objetividad y compasión. Josette compartió todo, no me vendió nada y confió en que, básicamente, Dios me guiaría.

Lo que ninguna de las dos sabía, cuando comenzó nuestra amistad, es que a ella apenas le quedaban unos meses de vida.

Si bien ninguna tenía miedo a morir, ambas luchábamos por vivir la mayor cantidad de tiempo posible y tan fuertes como pudiéramos por amor a nuestros hijos. A continuación, hay unos fragmentos de nuestros últimos textos, apenas días antes de que Josette partiera al Hogar celestial. Escuche la fortaleza espiritual y la sinceridad emocional que surgen del interior de su sufrimiento físico*:

14 DE DICIEMBRE

Alicia: ¿Cómo estás? Hoy estás en mi corazón. ¡Estoy orando por ti!

Josette: Definitivamente, hay una razón para que yo esté en tu corazón. He decaído realmente rápido y, cuando fuimos al hospital, nos dijeron que mi hígado está mucho más tomado por el cáncer de lo que pensaban. Lo dijeron de una manera MUY desesperanzadora. Esa noche, me fui a dormir sintiéndome asustada, insegura, etc. Físicamente, sigo luchando, pero estoy en paz y he recuperado la esperanza. No puedo decirte lo mucho que significa para mí que me preguntes cómo estoy y ores. Te estoy

* Este intercambio se comparte con permiso de Michelle, hermana de Josette.

muy agradecida. La oración es lo que necesitamos. Han pasado casi tres años y medio, y estamos cansados. A esta altura, necesitamos personas que nos levanten los brazos. ¡¡¡Oro y espero que estés bien!!!

Alicia: Estás en mis oraciones. Te estoy tan agradecida por tu apoyo y por todo lo que has compartido conmigo. ¡Amor, oraciones y esperanza eterna!

17 DE DICIEMBRE

Alicia: Te quiero, amiga mía. Esta mañana me desperté temprano y oré por ti.

Josette: Alicia, que te hayas despertado y orado por mí ha sido más que oportuno. Esta mañana volví al hospital y me dijeron que ha llegado el momento de tomar las decisiones difíciles. Dios despertó a varias personas importantes en mi vida esta mañana. A pesar de lo extenuantes que fueron las duras conversaciones de hoy, me sentí literalmente sostenida. La idea de que el Dios del universo me ama tanto como para dedicar toda su atención a mis necesidades me abrumó tanto, que me conmovió hasta las lágrimas. ¡¡¡¡No sé qué otra cosa decir, más que gracias!!!!

Alicia: ¡Oh, sí: eres un tesoro para Él! Se me cruzaron varios pensamientos mientras oraba por ti, pero uno en particular se hizo más fuerte. Josette, tu decisión fiel y constante de amar a Dios en todas las cosas (en cada valle, en la cima de cada montaña y en cada paso entre ellos) ha forjado una herencia espiritual PARA TU HIJO, la cual lo formará, lo coronará y lo protegerá. Tu amor (el amor de Josette por Jesús) es una fuerza poderosa para Dios y para bien. La verdadera lucha en este mundo no es por la salud, es por el amor. Más allá de lo que digan los médicos, tú ganaste la verdadera lucha hace mucho tiempo. ¡¡Bien hecho, espléndida y valiente enamorada de Dios!! ¡Sigo apoyándote en oración y esperanza!

18 DE DICIEMBRE

Josette: Tus palabras me llegan al alma de una manera que en realidad no sé cómo expresar. Gracias por seguir orando y por apoyarnos

No hubo un punto al final de la última oración que Josette me escribió. Esa ausencia me pareció reconfortante. Retomaremos nuestra conversación cuando volvamos a vernos. El consejo que Josette me dio, especialmente en sus últimas semanas, siguió guiándome hasta el día de hoy. Ella peleaba por su vida, acechada por un cáncer agresivo, pero echó mano dentro de su dolor y activó la compasión por mí y muchos otros.

En nuestras charlas, Josette habló de su anhelo de escribir un libro sobre lo que había aprendido para que su experiencia ayudara a otros. En efecto, escribió uno, pero en corazones humanos, no en hojas de papel. Sus palabras viven en almas como la mía, que ella cuidó compasivamente hasta el final.

Asimismo, nuestra compasión no tiene que ser empaquetada en algo formal para que sea productiva. Cualquier esfuerzo, por más natural o simple que parezca, puede ser inmensamente significativo cuando lo brindamos en amor.

Así que cuando sufra espiritualmente, mande un: «¡Estoy pensando en ti!» a un amigo o escriba una nota alentadora a un antigua maestra. Dé un poco de dinero para «algún gustito»[3] a algún estudiante universitario que esté muy apretado o dígale a un adolescente que su vida hace que el mundo sea un lugar mejor. Envíele flores a un alma solitaria o done ropa para un refugio o alimentos para un comedor.

Durante sus noches, invierta en actos de compasión.

Estos fortalecerán a otros y serán una línea vital de sanidad para usted.

Capítulo 24

UN DON POCO ATRACTIVO

Al escribir sobre su experiencia en una convención, Kathleen Norris relató la siguiente historia emotiva:

> Cerca del final de un reciente Instituto monástico [...] un angustiado joven trapense se expresó en voz alta: «Hemos hablado de la pérdida de la fe en la sociedad estadounidense. Pero ¿qué hay de perder la fe dentro del monasterio?». Señaló que él, como monje, vivía con profundas dudas y que, aunque sentía que el monasterio era su lugar de pertenencia, a veces, la vida allí le resultaba prácticamente insoportable. El padre Lafont asintió; evidentemente, nada de eso lo sorprendía. Lo que él respondió me afectó, tanto desde lo práctico como desde lo plenamente monástico: «Desde luego que somos débiles, incapaces de sobrellevarlo. Pero si podemos sostener la fe, la esperanza y la caridad, de alguna manera, eso se propagará. Y las personas que recurran a nosotros quizás vean en nosotros lo que ya no podemos ver en nosotros mismos»[1].

Esta última frase me afecta con la misma profundidad. En medio del sufrimiento espiritual, si seguimos avanzando hacia Dios, si nos entregamos a la fuerza hacia arriba del amor, otros que estén cerca podrían «encontrar en nosotros lo que ya no podemos ver en nosotros mismos»: fe, esperanza y amor. En otras palabras:

CUANDO ESTÉ DESILUSIONADO CON DIOS,
SIGA TRABAJANDO LABORIOSAMENTE.

Mis géneros literarios favoritos son la historia y las memorias. Particularmente, amo las biografías y, al principio de mi vida en la fe, invertí incontables horas leyendo las historias de los misioneros. Allí fue cuando la expresión *seguir trabajando laboriosamente* cobró un nuevo sentido.

Leí la frase en una autodescripción de William Carey (1761–1834). Misionero británico considerado el fundador de las misiones modernas, Carey estaba íntimamente familiarizado con las pérdidas. Antes de su primer año en la India, su hijo murió de una enfermedad y su esposa, Dorothy, sufrió un colapso nervioso del cual nunca se recuperó. Con el tiempo, él sepultaría a dos esposas en su tierra adoptiva.

Carey no fue testigo de ninguna decisión de seguir a Cristo entre las personas a las que servía hasta su séptimo año en el país. ¡Además de fundar la Universidad Serempore y de organizar la Sociedad Agraria de India, Carey tradujo el Nuevo Testamento al bengalí, publicó el Nuevo Testamento en sánscrito, escribió las gramáticas sobre los idiomas bengalí, sánscrito y maratí; tradujo literatura india al inglés; enseñó como profesor de divinidad, botánica y zoología, ¡y ayudó a crear la primera imprenta de India![2]

Sin duda, Carey pasaba sus días rodeado de montones de papel, que representaba la sangre, el trabajo y las lágrimas de su vida. En marzo de 1812, gran parte de la obra de amor de Carey ardió en llamas cuando una sala de la imprenta (donde había doce mil resmas de papel almacenado) se incendió. Obras irremplazables que incluían gramáticas, editoriales, manuscritos, diccionarios y diez traducciones de la Biblia compuestas para imprimir en catorce idiomas, se convirtieron en cenizas. Según le escribiría Carey a un amigo: «La pérdida es importante»[3].

Esa noche, Carey llegó para inspeccionar el daño incalculable. Entonces, tomó una lapicera y empezó de nuevo.

Imagínese.

Posteriormente, Carey dijo: «Si después de mi traslado alguien pensara que vale la pena escribir sobre mi vida, le daré un criterio según el cual usted puede juzgar su exactitud. Si esa persona me otorga el reconocimiento de ser un trabajador lento pero laborioso, me describirá justamente. Cualquier cosa más allá de ello será demasiado. Puedo trabajar laboriosamente. Puedo perseverar en cualquier actividad definida. A esto le debo todo»[4].

A primera vista (e, incluso, a segunda vista), el llamado a *trabajar laboriosamente* puede sonar no tan motivador. Significa «trabajar constante y diligentemente o de una manera imperturbable o monótona; trabajar como un esclavo, esforzarse»[5].

Fantástico.

Pero, si peláramos capa tras capa de la historia y analizáramos los relatos originales de algunos de sus mayores inventos, logros y contribuciones, podríamos apreciar más este don poco atractivo de trabajar laboriosamente. Veríamos a Thomas Edison trabajando laboriosamente en sus frecuentemente citadas «diez mil maneras en las que no resultará» mientras se encaminaba hacia la innovación, de quien un biógrafo dijo: «Edison no es un tipo que piense en el pasado. Incluso en sus peores fracasos, no perdió mucho tiempo en lamentos»[6]. Veríamos a Nelson Mandela trabajando laboriosamente durante los veintisiete años que pasó en la cárcel, antes de convertirse en el primer presidente negro de Sudáfrica y luego decir de sí mismo: «Yo no fui un mesías, sino un hombre común y corriente que se convirtió en líder por causa de circunstancias extraordinarias»[7]. Pero, sobre todo, veríamos a Jesús (quien sí *era* el Mesías), avanzando laboriosamente a través de los equívocos y el rechazo mientras se dirigía a la cruz: «Cuando se acercaba el tiempo de ascender al cielo, Jesús salió con determinación hacia Jerusalén» (Lucas 9:51).

En lo espiritual, *trabajar laboriosamente* se refiere a avanzar, no a grandes pasos por encima de edificios altos, sino a través de las decisiones, las lágrimas y las noches llenas de sufrimiento.

Trabajar laboriosamente es optar por Dios, aunque nos sintamos paralizados o sintamos que retrocedemos.

Trabajar laboriosamente (como *volver a centrarnos + persistir*) es un noble sinónimo de *entregarse.*

Y la *entrega* es el camino que, de un tirón, nos levanta de la desilusión al amor.

Capítulo 25

AL OTRO LADO

En la Segunda parte, nuestro enfoque ha sido la desilusión con Dios: cuando experimentamos la dolorosa conquista de la realidad sobre nuestro Creador. Mi oración es que estos capítulos hayan sido tan liberadores como reconfortantes. Que, de alguna manera, le hayan dado permiso para ser sincero sobre el sufrimiento espiritual, en la confianza de que sus noches son señal de que su fe está creciendo, no retrocediendo.

En medio de su desilusión con Dios, recuerde:

Dios no está desilusionado de usted.

Ser sincero sobre el dolor lo coloca en buena compañía.

La clave no radica en su capacidad para atar los cabos.

En lugar de eso, empápese de las Escrituras.

Ocúpese de su salud.

Permítase estar triste.

Escuche las ecuaciones si/entonces.

Active su compasión.

Y...

Siga trabajando laboriosamente.

Seguir trabajando laboriosamente... *¿con qué fin?*

Con el fin de alcanzar el amor: el amor de Dios por usted y su amor por Él.

Seguir trabajando laboriosamente... *¿Por qué?*

Porque usted y su fe son irremplazables. Su entrega para seguir a Jesús, especialmente a lo largo de la noche, es un arma poderosa contra las fuerzas del mal que hay en este mundo.

Anteriormente, compartí la historia de una pareja cuyo auto resbaló en el hielo de la carretera mientras regresaban al seminario. Jay no se enteró de que su esposa había fallecido en el accidente hasta un día después del accidente. Las condiciones de los caminos le impidieron a su familia llegar enseguida al hospital; por lo tanto, él supo de la muerte de su esposa por un pastor local, quien le dijo con dulzura: «Hijo, ella está con el Señor».

Las manos del joven viudo se alzaron en el aire y se sorprendió a sí mismo diciendo desde lo profundo de sus entrañas: «¡Recíbela por mí, Jesús! ¡Dile que la amo!». Jay lloró con el pastor, abrumado por la presencia de Dios.

Los días y los años siguientes serían mucho más oscuros. La pérdida era apabullante. A menudo, Jay se preguntaba por qué Dios no lo había llevado a él también. Luego explicó: «Cuando uno entierra a un ser amado, es como que entierra también al noventa por ciento de sí mismo». Como le aconsejaron que hiciera lo último que Dios le había dicho, el joven volvió al seminario y a sus clases, incluida una en la que ya se había inscrito, llamada: «El duelo, la muerte y la agonía».

En resumen, Jay siguió trabajando laboriosamente.

Rachel (de la otra historia del capítulo 11 sobre la joven que había llegado a Jesús proveniente de un trasfondo de brujería) no lo hizo. El golpe que le significó enterarse del amorío de su líder de estudio bíblico y el pastor pronto dio paso a la tristeza y a la ira, todas emociones saludables durante los pasos para procesar el duelo. Lo que la llevó a abandonar no fue el dolor, sino la amargura. El engaño había sido algo muy malo, pero la injusticia con la que se manejó todo el asunto fue, simplemente, excesiva.

Y así negó la existencia del Dios que podía permitir que sucediera semejante tragedia. Condenó la fe que milagrosamente la había librado de los poderes demoníacos. Rechazó al cuerpo dañado de Cristo, que de manera imperfecta había afrontado el amorío y sus consecuencias.

Cuando entramos en noches tan profundas como estas, ambos caminos se presentan ante nosotros: el que desafía la gravedad y nos empuja hacia arriba, al amor, y el otro que se rinde ante la gravedad, y abandona. Es interesante que, al principio, ambos caminos pueden parecernos idénticos, cuando tenemos el dolor en nuestras manos, alzamos la vista al cielo y gritamos: «Jesús, seguramente un Dios todopoderoso podría haber impedido esto. Pero no lo hiciste».

Lo que separa estos dos caminos es si terminamos este reclamo con un punto o con una coma.

Cuando lo terminamos con un punto, metemos el dolor en lo más profundo de nuestra alma, le damos la espalda al Dios que nos desilusionó, nos marchamos y abandonamos.

Pero, cuando a la sinceridad sobre nuestro sufrimiento le sigue una coma, nuestro primer clamor es seguido por otro gemido: «Sin embargo, "¿a quién iríamos" sino a ti?» (ver Juan 6:68).

En otras palabras, tomamos nuestro dolor y nos dirigimos a Dios.

Tomamos nuestro dolor y lo apretamos contra Su corazón.

Tomamos nuestro dolor y seguimos trabajando laboriosamente.

En lugar de abandonar, nos entregamos a la fuerza hacia arriba del amor.

Lo que hace Dios en dichas almas es extraordinario. En las personas que eligen este camino de amor hay una cualidad que, aunque difícil de cuantificar, es inconfundible. Un perfume celestial que se mezcla con las lágrimas de la tierra; una abundancia de carácter que no puede fingirse ni inventarse.

Seis años después de que muriera la esposa de Jay, escuché esta historia durante un retiro en el que nos pusieron en el mismo grupo pequeño. La pérdida le había dejado cicatrices, pero su decisión de seguir amando a Dios lo había transformado. De hecho, lo transformó en el hombre del cual me enamoré y con quien, a la larga, me casé.

Barry Jay Chole ha sido mi amor, mi mejor amigo, mi defensor y principal motivador desde entonces. Los tres hijos que tenemos gracias al milagro de la adopción tienen uno de los mejores papás del mundo porque Barry se entregó a la fuerza hacia arriba del amor cuando estaba desilusionado por la pérdida de su bella primera esposa.

Estimado amigo, nunca subestime la situación o la persona que le espera al otro lado de su desilusión. De su decisión de seguir amando a Dios dependen más cosas de las que puede imaginar. El destino de países enteros podría depender de las decisiones que tome hoy, en lo profundo de la noche.

¿Qué hubiera sido del pueblo de Dios si José se hubiera negado a seguir trabajando laboriosamente luego de haber sido malinterpretado y falsamente acusado? ¿Cómo se verían nuestras Biblias si los profetas hubieran decidido dejar de hablar porque al parecer no lograban ningún cambio tangible? ¿Qué le hubiera sucedido a la iglesia primitiva si Pablo se hubiera dado por vencido y hubiera dejado de escribir, incapaz de pasar por alto la desilusión que le causó la oposición que lo rodeaba?

¿Dónde estaríamos usted y yo si las personas que nos llevaron a Jesús hubieran abandonado la fe cuando se sintieron deprimidas? ¿O se hubieran amargado cuando se quedaron sin trabajo? ¿O se hubieran alejado de Dios cuando murió la persona que amaban? ¿O se hubieran dado por vencidas porque fueron traicionadas?

A nosotros se nos da la responsabilidad de construir el puente de la fe para alcanzar a la próxima generación.

Un vistazo rápido a la crucifixión nos asegura que la construcción debe continuar *especialmente* en la noche.

Por más oscura que parezca su vida ahora, ¡su Salvador está con usted! Está de pie a su lado, sosteniéndolo en medio de su tormenta. Esta noche no durará para siempre, ¡pero la fe que deposita en Él en este momento repercutirá en el futuro, abrirá el camino para las generaciones venideras!

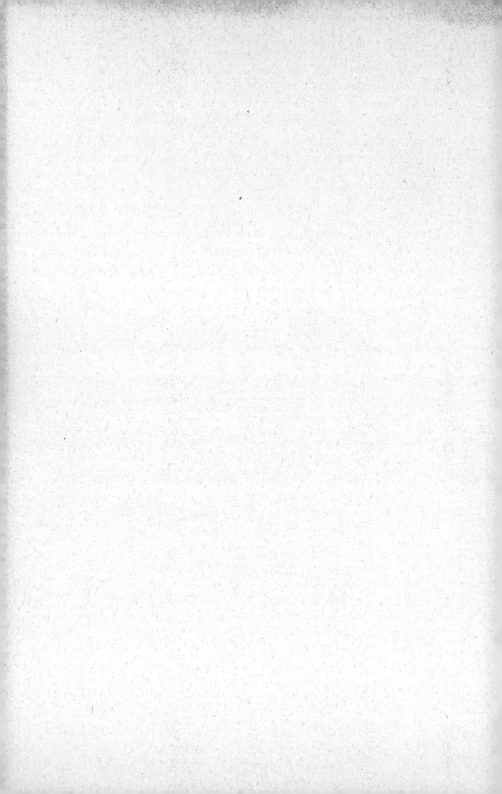

TERCERA PARTE

• • •

La desilusión con uno mismo

Capítulo 26

LA FRUSTRACIÓN ESPIRITUAL

Cuando un niño se cae mientras está aprendiendo a andar en bicicleta.

Cuando la que era una buena alumna en la secundaria se queda boquiabierta por su primera nota baja en la universidad.

Cuando unos padres novatos y faltos de sueño están desesperados.

Cuando un profesional se prepara bien, pero se presenta pésimamente.

Cuando una persona siempre activa tiene que aceptar que tiene menos fuerzas.

Cada época de la vida les otorga a todos los seres que respiran la oportunidad de desilusionarse de sí mismos. Aunque se trata de una experiencia común a los seres humanos, nuestro enfoque estará puesto en la desilusión con uno mismo *en la vida de fe*. Esta es claramente la aplicación espiritual. Es cuando las expectativas de lo que podemos y lo que efectivamente haremos como seguidores de Jesús chocan dolorosamente con la realidad.

Caminar con Dios abre de golpe las puertas (de otra manera, sería imposible) para un cambio profundo del alma. Verdaderamente, «si alguno está en Cristo, es una nueva creación. ¡Lo viejo ha pasado, ha llegado ya lo nuevo!» (2 Corintios 5:17, NVI). Ser nuevo es un hecho para quienes creen. Sin embargo, abandonar lo nuevo casi siempre es el inicio una desilusión con nuestra humanidad, en general, y con nuestra fe, en particular.

Desilusión con uno mismo es cuando nos preguntamos...

¿Cómo pude haber hecho eso? Yo sabía que no debía hacerlo.

Yo solía sentir la presencia de Dios. Ahora, no siento absolutamente nada.

Pensé que esto era lo que Dios me dijo que hiciera. Evidentemente, estaba equivocado.

¿Por qué no desaparece esta ansiedad/ miedo/tristeza? Parece que no puedo librarme de ella.

¿No se supone que debo ser «más que vencedor»? Entonces, ¿por qué todavía sigo estando tan derrotado?

La tentación de abandonar en este tipo de sufrimiento espiritual no radica en perder la fe en Dios, sino en perder la confianza en nuestra capacidad de seguir a Dios. En lugar de «Creí que *Dios* sería diferente», la desilusión con uno mismo nos empuja a susurrar: «Creí que *yo* sería diferente».

Es una forma de frustración espiritual.

Frustración se refiere al «sentimiento de estar molesto o enojado, en especial por la incapacidad de cambiar o de lograr algo»[1]. En el contexto de la desilusión, la frustración es una reacción emocional a la impotencia espiritual.

Según el *Oxford English Dictionary*, el verbo *frustrate* (frustrar) apareció por primera vez en 1447[2], mientras que el sustantivo *frustration* (frustración) apareció unos ciento veintiocho años después, en 1575[3]. La palabra viene de la raíz latina, *frustrari*, que significa «engañar o desilusionar»[4].

Estar decepcionado como raíz lingüística para frustración tenía sentido para mí, pero *¿ser engañado*? ¿Cómo se relaciona la frustración con el engaño? La conexión me resultaba intrigante y, después de pensarlo un poco más, también le encontré sentido.

La frustración es el sentimiento que tenemos cuando *nuestras expectativas nos engañan*: cuando hay una brecha entre nuestra perspectiva inicial y nuestro resultado actual.

Un ejemplo relativamente benigno de esto podría ser cuando un amigo le dice que vea una película porque es «la mejor». Si sus altas expectativas no se sostienen mediante la experiencia real, en la decepción usted podría preguntarse por qué su amigo exageró al recomendarle el espectáculo. Además de sentirse decepcionado, puede que se sienta un poco *engañado*.

En la vida diaria, la frustración no es poco común. La sentimos cuando tenemos el tiempo apenas justo para llegar a una cita, nos subimos al auto y recordamos que casi no tiene combustible. O cuando pasamos una hora en espera para hablar con una persona, y todo para que al final nos digan que hemos llamado al departamento equivocado y vuelvan a ponernos en espera.

Pero la frustración espiritual puede ser muy confusa. Una cosa es no obtener el resultado esperado a causa de la reseña excesivamente optimista de un amigo, nuestro propio olvido de llenar el tanque o el sistema automático «antiayuda»[5] del servicio al cliente. Pero otra cosa, totalmente distinta, es sentirse confundido (o, incluso, engañado) por las esperanzas inspiradas por la fe. Por este motivo, *frustración* es una palabra acertada para usar cuando estamos desilusionados con nosotros mismos.

¿Alguna vez se sintió decepcionado de las que, según usted, eran expectativas bíblicas razonables? ¿Tal vez que todas sus debilidades serían reemplazadas por fortalezas? ¿Que los planes imposibles, milagrosamente, ocurrirían? ¿Que el mar de alguna manera se abriría? ¿Que se despertaría y sería libre de la amargura que hay en su corazón?

Esto es lo que sucede cuando...

> Su carácter piadoso es más piadoso en el trabajo que en casa.
>
> Su deseo sincero por tener a todos felices lo hace estar siempre exhausto de manera alarmante.
>
> Aprender de memoria la Palabra no lo ha liberado de seguir siendo rehén de los malos recuerdos.
>
> Pensó que estaba avanzando, hasta que esa persona dijo aquella cosa.
>
> El consejo de Pablo en Colosenses 3:2 de «pensar en las cosas del cielo» no parece hacerlo inmune a los efectos tóxicos de las cosas de la tierra.

Si no es identifica y procesada, la desilusión con uno mismo puede terminar en un abandono desolado «en nombre de Dios» (por ejemplo: *No quiero deshonrar más el nombre de Dios con mis fracasos*) o, incluso, descartando despiadadamente la fe (*A mí no me sirvió. Dudo que realmente le sirva a alguien*).

Así como Dios no se desilusiona de nosotros cuando estamos desilusionados con él, tampoco se desilusiona de nosotros cuando nos desilusionamos de nosotros mismos. A diferencia de nosotros, él nunca se ha hecho ninguna ilusión sobre nuestra fe o nuestra humanidad. Conoce perfectamente los efectos que tuvo en nosotros la Caída. Está dispuesto a guiarnos a través de la dolorosa conquista de la realidad sobre nosotros mismos. Como dijo David en el Salmo 103:14: «Pues él sabe lo débiles que somos; se acuerda de que somos tan solo polvo».

Sin embargo, vernos como polvo puede ser doloroso. Entregarnos a Dios en medio de ese dolor demandará que valoremos su presencia más que nuestros avances cuantificables.

Gracias a Dios, muchas almas sinceras y vulnerables ya nos mostraron el camino.

Capítulo 27

ALGO VIEJO

De la expresión de David: «Pues soy pecador de nacimiento» (Salmo 51:5) a la de los discípulos «¿Seré yo, Señor?» (Mateo 26:22), los ejemplos de desilusionados consigo mismos no son difíciles de encontrar en las Escrituras. Volviendo al Salmo 42, hay una frase en particular que captura más que bien esta sensación de frustración espiritual propia: «¿Por qué estoy tan desanimado? ¿Por qué está tan triste mi corazón? ¡Pondré mi esperanza en Dios! Nuevamente lo alabaré, ¡mi Salvador y mi Dios!» (Salmo 42:5, 11).

El autor repite textualmente el dicho al final del salmo. Cuando pensamos en esta repetición, solemos enfocarnos en el hábito saludable del autor de decir la verdad a su alma. Si bien esa disciplina es incuestionablemente poderosa, lo que siempre capta mi interés en este salmo es la frustración del hijo de Coré de que sus emociones no sean el reflejo de sus creencias. Si me permite parafrasearlo, tal vez estaba diciendo: «¡Yo *sé* lo que es verdadero! ¿Por qué eso no cambia cómo me *siento*?».

Su angustia me resulta conocida, pero ese es un avance relativamente reciente.

Una de mis primeras ilustraciones originales de enseñanza era un dibujo sencillo de un tren más sencillo aún, que tenía tres vagones rotulados (en orden): *sentimientos, verdad* y *voluntad.* Cuando enseñaba Romanos 12:2 («No imiten las conductas ni las costumbres de este mundo, más bien dejen que Dios los transforme en personas nuevas al cambiarles la manera de pensar»), usaba la imagen para describir de qué manera el esquema del mundo es determinar lo verdadero mediante el protagonismo de nuestras emociones (es decir: *¿Esto es lo que siento? Entonces, es verdad*).

Luego de poner diversos ejemplos de cómo se desempeñaba este esquema en nuestra vida, reacomodaba los vagones y ponía la *verdad* en la delantera, la *voluntad* a continuación y los *sentimientos* al final. Entonces, decía algo así:

> Si bien no son idóneos para dirigir, por favor, observe que no dejamos los sentimientos en la terminal. Me gustan los sentimientos, en especial cuando reflejan la verdad. Cuando no lo hacen, y aunque sean incómodos, se puede seguir viviendo con ellos. Están al final del tren, y vienen conmigo de todas maneras. De hecho, tienen la libertad de arrastrar sus piececitos antojadizos detrás de la verdad todo el camino, hasta el cielo.[1]

La ilustración me ha sido muy útil en mi recorrido. Me ha ayudado a reconocer y a ocuparme con sinceridad de mis emociones, en tanto que reconocía que, pese a que fueran reales, muchas pueden no haber sido la verdad.

¿Por qué esta historia? Para transmitir que, durante mucho tiempo, he estado consciente de que las emociones no se alinean respetuosamente detrás de la verdad ni bien la expresamos. El hecho de haya una discrepancia entre lo que sé y cómo me siento es tanto lógico como esperado. Sin embargo, esa discrepancia me resultó casi insoportable hace unos años.

Ya he mencionado que la reaparición del cáncer al quinto año me cayó como un puñetazo en el estómago. Esto no fue porque yo hubiera recibido alguna «palabra del Señor» de que el cáncer era una etapa superada. En realidad, tenía algo mucho más contundente para mí: tenía *paz.*

Cuando fui a esa tomografía del quinto año, no había un átomo de temor en mi corazón. Algo parecido al gozo me acompañó a la fría sala donde me harían la ecografía. Barry y yo esperábamos ansiosos el momento de enviarle a nuestra familia el mensaje: «¡Quinto año, todo limpio!», y de salir a festejar a un restaurante de comida china. Durante cinco años, los estudios habían resultado negativos y los análisis de sangre eran un buen augurio. Por eso, cuando la técnica salió y trajo al radiólogo para que revisara los resultados, me quedé serena, esperando las buenas noticias con tranquilidad.

—Señora Chole —comenzó a decir ella—, es la segunda vez en el día de hoy que tengo que decirle esto a alguien que viene a su control del quinto año. Lamento decir que el cáncer ha regresado.

¿Qué?, pensé. *Pero yo tenía paz.*

Durante los dos desilusionantes años que siguieron, Jesús y yo trabajamos mucho juntos en mi teología de la paz. Desde que interrumpió mi vida atea, Jesús me ha guiado a su voluntad a través de la paz que llegó mientras yo esperaba en él y me sumergía en su Palabra.

Con el tiempo, me di cuenta de que me había extralimitado en la interpretación de esa paz. Sí, era cómo Dios me conducía, pero no, no era un presagio de hacia dónde me llevaba.

Tenía paz porque tenía a Jesús. Él estaba conmigo y me guiaba... directamente a un desierto.

Recuerdo que en aquel momento me sentí sumamente reconfortada por una anotación del diario personal de Oswald Chambers:

> En mi mente hay un rompecabezas interesante respecto de las intuiciones que nacen de la comunión con Dios. Por ejemplo: yo estaba gozosamente confiado de que este año se terminaría la guerra, pero no hay probabilidad aparente de que eso suceda.

> Esta no es sino otra señal de lo poco que nos atrevemos a confiar nada más que en nuestro Señor mismo. De nuevo, hay intuiciones que nacen de la misma manera espléndida y que se cumplen maravillosamente. Esto deja en claro que el Espíritu Santo debe ser reconocido como el Dirigente sagaz en todos los asuntos y no nuestro astuto sentido común.[2]

Bueno, reflexioné, *si Oswald Chambers puede entenderlo mal, Alicia Britt Chole, también puede hacer lo mismo.*

Si bien agradecía haber perdido una ilusión sobre el propósito de la paz, seguía asolándome otra frustración. La sola idea de una próxima tomografía aumentaba mi ritmo cardíaco y se me llenaban los ojos de lágrimas. *Señor*, supliqué, *¡esto es ridículo!* Entonces, una y otra vez, le decía la verdad a mi alma.

> *Es la ansiedad por la tomografía y es una experiencia común entre los pacientes con cáncer. Estas emociones son más químicas que espirituales; no es más que mi amígdala cerebral «cumpliendo sus funciones».*[3] *Independientemente de mis sentimientos o de los resultados, sé que Dios estará conmigo y con mi familia. Solo haré lo que pueda hacer y le confiaré todo a él. Por fortuna, siempre lo encontraron a tiempo y mi diagnóstico es bastante bueno.*

Era verdad.

Estas palabras tranquilizaron la ansiedad por la tomografía (en cierto modo). Pero seguía sin poder quitarme la tristeza. Estaba tan frustrada por mi incapacidad para amansar mis emociones a través de la lógica. Como el salmista, seguía preguntándole a mi alma por qué estaba abatida, cuando mi esperanza claramente estaba en Dios.

Luego, un día, una imagen vino a mi mente mientras oraba. Vi un pequeño estanque de agua que se mantenía en su lugar por un montículo de tierra de baja altura que lo rodeaba. El arcén contenía y controlaba el agua, evitando que rebosara hacia la tierra que lo rodeaba. Mientras procesaba la imagen, percibí la suave instrucción de Dios: *Alicia, como ese pequeño montículo, tu lógica ha estado tratando de controlar tu angustia. Deja caer el arcén, mi amor. Más allá de tu lógica, hay una tierra que necesita ser regada con tus lágrimas.*

Por lo tanto, lloré (y de vez en cuando seguí llorando) con la seguridad de que mis lágrimas (y no solo mi mente) tenían una tarea en medio del sufrimiento espiritual.

Quizás, el salmista me hubiera dicho: *Sí y amén.*

Capítulo 28

ALGO NUEVO

Las pruebas de la desilusión consigo mismo en el Nuevo Testamento también son abundantes. A lo largo de los Evangelios, las ilusiones de los discípulos sobre sus capacidades personales, su autoridad espiritual y la fuerza de su devoción a Jesús chocaron a menudo con la realidad.

Por ejemplo, en Mateo 16:16-17, el Padre Dios le reveló a Pedro que Jesús era «el Mesías, el Hijo del Dios viviente». En respuesta a la confesión de Pedro, Jesús habló de edificar su iglesia y declaró: «el poder de la muerte no la conquistará. Y te daré las llaves del reino del cielo. Todo lo que prohíbas en la tierra será prohibido en el cielo, y todo lo que permitas en la tierra será permitido en el cielo» (Mateo 16:18-19). Lo cual le habrá dado pie a Pedro para pensar: *¿Las llaves del reino? ¡SÍÍÍÍÍ!*

Después de este momento de revelación, Jesús de inmediato comenzó a hablar sin rodeos de su muerte inminente. Cuando Pedro audazmente abordó la perspectiva pesimista de Jesús, Él lo reprendió, diciéndole: «¡Aléjate de mí, Satanás! Representas una trampa peligrosa para mí» (Mateo 16:23).

Ehhh… ay. ¿Será que malinterpreté mi lugar?

Luego, Jesús llevó a Pedro, a Santiago y a Juan a lo alto de un monte, donde fueron testigos de la Transfiguración, en la cual «la apariencia de Jesús se transformó a tal punto que la cara le brillaba como el sol y su ropa se volvió tan blanca como la luz. De repente, aparecieron Moisés y Elías y comenzaron a conversar con Jesús» (Mateo 17:2-3).

A lo cual, Pedro se habrá preguntado: *Bueno, sigo sin tener idea de qué hice para arruinarla en el capítulo anterior, ¡pero esto es impresionante!*

Y, entonces:

> Al pie del monte, les esperaba una gran multitud. Un hombre vino y se arrodilló delante de Jesús y le dijo: «Señor, ten misericordia de mi hijo. Le dan ataques y sufre terriblemente. A menudo cae al fuego o al agua. Así que lo llevé a tus discípulos, pero no pudieron sanarlo». [...] Entonces Jesús reprendió al demonio, y el demonio salió del joven. [...]
>
> Más tarde, los discípulos le preguntaron a Jesús en privado:
>
> —¿Por qué nosotros no pudimos expulsar al demonio?
>
> —Ustedes no tienen la fe suficiente —les dijo Jesús.
>
> MATEO 17:14-16, 18-20

¿Cómo? Estoy confundido. Apenas unos versículos atrás, prometiste que cualquier cosa que permitiéramos en la tierra sería permitida en el cielo. Tú no mientes. Entonces, ¿qué estamos haciendo mal?

Así es la montaña rusa de la desilusión inherente a la fe práctica. Los cristianos de salón tienen menos desafíos. Pero si creemos en la Palabra de Dios y caminamos en fe, es probable que nosotros, como Pedro y los primeros discípulos, perdamos muchas ilusiones sinceras, pero erróneas acerca de nuestras habilidades, autoridad y devoción.

Gracias a Dios que casi todos estos líderes mantuvieron el compromiso con su fe cuando se desilusionaron de sí mismos. A excepción de Judas, ninguno de los Doce abandonó. ¡Pero claro que estuvieron a punto!

Los ejemplos más conocidos de desilusión personal en los Evangelios son relatados cada vez que llega Semana Santa. Con admiración aclamamos el valor de los discípulos cuando cada uno le dice a Jesús: «Aunque tenga que morir contigo, ¡jamás te negaré!» (Mateo 26:35). Horrorizados, negamos con la cabeza cuando Judas sella su traición con un beso (ver Mateo 26:48-49). Asombrados, observamos a Jesús cuando se entrega para ser arrestado y «todos los discípulos lo abandonaron y huyeron» (Mateo 26:56).

Pero cuando Pedro niega rotundamente conocer a Jesús tres veces, ese gallo canta, y los ojos de Jesús y de Pedro se encuentran (ver Lucas 22:54-61), nos fascina algo mucho más penetrante que la admiración, la conmoción o el asombro. Quedamos fascinados por la empatía. Tomamos consciencia de una vulnerabilidad compartida que, a veces, es horrorosa. Con Pedro, quedamos expuestos y, desilusionados de nosotros mismos, lo acompañamos a llorar «amargamente» (Lucas 22:62).

Como escribí en alguna otra parte: «Pedro lloró porque amaba. La ilusión de Pedro no era que amaba a Jesús. La ilusión de Pedro era que amaba a Jesús más que a su propia vida»[1]. Equivocarse es parte de desarrollar la fe. Cuando nos entregamos al amor, las revelaciones sobre la falta de amor vienen con nosotros. A medida que dejamos las ilusiones que teníamos sobre nuestras capacidades, autoridad y devoción, entendemos más la aceptación, la misericordia y la gracia de Dios. Y nuestro amor (purificado al atravesar la noche) se hace más fuerte.

La desilusión con nosotros mismos ocurre cuando lo que suponíamos sobre la vida de fe choca con la fragilidad de nuestra humanidad, con la persistencia de nuestros pecados y con el hecho de que la transformación, simplemente, lleva tiempo. Esos choques nos enseñan humildad, nos hacen reflexionar y preparan el terreno de nuestra alma para el crecimiento espiritual verdadero.

Como Pedro, ¿alguna vez ha hecho compromisos nobles y sinceros, pero cuando llegó el momento de la prueba negó que la vida de Cristo estuviera en usted? Como los primeros discípulos, ¿alguna vez se ha frustrado por la debilidad o se ha quedado pasmado por el fracaso?

Como el rey David (quien se desilusionó de sí mismo reiteradas veces), ¿alguna vez ha clamado: «Ten misericordia de mí, oh Dios, debido a tu amor inagotable; a causa de tu gran compasión, borra la mancha de mis pecados» (Salmo 51:1)?

En esos momentos, cuando el terremoto pone al descubierto las fallas que nunca supo que existían, cuando el suelo tiembla bajo sus pies y cae en la desilusión consigo mismo, recuerde levantarse de nuevo y —como Pedro y David— recurrir a su humildad recién aprendida para inspirar a otros a entregarse al camino del amor.[2]

Capítulo 29

PERSEGUIR CABALLOS

Al enseñar sobre el libro de Job, Oswald Chambers explicó:

> El intelecto pregunta: «¿Qué es la verdad?» [...] como si la verdad fuera algo que pudiera ser expresada en palabras. «Yo soy [...] la Verdad», dijo Jesús (Juan 14:6). De la única manera que llegamos a la Verdad es a través de la vida y la personalidad. Cuando un hombre enfrenta cosas es inútil que trate de resolverlas lógicamente, pero permítale obedecer y, en seguida, encontrará su rumbo. La verdad es moral, no intelectual. Percibimos la Verdad haciendo lo correcto, no razonándola.[1]

Fascinante. Esta mente brillante habló de las limitaciones *de pensar* y de la fuerza *de hacer* lo «correcto» cuando nos descubrimos en medio de una noche. Cuando estamos desilusionados, nuestro compromiso a continuar siguiendo a Jesús (en especial cuando no tenemos idea de adónde nos conduce) es más poderoso de lo que podemos imaginar.

Hace mucho tiempo, me topé con una historia bastante distinta sobre otra alma brillante que enfrentó una decisión en medio de una noche espiritual. Pero, antes de compartir su odisea, necesito preparar el camino con una historia más próxima a mi hogar.

Mi familia vive en el campo con tres perros, dos gatos y nuestras vecinas, las vacas. (Lo digo de la manera más amigable. Nuestra casa está rodeada en parte por un tambo que tiene las clásicas vacas negras y blancas). Aquí, en nuestro apacible condado, no hay leyes de correa, pero de alguna manera nuestros perros saben cuáles son sus límites: este alambrado, aquel camino de tierra y el lecho del arroyo seco. Se quedan y juegan bien dentro de la seguridad de nuestras pocas hectáreas, *excepto* cuando nuestros otros vecinos, los caballos, se acercan.

Allí, nuestros perritos se alejan.

Cruzan por debajo del alambrado para ladrar, correr por todas partes y, en general, ser una molestia para los caballos, que mantienen un sofisticado aire de *No nos interesa* durante todo el calvario. Yo los observo divertida y preocupada, sabiendo que un día de estos nuestros perritos pueden salir volando de una patada. No obstante, pese al peligro, nuestros perros parecen no poder resistirse a alejarse cuando aparecen los caballos.

Lo cual me ha llevado a pensar en lo fácil que nos resulta alejarnos en la presencia de algo en particular. ¿Cuál es ese *algo* para nosotros en la actualidad? ¿Qué «caballos» nos sentimos incitados a ver de cerca y perseguir? ¿Qué paisajes nos invitan a cruzar los límites seguros que fueron establecidos para nuestra protección y arriesgarnos por... bueno, ¿por qué? ¿Tal vez por la emoción, por la experiencia, por el conocimiento, por la anécdota digna de ser publicada o por la adrenalina?

Perseguir caballos.

Muchos grandes pensadores han perseguido caballos; uno de ellos escribió un himno hermoso e inspirador. En «Ven a la fuente», Robert Robinson le pidió a Dios: «Que tu bien, como un grillete, sujete mi corazón errante a Ti». Su oración se extendió a un estribillo cautivador:

Soy propenso a deambular, Señor, lo siento,
soy propenso a dejar al Dios que amo;

aquí tienes mi corazón, oh tómalo y séllalo;
séllalo para Tus atrios celestiales.[2]

Propenso a deambular. *Oh, Dios, lo siento.*

Jerry Jenkins señala que Robinson[3] entregó su vida a Jesús tras una «vida de pecado», escribió el himno en 1757, cuando tenía poco más de veinte años, ingresó en el ministerio, se convirtió en predicador y, entonces, «volvió a caer en el pecado»[4].

Durante los años siguientes al estreno de «Ven a la fuente», Robinson llegó a ser conocido como un pensador respetado. Luego, hacia el final de su vida:

> Cuenta la historia que Robinson un día iba en un carruaje, cuando vio a una mujer sumamente concentrada en un himnario. Durante la conversación que siguió, la dama se volteó hacia Robinson y le preguntó qué pensaba él del himno que ella estaba tarareando. Robinson rompió en llanto y dijo: «Señora, yo soy el pobre infeliz que escribió ese himno hace muchos años, y daría mil mundos, si los tuviera, por disfrutar de los sentimientos que tenía entonces».[5]

Robinson parece haber lamentado lo que perdió a lo largo de sus andanzas.

Lo cual me lleva de vuelta a casa.

Aunque al parecer mis perros no pueden resistirse a alejarse, nosotros sí *podemos*. Pero no con nuestra propia fuerza. Esta constatación nos lleva a la primera (de las que serán ocho) de mis herramientas favoritas para navegar esta clase de noches.

CUANDO ESTÉ DESILUSIONADO CONSIGO MISMO,
PÍDALE A DIOS QUE GUÍE SU MENTE.

Este es un principio sumamente práctico para mí. Tendemos a pensar *en* Dios, más que *con* Dios. Pedirle a Dios que guíe nuestra mente transforma el lenguaje de nuestra vida de pensamiento para reflejar con mayor precisión la verdad de que Dios está con nosotros. Entonces, en lugar de «¿*Quiero* pensar en esto ahora?», preguntamos: «Jesús, ¿*queremos* pensar en esto ahora?».

Como les sucede a muchos, me gusta pensar, procesar y pulsear con temas teológicos escabrosos. Pero, a veces, choco contra algún poste y siento el suave susurro de Dios, diciendo: «Déjalo descansar ahora. Por el momento, no vayas más lejos». Y entonces tengo que tomar una decisión: ¿Seguiré más allá de esa barrera invisible simplemente porque puedo? ¿O frenaré y confiaré en la dirección del Espíritu Santo, cuyo propósito completo es «guiar[me] a toda la verdad» (Juan 16:13)?

A veces (en especial en los ámbitos académicos donde, al parecer, si *podemos* pensar en un tema, *debemos* pensarlo), en nombre de la integridad intelectual, pasé por alto el suave susurro de Dios e ingresé en un territorio que Dios conoce bien, pero para el cual yo no estaba preparada.[6]

Con su paciencia infinita y a lo largo de muchos años, Dios me ha mostrado con su gracia que la verdadera fortaleza intelectual no es la capacidad para pensar. La verdadera fortaleza intelectual es la capacidad para *elegir* qué pensar y cuándo pensar.

Los caballos que usted quiere perseguir hoy (los temas y los conceptos que desea explorar) podrán ser cabalgados fácilmente en los próximos años. Como dije, el territorio es conocido para su Maestro Orientador. Pero cuando persigue a esos caballos antes de tiempo, es posible que salga volando de una patada.

Por lo tanto, cuando esté desilusionado consigo mismo, pídale a Dios que guíe su mente. Pídale que dirija sus pensamientos con una oración como esta:

Señor,
en este momento,
¿tengo tu permiso para entrar aquí
en mis pensamientos
contigo?

(Francamente, si no puedo ir a algún lugar *con* Él, de verdad no quiero dar vueltas por ahí *sin* Él).

Como escribió Robinson hace tantos años: «Que tu bien, como un grillete, sujete mi corazón errante a Ti».

Capítulo 30

• • •

ASUNTOS DEL CORAZÓN

Entre nuestra cocina y la sala de estar está el marco escrito y borroneado de la puerta que necesita urgentemente una mano de pintura. Pero yo no puedo (y de seguro nunca podré) agarrar un pincel porque ese marco tiene grabadas las líneas gloriosas, los nombres y las fechas que indican las medidas de mis hijos mientras crecían. En mi memoria, todavía los veo parándose tan altos como podían y con la mejor postura del día (o del año), levantando bien alta la cabeza para alcanzar cada centímetro posible.

El crecimiento físico es visible, tangible, cuantificable y (en casi todo) indiscutible. Celebramos esta clase de crecimiento y lo marcamos en las puertas de nuestra vida. Pero ¿qué hay de los otros tipos de crecimiento? A propósito: ¿cómo medimos, monitoreamos y celebramos el crecimiento que se produce *adentro*?

Si les planteáramos esta pregunta a las personas que asisten a la iglesia, podríamos escuchar respuestas como: «Sé que estoy creciendo espiritualmente cuando...»

La bendición de Dios es obvia. *(Soy próspero).*

Las cosas que hago salen bien. *(La vida es más fácil).*

Me he ganado la buena opinión de las personas de bien. *(Estoy establecido).*

Estoy conquistando territorio y cosecho las recompensas. *(Tengo cada vez más influencia y soy productivo).*

Hablo con libertad sobre mi fe. *(Dios está en mis labios).*

Somos propensos a mirar esas *señales* exteriores y atribuirnos retroactivamente el crecimiento a nosotros mismos. Dicho de otra manera: «Mire todo esto. Debo estar haciendo algo bien».

Tal vez.

Me pregunto si el profeta Jeremías diría: «Tal vez, no».

Una vez más, reflexione en una de mis quejas favoritas en las Escrituras:

SEÑOR, tú siempre me haces justicia
cuando llevo un caso ante ti.
Así que déjame presentarte esta queja:
¿Por qué los malvados son tan *prósperos*?
¿Por qué *son tan felices* los malignos?
Tú los has plantado,
y ellos *echaron raíces y han prosperado.*
Tu nombre *está en sus labios,*
aunque estás lejos de su corazón.[1]

JEREMÍAS 12:1-2, ÉNFASIS AÑADIDO

Evidentemente, la prosperidad, la comodidad, la estabilidad, el éxito y las expresiones religiosas no son indicadores absolutos del crecimiento espiritual. El crecimiento espiritual es una cuestión del corazón.

CUANDO ESTÉ DESILUSIONADO CONSIGO MISMO, ASEGÚRESE DE QUE SUS SEÑALES DE CRECIMIENTO ESPIRITUAL SEAN ESPIRITUALES.

Especialmente cuando hemos conocido el privilegio, debemos prestar atención a no confundir abundancia con obediencia o éxito social con favor de Dios. Es cierto, a veces, van poderosamente de la mano. Sin embargo, a lo largo de los siglos, los santos que nos precedieron afirman que las mejores épocas de crecimiento espiritual suelen ocurrir en las noches más oscuras de la vida, cuando nuestra prosperidad no es visible, no damos frutos tangibles, no nos relacionamos establemente ni estamos emocionalmente a gusto.

Los que consolaron a Job no estarían de acuerdo. Durante siete días, se sentaron para honrar el padecimiento de Job; entonces, Elifaz verbalizó lo que todos suponían que era obvio:

> «¿Mueren los inocentes? ¿Cuándo han sido destruidos los justos?».
>
> JOB 4:7

> «¿Acaso él te acusa y trae juicio contra ti porque eres tan piadoso? ¡No! ¡Se debe a tu maldad! ¡Tus pecados no tienen límite!».
>
> JOB 22:4-5

> «Por eso estás rodeado de trampas y tiemblas de temores repentinos. Por eso no puedes ver en la oscuridad y olas de agua te cubren».
>
> JOB 22:10-11

En otras palabras: «Job, las cosas malas solo le suceden a la gente mala».

En cierta forma, sería más sencillo si esto fuera cierto: si nuestras circunstancias fueran determinadas por nuestro amor a Dios. Así, solo los espiritualmente sanos llegarían a ser ricos económicamente. Únicamente los puros resistirían el peso de la popularidad. Sin embargo, como dijo Jesús al enseñar sobre amar a nuestros enemigos: «tu Padre que está en el cielo [...] da la luz de su sol tanto a los malos como a los buenos y envía la lluvia sobre los justos y los injustos por igual» (Mateo 5:45).

Si la prosperidad, la comodidad, el éxito, la estabilidad y las expresiones religiosas no siempre son indicadores de crecimiento espiritual, y si la carencia, la dificultad, el fracaso, la incertidumbre y el habla cotidiana no siempre son indicadores de decadencia espiritual; entonces ¿cómo sabemos cuándo estamos creciendo espiritualmente?

La palabra *crecimiento* aparece, en diversas formas, unas ciento treinta veces en mi Biblia de estudio.[2] Fue traducida a partir de docenas de palabras en hebreo, arameo y griego, y todas transmiten significados relacionados con el *aumento*, la *multiplicación* y el *crecimiento*. Como no hay una única palabra en el Antiguo ni en el Nuevo Testamento que capte un porcentaje significativo de tales incidencias, estudié cada aparición buscando señales bíblicas de crecimiento espiritual.

En el Antiguo Testamento, *crecer* se usa en general en el ámbito de la agricultura (por ejemplo, el crecimiento de los árboles, los cultivos, los rebaños, el ganado), del desarrollo físico y emocional humano (por ejemplo, madurar, envejecer, fortalecerse, debilitarse, obtener sabiduría, desfallecer), y en lo económico (por ejemplo, hacerse rico o volverse pobre).

No obstante, en el Nuevo Testamento, casi la mitad de las veintitrés veces que aparece[3] se refieren a alguna forma de crecimiento espiritual, mientras que el resto tiene relación con la agricultura (por ejemplo, el crecimiento de las flores, el trigo, las semillas de mostaza) o con el desarrollo físico y emocional humano (por ejemplo, hacerse mayor, cansarse, amargarse). Le dejaré a usted el estudio[4], pero, en resumen, los autores del Nuevo Testamento incentivaron a la iglesia primitiva a crecer en:

el conocimiento y el amor a Dios,

la valoración de la salvación,

la gratitud por la gracia y

el amor santo por los demás.

Entonces, ¿dónde podemos hallar evidencias *bíblicas* de crecimiento espiritual? Observemos si estamos...

> perdiendo ilusiones y conquistando la realidad sobre Dios y su amor,
>
> cada vez más conscientes de qué y para qué fuimos salvados,
>
> más y más agradecidos por la generosidad de Dios para con nosotros como pecadores, y
>
> tratando de enseñar a otros el amor que Dios nos enseñó a nosotros.

¡Es decir, la desilusión, la humildad, la gratitud y el amor práctico son todas señales de crecimiento espiritual!

Pienso (bueno, espero) que Jeremías estaría de acuerdo.

Capítulo 31

LO MISMO DE SIEMPRE

Si nuestra definición sobre el crecimiento espiritual no es espiritual, tendemos a atribuirnos prematuramente el crecimiento en los buenos tiempos e, innecesariamente, a desilusionarnos de nosotros mismos en los momentos difíciles. Pero, aunque cambie nuestra noción y empecemos a evaluar el crecimiento espiritual en base a los movimientos interiores, en lugar de ver las circunstancias exteriores, el progreso puede seguir siendo un misterio para nosotros, particularmente, cuando pareciera que el camino nos lleva hacia atrás, en lugar de avanzar.

Y sí, es posible ir hacia atrás.

Si seguimos teniéndole cariño a las cosas por las que Jesús fue crucificado, retrocederemos por elección propia. Si seguimos obstinadamente en los comportamientos y en las interacciones que Jesús nombró cuando estaba cargando sobre sí mismo los pecados del mundo, perderemos terreno espiritual. Como enseñó Oswald Chambers: «Librarse del pecado no es librarse de la naturaleza humana. Hay cosas en nuestra naturaleza humana que deben ser destruidas por abandono; otras cosas deben ser destruidas atacándolas activamente, es decir, con la fuerza divina impartida por el Espíritu Santo»[1].

No obstante, el contexto del próximo principio no es la desobediencia deliberada, sino esas ocasiones en la vida cuando, si bien tratamos de obedecer a Jesús, seguimos pasando por el mismo lugar de siempre: *Ahí está otra vez. Creí que ya había superado esto, pero evidentemente no.*

CUANDO ESTÉ DESILUSIONADO CONSIGO MISMO,
CAMBIE SU LÍNEA POR UNA ESPIRAL.

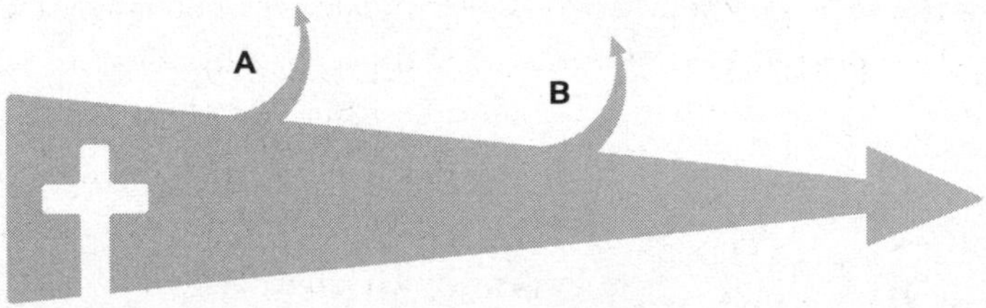

Muchos heredan un punto de vista del crecimiento espiritual que es lineal. La vida nueva comienza cuando nos entregamos a Jesús. Para algunos, como en mi caso, ese momento es nítido. Para otros, en particular para quienes crecieron en la iglesia, ese momento puede ser más como abrir los ojos: aunque cuesta identificar el instante preciso en el que nos despertamos, llega un momento determinado en el que sabemos, sin duda alguna, que ya no estamos durmiendo.

Desde ese punto de partida, cuando vemos el crecimiento espiritual como una línea recta, prevemos que habrá cambios, pero esperamos ver cada uno *solo una vez*. Por ejemplo, puede que al comienzo de nuestro camino de fe, Dios nos haga ver nuestra falta de perdón hacia uno de nuestros padres. Como respuesta, hacemos una pausa, nos arrepentimos, pedimos perdón, salimos perdonados y seguimos adelante con la plena esperanza de nunca más tener que volver a ocuparnos de ese asunto. Por eso, cuando de pronto y varios años después (quizás, luego de una interacción dolorosa con un líder o con la oportunidad de convertirnos en padres nosotros mismos) esto vuelve a aparecer, podemos sentirnos bastante confundidos.

Un momento, ya me ocupé de esto hace una eternidad.

Pero, tal vez, en ese momento no me arrepentí de verdad.

O, tal vez, por alguna causa, Dios no me escuchó o no me perdonó.

¿Puede ser que no me haya escuchado porque no lo conozco en realidad?

Si esto le resulta conocido, tengo una buena noticia: el perdón depende de la ofrenda sacrificial de Jesús, no de que lo pidamos de manera perfecta. Sin dudas, el arrepentimiento sincero es escuchado por el Dios que nos conoce y nos ama por completo. El problema real es que ver el crecimiento espiritual como algo lineal no contempla la complejidad de la genuina vida de fe.

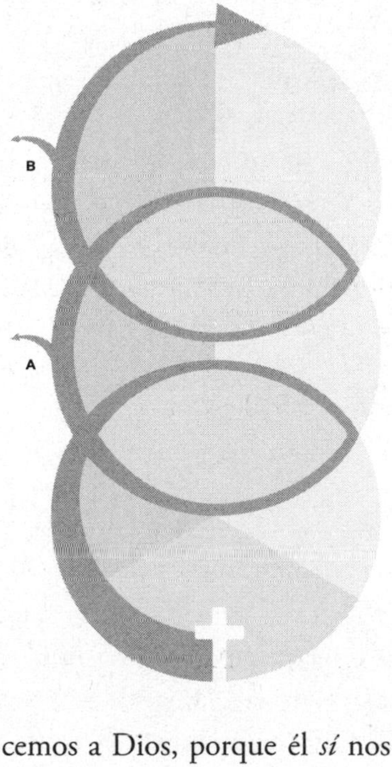

En vez de pensar en el crecimiento espiritual como una línea recta, véalo como una espiral tridimensional. A diferencia de una línea delgada (de la cual parece demasiado fácil caernos), el crecimiento espiritual es más como un camino ascendente y sinuoso en el que volvemos a determinados temas, pero en diferentes niveles. Aquel viejo asunto no es siempre el mismo. Abordar un tema viejo en una etapa nueva suele ser una señal de crecimiento, no de fracaso. Porque *sí* conocemos a Dios, porque él *sí* nos escucha y nos perdona, porque nuestro arrepentimiento *fue* sincero, ahora estamos preparados para que Dios se ocupe de esa vieja debilidad en el siguiente nivel de nuestra alma.

Esta verdad se volvió más real para mí cuando pasé por una cirugía menor. Mi papá era un golfista de los de antes, cuando los jugadores de golf usaban camisas y pantalones alocados, disparatados y atrevidos. En el campo de golf, lo único más encendido que la ropa de Papá cuando jugaba era su rostro. Mantenía su bronceado durante todas las estaciones del año, así que no fue una sorpresa cuando contrajo cáncer de piel. Más o menos para la misma época, una dermatóloga me encontró un lunar cancerígeno, lo cual derivó en que ambos fuéramos operados de lo mismo con menos de un año de diferencia. Sin embargo, la experiencia de Papá fue totalmente distinta a la mía.

Mi dermatóloga anestesió con delicadeza la zona, cortó con cuidado el melanoma, me suturó con rapidez, me reanimó con jugo de naranja y en menos de una hora salí del lugar.

La cirugía de mi papá fue una experiencia terrible. Después de que el dermatólogo le cortara una capa de piel, hizo esperar a Papá mientras la muestra era analizada como biopsia. Luego de aproximadamente una hora, el dermatólogo regresó, le cortó otra capa y Papá volvió a esperar la biopsia. Este proceso se repitió todo el día hasta que, finalmente, el doctor extrajo una muestra que no tenía cáncer (y Papá tuvo un tajo profundo en su pómulo).

De vez en cuando, el crecimiento espiritual se parece más a mi cirugía.

Dios saca a la luz un asunto.

Encaramos el asunto.

Nos levantamos perdonados del asunto.

Y nunca volvemos a ver ese asunto por el resto de nuestra vida.

Sin embargo, así como fue cierto en mi experiencia, el crecimiento espiritual suele ser más como la cirugía de mi papá.

Dios saca a la luz un asunto.

Encaramos el asunto.

Salimos renovados y/o perdonados del asunto.

Y (agradézcale) Dios nos deja descansar.

Entonces, posteriormente, más arriba en la espiral, Dios encara ese asunto *otra vez* y llega a la capa siguiente que necesita sanar en nuestra alma.

Esto es avance, no retroceso. Es crecimiento, no fracaso. Eso hace Dios cuando revisa las áreas vulnerables con tanta frecuencia como sea necesario en su compromiso de erradicar todo cáncer espiritual que haya dentro de nosotros.

Por lo tanto, cuando esté desilusionado consigo mismo recuerde: además de la desobediencia determinada, a menudo la razón por la que vemos una y otra vez el mismo tema es porque *estamos creciendo*. Como dijo Pablo: «Pues el Señor es el Espíritu, y donde está el Espíritu del Señor, allí hay libertad. Así que, todos nosotros, a quienes nos ha sido quitado el velo, podemos ver y reflejar la gloria del Señor. El Señor, quien es el Espíritu, nos hace más y más parecidos a él a medida que somos transformados a su gloriosa imagen» (2 Corintios 3:17-18).

O, citando la letra de una vieja canción de un autor anónimo:

De gloria en gloria, él está cambiándome,
está cambiándome, está cambiándome;
su semejanza y su imagen se perfeccionan en mí,
el amor de Dios mostrado al mundo.[2]

Capítulo 32

GANAR TERRENO

La palabra es antigua y poco frecuente[1]. Pero capta una realidad angustiosa que es común a todos. Como adjetivo, *asediante* apareció por primera vez en 1796, en *Juana de Arco: Un poema épico*, escrito por Robert Southey[2]. La palabra describía al pecado; específicamente, al tipo de pecado al que se hace referencia en Hebreos 12:1: «Por lo tanto, ya que estamos rodeados por una enorme multitud de testigos de la vida de fe, quitémonos todo peso que nos impida correr, en especial el pecado que nos hace tropezar con tanta facilidad. Y corramos con perseverancia la carrera que Dios nos ha puesto por delante».

El pecado que nos hace tropezar con tanta facilidad. Este es el significado de *asediante*. El *Oxford English Dictionary* define *beset* (asediar) como «ubicarse o situarse alrededor, rodear con intención hostil; atacar o embestir desde todas partes; sitiar»[3]. Quizás, todos conozcamos esta clase de pecado.

Distinto de la desobediencia deliberada (cuando *queremos* pecar), es el pecado por el que nos sentimos perseguidos (como si *él nos quisiera a nosotros*). Ansiamos librarnos de él, pero seguimos cayendo en sus garras. Ser rápidos para enojarnos, darnos atracones, automedicarnos, los comportamientos críticos o controladores, las adicciones, la inmoralidad, el revisionismo, el orgullo, la codicia; la lista es larga. Y la experiencia no es nueva.

> He descubierto el siguiente principio de vida: que cuando quiero hacer lo correcto, no puedo evitar hacer lo que está mal. Amo la ley de Dios con todo mi corazón, pero hay otro poder dentro de mí que está en guerra con mi mente. Ese poder me esclaviza al pecado que todavía está dentro de mí. ¡Soy un pobre desgraciado! ¿Quién me libertará de esta vida dominada por el pecado y la muerte? ¡Gracias a Dios! La respuesta está en Jesucristo nuestro Señor.
>
> ROMANOS 7:21-25

Hay una guerra que no para, tanto alrededor como dentro de nosotros. Por desgracia, desde la Caída, las semillas del pecado son autóctonas en nuestra alma. Felizmente, desde la Cruz, Jesús ha vencido al pecado y a la muerte.

Sin embargo, sobre la marcha, nuestra lucha contra los pecados asediantes puede desilusionarnos mucho. Leemos que «en todo esto somos más que vencedores por medio de aquel que nos amó» (Romanos 8:37, NVI) y nos preguntamos por qué seguimos sintiéndonos perdedores. En el *contexto*, este versículo está entre la inspiradora disertación paulina que habla de que nada puede separarnos del amor de Dios por nosotros. En el *momento*, no obstante, solo nos sentimos tristemente indignos del amor de cualquiera.

Los pecados asediantes tienen raíces profundas (a veces, se remontan a generaciones pasadas) u orígenes que involucran un trauma. Aunque el principio que estoy a punto de brindar de ninguna manera sustituye el arduo trabajo de consejería bíblica y de autodisciplina, ha ayudado a muchos a ganar terreno durante la batalla.

CUANDO ESTÉ DESILUSIONADO CONSIGO MISMO,
EVALÚE LA DEFINICIÓN QUE TIENE SOBRE LA VICTORIA.

—Es inútil —dijo él—. Creo haberlo dejado atrás y, entonces, vuelvo a caer en pecado. No importa qué haga, esto no me deja en paz.

Joe (obviamente, no es su verdadero nombre) había luchado durante mucho tiempo. Había batallado contra la inmoralidad desde la niñez. Durante semanas, incluso meses, resistía la tentación, pero entonces volvía a caer en los mismos pecados de antes.

Cada vez, el pozo se hacía un poco más profundo.

Cada vez, su esperanza era más débil.

Ahora, en su vida adulta, había intentado todo lo que conocía para romper el círculo: arrepentimiento, rendir cuentas, estudiar la Biblia, aprender de memoria las Escrituras, terapia, consejería y oración, y ayuno. Totalmente desilusionado de su capacidad de obedecer a Dios, lloraba y decía:

—Nunca tendré la victoria en esta área.

Mi esposo lo escuchaba atentamente y yo, que estaba sentada cerca, oraba mientras ellos conversaban. Una y otra vez, la misma pregunta aparecía en mi mente, y sabía que necesitaba hacerla.

—Joe —dije—, dices una y otra vez que nunca tendrás la victoria en esta área. ¿Cómo sería la victoria para ti?

—Eso es fácil —respondió él—. La victoria será el día que me despierte y ya no *desee* pecar.

Durante décadas, este hombre muy querido había creído que el deseo de pecar *era* pecado: que sentirse atraído por la impureza significaba que ya había sido vencido por la impureza. Su definición de victoria era la ausencia de *querer hacerlo*, no la presencia de la *voluntad de hacerlo*.

La victoria que nace de los sentimientos no es viable.

Nuestros sentimientos pueden verse afectados por todo, desde la tristeza por las alergias estacionales a la serotonina estimulada por la luz del sol.

Definir una palabra tan importante como *victoria* por medio de la presencia o la ausencia de algo tan voluble como los sentimientos pondrá a la victoria continuamente fuera de nuestro alcance.

Las dos primeras definiciones del *Oxford English Dictionary* en línea del sustantivo *victory* (victoria) son las siguientes:

1. La posición o la condición de haber vencido a un enemigo o adversario en un combate, batalla o guerra.
2. Instancia u ocasión de derrotar a un adversario en una batalla, etc.; triunfo ganado por la fuerza de las armas.[4]

No solo es victoria el asunto de las decisiones (no de los sentimientos): la victoria se puede celebrar legítimamente en cada «instancia u ocasión» de acción, no recién después de que se ganó toda la guerra.

Por ejemplo, piense en una joven que lucha contra un trastorno alimenticio. Independientemente de lo bajos que sean los números que le muestra la balanza, se mira al espejo y sigue viéndose «gorda». ¿La victoria para esta alma quedará pospuesta hasta que el día que se mire al espejo y ya no se *sienta* gorda? Es cierto, ese será un día maravilloso, pero la victoria puede ser válida muchísimo tiempo antes. Puede celebrar la victoria cada vez que se mira al espejo, aún se siente gorda, y piensa: *Pero las personas en las cuales confío dicen que no es verdad. Dios, ayúdame hoy a honrarte tomando la decisión de cuidar mi cuerpo.* ¡Eso es una victoria! No porque sus emociones se hayan rendido cortésmente a la verdad, sino porque ella está ejerciendo su voluntad de elegir la vida.

O bien, analice un tipo de lucha muy distinto como el del huerto de Getsemaní. Allí, Jesús «comenzó a afligirse y a angustiarse profundamente» (Marcos 14:33), y dijo: «Mi alma está destrozada de tanta tristeza, hasta el punto de la muerte» (Mateo 26:38). Mientras oraba a solas, suplicó «*Abba*, Padre [...], todo es posible para ti. Te pido que quites esta copa de sufrimiento de mí» (Marcos 14:36). «Estaba en tal agonía de espíritu que su sudor caía a tierra como grandes gotas de sangre» (Lucas 22:44).

En el ámbito de las emociones, ¿los sentimientos de Jesús en Getsemaní reflejaban la voluntad de su Padre? ¿Estaba lleno de gozo y de emoción ante la perspectiva de cargar en sí mismo los pecados del mundo en la cruz?

Claramente, no.

A decir verdad, hasta pidió que le fuera quitada la copa de sufrimiento, si era posible.

Aquella terrible noche, las emociones de Jesús no armonizaron con la voluntad del Padre para él. Entonces, ¿Jesús pecó? ¿Jesús falló? No y no. Jesús salió victorioso. No a causa de sus sentimientos, sino porque él *decidió obedecer*. El «sin embargo, quiero que se haga tu voluntad, no la mía» de Jesús (Marcos 14:36) hizo temblar la tierra con el sonido de la victoria, ¡y el suyo también puede hacerlo!

Nuestra generación está siendo afectada por la falacia de que *hacer* algo sin primero *sentirlo* es hipócrita. Como Joe, nos quedamos innecesariamente desilusionados de nosotros mismos, esperando que nuestros sentimientos cambien para que podamos declarar la victoria.

Por fortuna, con o sin la cooperación de nuestras emociones, podemos ejercer nuestra voluntad de seguir a Jesús todo el camino y al atravesar todas las noches.

Como posdata, puede que le interese saber que Joe sí venció. ¿Sigue siendo vulnerable? Por supuesto. Vulnerable y victorioso.

Capítulo 33

NUNCA SE DESAPROVECHA

Uno de los aspectos más alarmantes de la desilusión con uno mismo es la vulnerabilidad que sentimos cuando la vivimos. Vernos más acertadamente es aleccionador. No ser tan fuertes (ni sabios ni maduros ni afectuosos) como pensábamos que éramos nos hace poner los pies en la tierra. Aunque estamos agradecidos de que el poder de Dios «actúa mejor en la debilidad» (2 Corintios 12:9), preferiríamos no ser débiles en absoluto.

Este versículo que se menciona con frecuencia fue escrito por Pablo cuando le rogaba a Dios que le quitara una «espina en [su] carne» (2 Corintios 12:7). Para aflicción de Pablo, la espina siguió estando, como también las interminables especulaciones de qué era en realidad la espina. ¿Pudo haber sido persecución, opresión, irritación, perder la vista, malaria, tentación o migrañas? Las opciones abundan, pero carecemos de evidencias que puedan conducirnos a cualquier certeza.

Sin embargo, podemos estar seguros de lo siguiente: por la descripción de Dios, era una debilidad; una en la cual Dios prometió dar a conocer su poder.

CUANDO ESTÉ DESILUSIONADO CONSIGO MISMO,
ESCUCHE QUÉ LE SUSURRA DIOS POR MEDIO DE LA DEBILIDAD.

En el ámbito de la fe, la debilidad nunca se desaprovecha. De hecho, Dios tiene una trayectoria de susurrarle a su pueblo cuando se siente débil. Entre los ejemplos más conocidos, está la historia que estudiamos antes, cuando Elías huyó por su vida por miedo a Jezabel. Después de varios ciclos de dormir y comer, Elías llegó a Horeb y se metió en una cueva. Cuando Dios le dijo que saliera y se parara en la montaña porque estaba a punto de pasar:

> Un viento fuerte e impetuoso azotó la montaña. La ráfaga fue tan tremenda que las rocas se aflojaron, pero el SEÑOR no estaba en el viento. Después del viento hubo un terremoto, pero el SEÑOR no estaba en el terremoto. Pasado el terremoto hubo un incendio, pero el SEÑOR no estaba en el incendio. Y después del incendio hubo un suave susurro. Cuando Elías lo oyó, se cubrió la cara con su manto, salió y se paró a la entrada de la cueva.
>
> 1 REYES 19:11-13

Cuando Elías se sentía un fracasado y estaba desilusionado de sí mismo al punto de la desesperación, Dios se acercó a él, no con el poder del viento, de un terremoto o de un incendio, sino como un susurro suave.

Dios aún nos susurra en nuestra debilidad. La sabiduría nos invita a escuchar. Como con Elías, la voz de Dios cuando estamos débiles suele ser *direccional.*

Cuando le preguntaron a un padre sabio cómo había cambiado su vida el diagnóstico de autismo de su hijo, él describió a su hijo como «mi *sabbat* incorporado»[1]. De ninguna manera quería implicar que su vida fuera tranquila, sino que su ritmo personal se había desacelerado. Las necesidades de su hijo habían reorganizado y redirigido su vida. Muchos han descubierto un ritmo más sostenible a través de los susurros de Dios durante lo que el mundo llama debilidad.

Sin embargo, que nos resistamos a la debilidad es entendible. Sin duda, la mayoría preferiría ser mental, emocional, física y relacionalmente fuerte.

La debilidad cambia nuestros planes, edita nuestros sueños y, quizás, de manera incluso más compleja, afecta a quienes nos rodean.

Recuerdo una conversación que tuve hace mucho tiempo con una persona vulnerable, que confesó: «No quiero ser el punto débil. No quiero ser un lastre para mi esposo». Había intentado esforzarse angustiosamente porque no quería entorpecer el potencial de su esposo, hasta el día que todo su cuerpo colapsó. Durante la crisis consiguiente, en lugar de correr juntos la carrera, ambos guardaron silencio mientras los susurros de Dios los guiaron a sendas inesperadas y a un amor mutuo más profundo.

Hace muchos años, Dios me susurró en mi debilidad de una manera inesperada. Una mañana, me desperté y noté unas manchitas rojas muy pequeñas en mi dedo. *Qué raro*, pensé, y seguí adelante con mi día. Pronto, las manchitas se pusieron blandas y me di cuenta de que, de alguna manera, un grupo de astillas habían entrado en mi dedo. Yo no lo había notado, pero mi cuerpo sí. Sus propiedades curativas naturales habían empezado a sacar las astillas a la superficie.

El panorama empeoró. Las manchas se inflamaron cuando las astillas asomaron. Desde luego, podría haberme resistido y haberlas apretado para que volvieran a meterse. Pero ¿por qué alguien se resistiría a sanar? Con el tiempo, todas las astillas salieron, la sensibilidad desapareció, las manchitas siguieron durante un tiempo y, al final, todas las señales visibles del episodio desaparecieron.

Lo oportuno de esta experiencia fue un regalo. Como misionera joven que servía a universitarios en otro país, yo estaba emocionada por todo lo que Dios hacía en la ciudad universitaria y desilusionada por lo que sucedía en mí. Luchaba con un área de pecado y me frustraba mi progreso lento. Hasta que Dios me dio ánimo a través de estas astillas.

Nunca he oído audiblemente la voz de Dios, aunque hubo algunas ocasiones en mi vida en las cuales su voz dentro de mí ha sonado tan fuerte que creí que los demás también podían oírla. A título personal, Dios «me habla» cuando abro su Palabra y me quedo en calma delante de él. Voy a parafrasear lo que sentí que Dios me susurraba ese día cuando, desilusionada de mí misma, me deshacía en lágrimas.

> *Hija, recuerda las astillas. Antes de que vieras tu pecado, yo vi tu pecado. Antes de que tuvieras idea de que algo requería tu atención, mi Espíritu ya estaba empujándolo a la superficie. La única razón por la que puedes verlo ahora, hija, es porque, por mi gracia, esto está saliendo.*

Qué alivio.

Dios no nos muestra nuestra debilidad para burlarse de nosotros. Dios revela para sanar.

Entre la revelación y la sanidad, las cosas pueden verse peor antes de mejorar (en especial si nos oponemos a la revelación o si seguimos metiendo el problema adentro de nuestra vida). Pero, como pasó con esas astillas, la única razón por la que podemos ver el asunto ahora es que, por medio del Espíritu de Dios, ¡ya está saliendo!

Solemos querer que el proceso sea instantáneo. Pero, mientras esperamos, podemos animarnos al saber que «quien comenzó la buena obra en ustedes, la continuará hasta que quede completamente terminada el día que Cristo Jesús vuelva» (Filipenses 1:6).

Llegará el día en que «Él [nos] secará toda lágrima de los ojos, y no habrá más muerte ni tristeza ni llanto ni dolor» (Apocalipsis 21:4). Hasta entonces, cuando estemos desilusionados con nosotros mismos, inclinémonos para escuchar los susurros de Dios, sabiendo que de alguna manera su «poder actúa mejor en la debilidad» (2 Corintios 12:9).

Capítulo 34

FILTRAR LOS «FRACASOS»

La palabra *fracaso* puede obsesionarnos cuando estamos desilusionados con nosotros mismos. Frases tales como *Soy un fracasado* pueden agobiarnos al punto de la desesperación. Aunque fracasar es posible, me parece que hemos estirado demasiado su definición y, en consecuencia, su aplicación.

No todos luchan con esto, pero quienes sí lo hacen entienden cuán agotador es vivir bajo una definición demasiado amplia de fracaso que incluye todo, salvo la perfección. Es importante cómo definimos el fracaso porque lo que nos decimos cuando estamos desilusionados nos forma.

La exactitud nos fortalece.

La inexactitud no.

CUANDO ESTÉ DESILUSIONADO CONSIGO MISMO, RECUERDE QUE NO TODO FRACASO ES UN PECADO.

A comienzos de mi vida en la fe, la generosidad de un líder del campus universitario me ayudó a experimentar personalmente esta distinción. Como seguidora nueva de Jesús, yo tenía mil ideas de cómo mi ministerio universitario podía hablarles de Jesús a otros. No obstante, había una propuesta que sobresalía de todas las demás. Estaba segura de que esta era *la clave* para traer a cientos de estudiantes universitarios a Cristo.

—¡Haremos un evento evangelístico de aerobic! —sonreí, satisfecha.

El pastor del campus parpadeó algunas veces y dijo:

—Sigue hablando.

Así que yo seguí hablando con entusiasmo sobre los planes para recolectar los pedidos de oración al final de cada entrenamiento, los preparativos para visitar a las personas que vinieran a ejercitarse y los posibles materiales promocionales. El líder dijo lo que muchos líderes me dirían durante los años siguientes:

—Alicia, es una buena idea. —Luego, agregó—: ¿Por qué no vas y haces eso? Que la pases bien.

Hacia allá fui, reservé un espacio, elaboré una rutina de entrenamiento digna, hice campaña en el campus con las invitaciones y clamé en voz alta lo que había en mi corazoncito a la expectativa de las muchas almas que estaban a punto de conocer a Jesús. Pero, cuando finalmente llegó el día, nadie más vino. *Nunca*. Durante la totalidad de las seis sesiones del evento, estuvimos solo yo, mi música y un puñado de colchonetas.

¿Mi evento evangelístico de aerobic fue un fracaso? Sí. Quizás, la definición más sencilla de fracaso sea «una falta de éxito»[1]. Ya que todo el propósito del evento era reunir estudiantes que pudieran abrirse a conocer más de Jesús y no vino ni uno, este evento podría calificar como un fracaso.

Sin embargo, ¿Jesús murió en la cruz *para perdonarme* por organizar un evento evangelístico de aerobic?

No.

En lo absoluto.

Porque no todo fracaso es un pecado.

En realidad, el fracaso es uno de los maestros más sabios en el proceso del crecimiento (si lo dejamos hablar).

Ahora que lo pienso, de seguro algo exitoso hubiera sido mejor para la imagen del ministerio. Siempre agradeceré que fue más importante para el liderazgo que yo tuviera la oportunidad de aprender que «el fracaso no fue fatal»[2]. A pesar de que el evento fue un fracaso, yo no lo fui.

Lo cual pone sobre la mesa una pregunta válida: ¿Cómo sabemos cuándo un fracaso es simplemente parte del proceso de aprendizaje, y cuándo un fracaso es un pecado?

En el Nuevo Testamento, *fracasar* y sus variantes aparecen dieciséis veces en mi Biblia de estudio, de las cuales la más conocida a la que se suele mencionar está en el capítulo sobre el amor: «El amor nunca deja de ser» (1 Corintios 13:8, NBLA). Sin embargo, solo algunas de estas apariciones hacen referencia directa a fracasos de la fe:

> [Jesús les dijo] «¿Tienen el corazón demasiado endurecido para comprenderlo? "Tienen ojos, ¿y no pueden ver? Tienen oídos, ¿y no pueden oír?" ¿No recuerdan nada en absoluto?».
> MARCOS 8:17-18

> [Jesús dijo] «Simón, Simón, Satanás ha pedido para zarandear a cada uno de ustedes como si fueran trigo; pero yo he rogado en oración por ti, Simón, para que tu fe no falle».
> LUCAS 22:31-32

> Es cierto que fue crucificado en debilidad, pero ahora vive por el poder de Dios. De igual manera, nosotros participamos de su debilidad, pero por el poder de Dios viviremos con Cristo para

> ustedes. Examínense para ver si están en la fe; pruébense a sí mismos. ¿No se dan cuenta de que Cristo Jesús está en ustedes? ¡A menos que fracasen en la prueba! Espero que reconozcan que nosotros no hemos fracasado.
>
> 2 CORINTIOS 13:4-6, NVI

Obviamente, el manejo bíblico del fracaso espiritual no se limita a las apariciones del término exacto. Pero estas menciones en las enseñanzas de Jesús y de Pablo pueden explicarlo. Jesús oró para que la fe de sus seguidores no fallara. Antes y ahora, el fracaso, desde la perspectiva de Dios, tiene que ver con endurecer el corazón. Y una de las vías para ese endurecimiento es la fe que no es puesta a prueba ni examinada.

Por esto, yo creo que debemos ser más cuidadosos con el uso de la palabra fracaso. Un corazón duro es algo serio, y las palabras que nos decimos a nosotros mismos son poderosas. Así que la próxima vez que usted escuche *Soy un fracasado* en su diálogo interior, por el bien de su futuro, por favor, deténgase y haga una evaluación. Pregúntese:

> *¿Jesús murió por esto?*
>
> *¿Esto lo hice en desobediencia?*
>
> *¿Me insensibilicé a la convicción del Espíritu o simplemente la ignoré?*

Si la respuesta es no, respire hondo y rechace confundir fracaso con pecado. Si su respuesta es *sí*: si su fracaso espiritual es real (en lugar de lo imaginado contra el contexto del perfeccionismo o de la comparación), si se da cuenta de que Jesús *sí* murió en la cruz por esto, entonces, arrepiéntase. Pídale perdón *y perdónese a sí mismo.*

En otras palabras, respete la realidad de que Jesús ya ha sido suficientemente golpeado por ambos.

La obra de Jesús en la cruz fue suficiente. A Dios no le hace ningún honor (ni a usted ningún bien) actuar como si fuera necesario pagar algo más.

Reciba el perdón de Jesús. Póngase de pie perdonado. Entréguese al tirón hacia arriba del amor de Dios, con una gratitud renovada por su gracia.

En la vida, cuando usted enfrenta algo percibido como un fracaso espiritual, hay cuatro posibilidades para considerar.

Primero: esto no es en absoluto un fracaso, sino una expectativa irreal no satisfecha sobre usted mismo. Si así es, examine más detenidamente a Jesús y pídale que lo ayude a reconciliarse con su naturaleza humana.

Segundo: es un fracaso, pero no un pecado. Si es así, considere el fracaso como un maestro imprevisto y aprenda de la experiencia, pero no la lamente.

Tercero: es un fracaso y un pecado. Si lo es, dé gracias por los síntomas concretos de la enfermedad del pecado. Confiese sus pecados a Dios. Recuerde que, como él nunca tuvo ninguna ilusión sobre usted, el gran amor que tiene por usted es tan fuerte como siempre ha sido.

Cuarto: la situación le parece confusa y, sinceramente, usted no puede discernir si es un fracaso, un pecado o ambos. Si es así, espere en oración. Pídale a Dios que le hable, con la plena seguridad de que, si el pecado está presente, él será fiel en revelárselo.

Capítulo 35

LA SOPA DE PEPINILLOS

Tal vez, cierto arte en la Iglesia haya contribuido involuntariamente a la causa de que pueda costarnos distinguir entre el aprendizaje sano, el fracaso inocente y el pecado deliberado. Nuestras representaciones *de* Jesús pueden afectar lo que entendemos sobre qué significa *ser como* Jesús.

Por ejemplo, en casa hay un cuadro del huerto de Getsemaní que, por generaciones, ha sido fuente de inspiración y de paz en la familia de mi esposo. Desde lo artístico, por cierto, es hermoso. Pero desde lo teológico, me resulta raro. En la pintura, Jesús está arrodillado (en una postura perfecta), completamente sereno (bañado por la calidez de la contraluz, el cabello perfectamente peinado), con las manos (que jamás han visto una jornada laboral) delicadamente entrelazadas en oración (sobre una roca resplandeciente).

Nunca querría menospreciar el consuelo que esta imagen les ha traído a otros, pero esta representación no me consuela a mí. No es lo que descripciones tales como «triste y angustiado» (Mateo 26:37, NVI), «muy afligido y angustiado» (Marcos 14:33, DHH), o «en tal agonía de espíritu que su sudor caía a tierra como grandes gotas de sangre» (Lucas 22:44) inspiran en mi imaginación.

Hay otro ejemplo que de seguro le resultará mucho más conocido. Siendo alguien que no creció leyendo la Biblia, una de las primeras cosas que me impresionaron de cómo la Iglesia veía a su Jesús fue a través de villancicos como «Allá en el pesebre», que describía al bebé Jesús con la frase «no emite ningún llanto». Cuando escuchaba la letra como una joven atea, recuerdo haber pensado: *Entonces, ¿Jesús era tan santo que no... lloraba?*

En las obras de Navidad, entiendo por qué los padres (y los productores) tranquilizan y hacen callar a los bebés que representan a Jesús, pero quizás un pequeño actor que llore ¿podría ser más veraz? Seguro que el bebé Jesús lloraba a gritos. Llorar no es pecado. Y, sin duda alguna, Jesús lució como un revoltijo agonizante en Getsemaní, la noche que fue traicionado. Sentirse afligido no es pecado. ¿Por qué, entonces, nuestras representaciones a veces son tan prolijas?

La Encarnación se define como la «doctrina cristiana central de que Dios se hizo carne, que Dios adoptó la naturaleza humana y se convirtió en un hombre en la forma de Jesucristo, el Hijo de Dios y la segunda persona de la Trinidad. Cristo fue verdaderamente Dios y verdaderamente hombre»[1].

Queremos ser como Jesús, pero tal vez necesitemos corregir nuestro entendimiento de cómo es Jesús. En lugar de «verdaderamente Dios y verdaderamente hombre», quizás nuestra definición de la Encarnación en general sea, principalmente Dios con una pizca de hombre.

Dado que una imagen sesgada de Jesús ciertamente puede contribuir a la presión que sentimos de ser superhombres, plantéese sus respuestas sinceras a lo siguiente:

> Imagine al bebé Jesús dando sus primeros pasos. ¿Lo imagina tambaleándose y cayendo o erguido desde la primera vez (y siendo elegido para las Olimpíadas poco después)?
>
> Imagine a Jesús asistiendo a la escuela, que pudo haber estado conectada a la sinagoga local. ¿Cree que tenía las notas más altas en clase? ¿Es concebible que pueda haber tenido algo inferior la mejor nota en matemáticas?

> Imagine un equipo de atletismo de esta escuela hipotética. ¿Supone que Jesús hubiera sido el más rápido? ¿Algún otro pudo haber sido el capitán del equipo?
>
> Imagine a Jesús haciendo un banco en la carpintería de José. ¿Piensa que su primera pieza fue su mejor trabajo? ¿Es posible que haya tenido que desguazarla e intentarlo de nuevo?

En lo personal, imagino a Jesús y a José sonriendo y riéndose mientras los dos juntos desarmaban el primer (y hasta quizás el quinto) banco de Jesús.

¿Por qué?

Porque Jesús no vino del cielo a la tierra a morir por nuestras curvas de crecimiento.

Aunque todos somos pecadores, nuestra condición de seres humanos no es un pecado. Jesús fue humano *y* santo. Y las ideas que tengamos en torno de estos dos atributos afectan de manera directa cómo reaccionamos cuando estamos desilusionados de nosotros mismos.

¿Vemos las lágrimas como una falta de santidad? ¿Creemos que una tristeza profunda puede convivir con una gran fe? ¿Nuestros primeros esfuerzos deben duplicarse como nuestras mejores ofrendas?

Dicho de otra manera: *¿nos damos permiso a nosotros mismos para ser humanos y crecer?*

CUANDO ESTÉ DESILUSIONADO CONSIGO MISMO,
OTÓRGUESE LA GRACIA DE ESTAR CRECIENDO.

Cuando esté desilusionado consigo mismo, otórguese la gracia de estar creciendo.

Dos de los escasos versículos que nos dejan entrever los años ocultos de Jesús lo describen con un rasgo magníficamente humano, que bien debería servirnos para apreciar con más generosidad:

> Allí el niño crecía sano y fuerte. Estaba lleno de sabiduría, y el favor de Dios estaba sobre él.
> LUCAS 2:40

> Jesús crecía en sabiduría y en estatura, y en el favor de Dios y de toda la gente.
> LUCAS 2:52

Jesús *crecía*. Crecía en lo físico (en estatura), en sus relaciones (en el favor de toda la gente) y en lo espiritual (en sabiduría y en el favor de Dios).[2] Crecer no es fracasar. Crecer significa que somos más hoy de lo que éramos ayer. Si esto era válido para Jesús, seguramente puede serlo para nosotros.

Ciertamente, Dios disfruta (es decir, lo opuesto a apenas tolera) nuestro crecimiento, así como nosotros disfrutamos el crecimiento de un hijo, lo cual me lleva a uno de mis recuerdos preferidos.

—Aquí tienes, mamá, prueba esto. ¡La hice especialmente para ti!

A mi hija siempre le encantó cocinar. Heredó esa pasión de mi mamá, cuyos principales lenguajes del amor eran hacer regalos y alimentar a la gente. Algunas de mis fotos más queridas son de la Abuela y Keona, codo a codo, amasando y estirando las tortillas caseras en la cocina de la Abuela. Recién salidas de la sartén y con manteca salada; ¡santo cielo! Keona continúa ahora la tradición como una profesional.

Desde que alcanzaba la altura de las hornallas, Keona hacía experimentos en la cocina y nos preparaba algunos platos especiales. Al principio, su plato favorito fue la sopa. Yo ponía a calentar una olla con agua sobre la hornalla y ella la llenaba de cosas bonitas: pepinillos verdes, manzanas rojas, queso amarillo y granas rosadas para pastelitos. Una vez que mezclaba todos los ingredientes con un adobo súpersecreto como mostaza y salsa picante, Keona me hacía la señal de que su creación estaba lista y me observaba, expectante, mientras yo me disponía a probar su ofrenda.

Hace mucho tiempo, me comprometí a nunca mentirles a mis hijos. Por eso, cada vez que Keona me miraba sonriente, esperando mi respuesta, yo bebía un sorbo de mi sopa y decía: «¡Oh, Keo, gracias! ¡Esto sí que es algo especial!».

Y lo era. Aunque no siempre lo eran para mis papilas gustativas, sus obsequios siempre eran especiales para mi corazón. La intención de Keona era bendecirme, y con eso bastaba. De hecho, ese era el tesoro. Ella calculaba con cariño qué me complacería, ¿y adivine qué? Yo me sentía amada y complacida. Las críticas de afuera a sus sopas eran irrelevantes. Sin miramientos a qué sorpresa me sirviera, su corazón era el ingrediente que me producía gozo.

Permítame plantear algo que, en principio, parecerá una pregunta ridícula: ¿Los inventos culinarios picantes, granulosos y con olor a queso de Keona fueron *fracasos*? ¿Esos primeros intentos deberían haberla desilusionado? ¿Avergonzado? ¿Puesto en duda su potencial como aspirante a chef?

Por supuesto que no.

Keona y yo estábamos pasando tiempo juntas, haciendo algo que ella disfrutaba. Ella me amaba y usaba su creatividad para ofrecerme un regalo. Desde mi perspectiva, esto es lo más lejano a un fracaso que se puede estar.

Estimar como *fracasos* dichos esfuerzos no tendría ningún sentido, a menos que su definición de éxito sea...

nunca dar qué hablar a los críticos,

satisfacer o superar las más altas expectativas de los demás, comenzar con el mismo nivel de excelencia con el que usted espera terminar o

no necesitar instrucciones ni correcciones para lograr un mayor crecimiento.

¿Con qué frecuencia la desilusión *con* nosotros mismos se inspira en las expectativas impracticables que tenemos *de* nosotros mismos? ¿Y con qué frecuencia nuestras expectativas son moldeadas no por nuestro Dios, sino por nuestra ansiedad, el miedo al rechazo, el perfeccionismo, la búsqueda de la preferencia o la tendencia a medirnos en base a comparaciones?

Claro, crecer puede ser incómodo y aun bochornoso. Pero, teológicamente, crecer no debería darnos vergüenza.

Por lo tanto, la próxima vez que esté desilusionado consigo mismo, haga una pausa lo suficientemente larga como para identificar en oración qué le molesta *en realidad*. Si no es un pecado, ¿qué es, entonces? A veces, estamos desilusionados de nosotros mismos, no porque estemos perdiendo ilusiones y conquistando realidades (lo cual es sano), sino porque no nos hemos dado permiso *para ser humanos* (lo cual es insostenible). Usted tiene permiso para ser (es más, lo aliento a ello) humano. Pase por alto la vergüenza y tenga en cuenta la cara de padre orgulloso que tiene Dios. Véalo con usted, celebrando sus pasos a los tropezones, así como usted celebraría el crecimiento de su hijo amado.

Todos los que respiran están en proceso.

Que Dios nos ayude a dejar de ser el malo en nuestra humanidad.

¡Crezca con gracia y en libertad, mi amigo! Haga sus sopas con amor. Llénelas con pepinillos encurtidos, queso, manzanas y granas. ¡Su Salvador pensará que son maravillosas! (Y, en verdad, el de Él es el único paladar que usted necesita complacer).

Capítulo 36

EL DENOMINADOR COMÚN

Todos estos principios para navegar la desilusión con uno mismo tienen un denominador común: la gracia. Sobre la gracia, el psicólogo Lewis Smedes dijo:

> La gracia vence a la vergüenza, no por descubrir en nosotros mismos una provisión de excelencia que habíamos pasado por alto, sino simplemente por aceptarnos, la totalidad de nuestro ser, sin importar nuestra belleza o nuestra fealdad, nuestra virtud o nuestros vicios. Somos aceptados en general. [...] Aceptados una vez, y para siempre. Aceptados hasta la máxima profundidad de nuestro ser.[1]
>
> Muchos sentimos vergüenza, no porque algo esté muy mal, sino de no ser suficientemente buenos.[2]
>
> La gracia sana nuestra vergüenza [...] al eliminar lo peor que nuestra vergüenza nos hace temer: el rechazo.[3]

La palabra *gracia* aparece ciento treinta y una veces en mi Biblia de estudio, de cuyas apariciones el noventa y cuatro por ciento está en el

Nuevo Testamento. La iglesia primitiva entendía a *la gracia de Dios* como una benefactora incomparable. En sus saludos y bendiciones, pedían en oración que la gracia de Dios acompañara, guiara, dotara y guardara a cada uno.

Una palabra griega, *charis*, representa todos los casos de la palabra «gracia» en el Nuevo Testamento. Abundan los libros y los escritos sobre este concepto casi inconcebible. Según registró una guía de estudio: «En términos sencillos, la gracia es el favor inmerecido de Dios y la capacidad y el empoderamiento sobrenaturales para la salvación y para la santificación diaria. *La gracia es todo a cambio de nada para quienes no merecen nada.* La gracia es lo que todo hombre necesita, lo que nadie puede ganarse y lo que solo Dios puede y libremente da»[4].

La gracia (el inmerecido favor de Dios) debe ser administrada con integridad. Si bien la gracia de Dios es inmutable, nosotros somos plenamente capaces de usarla mal. La nuestra es una generación que celebra vivir según la regla de oro, solo que sin la parte de la «regla». Atesoramos la promesa de Dios que dice: «Mi gracia es todo lo que necesitas» (2 Corintios 12:9), pero a veces pasamos por alto el contexto de ese versículo. La gracia suficiente de Dios era en la debilidad indeseada y sin especificar de Pablo, no en la ilegalidad disfrazada de libertad.

La religión del vale todo tiende a abusar del regalo de la gracia.

Pero la sobrecompensación (esperar demasiado de nosotros mismos para no esperar demasiado poco) también pasa por alto la gracia.

La sobrecompensación es un ejercicio inútil. Nos lastima y no ayuda a nadie. El alma que no está sana nunca ayuda a que otra alma encuentre la sanidad.

Estoy consciente de que la frase «esperar demasiado de nosotros mismos» puede ser insoportable. Uno podría preguntar: «¿Cómo es posible que esperemos demasiado de nosotros mismos, luego de que Cristo se entregó entero por nosotros?». No dándonos a nosotros (ni a los demás) la libertad de fallar en cualquiera sea su interpretación de un *evento evangelístico de aerobic*. Cuando exigimos que nuestras *primeras sopas* sean dignas de estrellas Michelin. Cuando retrasamos la *victoria verdadera* al definirla desde lo emocional o negándonos a perdonarnos a nosotros mismos, a pesar de que Cristo (a un altísimo costo) ya nos ha declarado perdonados. Es decir, cuando olvidamos:

que somos humanos,

que el crecimiento es un hecho para la humanidad,

y que Jesús murió por nuestros pecados, no por nuestras curvas de crecimiento.

La gracia es la clave. Y la gracia es lo que hace posible mi próxima herramienta.

CUANDO ESTÉ DESILUSIONADO CONSIGO MISMO, VEA A LA FE COMO UN PEREGRINAJE, MÁS QUE COMO UNA ACTUACIÓN.

No recuerdo el momento preciso. De hecho, gran parte de todo el proceso se me escapa. Lo sentí como despertarme de una cirugía, sin tener idea de las complejidades de la operación, pero de inmediato beneficiada por el buen trabajo del cirujano. Mi única contribución ha sido confiar en los profesionales y quedarme quieta debajo del bisturí.

Mezclando (o, más bien, cambiando) metáforas, un día me di cuenta de que Dios había estado conduciendo una guerra de guerrillas dentro de mi alma. Bajo esta nueva vida de fe apenas iniciada, estaba llevándose a cabo todo un golpe de estado. Bajo el mando del Espíritu de Dios, en escaramuzas demasiado profundas como para que pudiera observarlas, *estaba deponiendo al miedo* y *entronizando al amor* como el motivador que gobernaba mi vida.

Con los años, ese derrocamiento ha sido tanto gradual como continuo. Prácticamente cada vez que ingreso en una etapa nueva de mi vida, tengo que volver a confirmar que el amor, y no el miedo, llevará la batuta.

¿Por qué? Porque los acuerdos con el miedo son demasiado fáciles de hacer, en especial, durante la noche.

El miedo se disfraza de *realismo*, y nosotros lo invitamos a nuestra mesa.

El miedo se presenta como la *solución a los problemas*, y le damos la bienvenida a su sabiduría.

El miedo se ofrece como un *profeta*, entonces nos sentamos a sus pies y nos prepararnos para nuestro futuro.

Lo que tememos varía, pero el miedo en sí no es quisquilloso. Con gusto atraviesa cualquier puerta abierta para arrebatarle terreno al amor.

El miedo es una de las principales distinciones entre ver la fe como un peregrinaje y verla como una actuación. ¿Hacia qué lado se inclina usted naturalmente con vistas a la fe?

Una actuación es una presentación «frente a un público»[5], mientras que el peregrinaje es un «viaje (por lo general, a una larga distancia) que se realiza hacia un lugar sagrado como acto de devoción religiosa; la acción o la práctica de hacer dicho viaje»[6]. En nuestro contexto, estoy usando el término *peregrinaje* no para hablar de un viaje físico, sino de la realidad espiritual. Como le dijo Pablo a la iglesia primitiva: «Nosotros somos ciudadanos del cielo» (Filipenses 3:20). En otras palabras, todavía no estamos en nuestro hogar.

La fe vista como una actuación a menudo está motivada por el miedo y la autoprotección. Su enfoque es la perfección. Su meta es evitar incluso la apariencia de fracaso. Si vemos a la fe como una actuación, muchas veces vemos a Dios como un crítico que está observando cada uno de nuestros movimientos con ojos escépticos, el lápiz rojo en la mano, evaluándonos según un criterio inalcanzable para nosotros.

Como viaje, no obstante, la fe que se toma como un peregrinaje está motivada por el amor y la entrega feliz. Su enfoque es la dirección. Su meta es seguir a Jesús dondequiera que Él lo conduzca, durante el día o durante la noche. Si consideramos la fe como un peregrinaje, veremos a Dios como nuestro Compañero, Guía y Destino.

En realidad, si vemos la fe más como un peregrinaje que como una actuación, veremos más a Dios que a nosotros mismos, ¡lo cual es particularmente útil cuando nuestra persona es lo que nos desilusiona!

Su excelencia dirige.

Nuestra muy inferior excelencia lo sigue,

escondida a salvo (y con gratitud) en la sombra luminosa de su gracia.

Capítulo 37

* * *

RESPIRE PROFUNDAMENTE

Vivimos en dicha gracia, no porque la hayamos ganado (no podemos) ni porque la merezcamos (no la merecemos), sino por causa de nuestro Dios de amor. Él se ha estirado sin medidas para bendecirnos con su gracia. Me pregunto cómo se siente Él cuando la rechazamos.

Me pregunto cómo se sintió cuando dos de los primeros discípulos de Jesús estaban decidiendo si aceptarla o no.

Muchos han notado que la diferencia en el resultado final está determinada por cómo reaccionamos a nuestros tropezones. Aunque al enemigo le gustaría que pensáramos que algunos fracasan más que otros, la realidad es que todos tropezamos.

Al aplicar esa sabiduría a la noche más oscura en la vida de los discípulos, resulta claro que la diferencia entre Judas y Pedro no es que uno falló y el otro no. Ambos fallaron. Además, la diferencia no radica en que uno se desilusionó y el otro no. Tanto Judas como Pedro estaban profundamente desilusionados con Jesús y consigo mismos.

Sabemos que Pedro, después de negar a Jesús: «salió del patio, llorando amargamente» (Lucas 22:62). Pero a veces pasamos por alto el hecho de que Judas también fue abrumado por el sufrimiento espiritual:

> Cuando Judas, quien lo había traicionado, se dio cuenta de que habían condenado a muerte a Jesús, se llenó de remordimiento. Así que devolvió las treinta piezas de plata a los principales sacerdotes y a los ancianos. —He pecado —declaró—, porque traicioné a un hombre inocente. —¿Qué nos importa? —contestaron—. Ese es tu problema. Entonces Judas tiró las monedas de plata en el templo, salió y se ahorcó.
>
> MATEO 27:3-5

Tanto Pedro como Judas experimentaron fracasos espirituales épicos. Ambos perdieron las ilusiones que tenían sobre la fuerza de su devoción a Jesús. Ambos llegaron a ver la realidad sobre sí mismos y sobre sus miedos. Ambos conocieron la noche. Pero solo uno encontró su camino para salir de la desilusión y, enormemente humillado, estuvo presente para saludar a Jesús cuando el sol salió al tercer día.

Así como Pedro, Judas sabía que había hecho algo malo. A diferencia de Pedro, Judas confesó la inocencia de Jesús y se echó la culpa; aun intentó resarcirse cuando trató de devolver el pago que había recibido por traicionar a Jesús.

Sin embargo, el problema es que la gracia se recibe, no se gana. El perdón de la gracia no puede ser *comprado por* nosotros porque ya ha sido *pagado por* nosotros. Nuestro rol es aceptarlo. Para hacerlo, debemos abandonar todas las ilusiones de autorredención.

Si Judas rechazó perdonarse a sí mismo o dio por sentado que Dios nunca podría perdonarlo, no lo sabemos. Lo que sí sabemos es que abandonó de modo terminante. Cuando se desilusionó de sí mismo, Judas renunció a la fe y a su futuro.

La diferencia, entonces, entre Judas y Pedro no es que uno pecó y el otro no, ni que uno se sintió compungido y el otro no sintió nada. Ambos pecaron. Ambos se afligieron por sus decisiones. La diferencia es que, cuando se desilusionaron, uno se perdió a sí mismo en la desesperación y el otro se encontró a sí mismo en la gracia.

La gracia. La gloriosa gracia.

La gracia es lo que nos da la fuerza para mantener el compromiso con nuestro camino en la fe cuando nos desilusionamos de nosotros mismos.

Pedro nos mostró el camino.

Y, entonces, suspiramos aliviados cuando el ángel que está junto a la tumba les dice a las mujeres: «No se alarmen. Ustedes buscan a Jesús de Nazaret, el que fue crucificado. ¡No está aquí! ¡Ha resucitado! Miren, aquí es donde pusieron su cuerpo. Ahora vayan y cuéntenles a sus discípulos, *incluido Pedro*, que Jesús va delante de ustedes a Galilea. Allí lo verán, tal como les dijo antes de morir» (Marcos 16:6-7, énfasis añadido).

Gritamos de alegría cuando Pedro corre a la tumba, entra, ve «los lienzos de lino allí, pero el lienzo que había cubierto la cabeza de Jesús estaba doblado y colocado aparte de las otras tiras» (Juan 20:6-7) y, luego, cuando salta de la barca para ir hasta Jesús, en la orilla (ver Juan 21:7).

Contenemos la respiración cuando Jesús le pregunta tres veces a Pedro: «Simón, hijo de Juan, ¿me amas más que estos?», y Pedro, despojado de toda pretensión por lo desilusionado que estaba de sí mismo finalmente responde: «Señor, tú sabes todo. Tú sabes que yo te quiero» (Juan 21:15-17).

Asentimos con la cabeza en señal de aprobación cuando Jesús le dice dos veces a Pedro: «Sígueme» (Juan 21:19, 22).

Y después escuchamos con todo respeto cuando un Pedro ya curtido, que ha seguido a Jesús a lo largo de muchas noches, saluda a la iglesia primitiva, diciendo:

> Que Dios les conceda cada vez más gracia y paz. Que toda la alabanza sea para Dios, el Padre de nuestro Señor Jesucristo. Es por su gran misericordia que hemos nacido de nuevo, porque Dios levantó a Jesucristo de los muertos. Ahora vivimos con gran expectación y tenemos una herencia que no tiene precio, una herencia que está reservada en el cielo para ustedes, pura y sin mancha, que no puede cambiar ni deteriorarse. Por la fe que tienen, Dios los protege con su poder hasta que reciban esta salvación, la cual está lista para ser revelada en el día final.
>
> 1 PEDRO 1:2-5

Pedro conoció una gran misericordia. Entendía qué significaba ser «protegido con el poder de Dios». Había aprendido mucho sobre la gracia abundante. Y una de sus escuelas más transformadoras fue la desilusión.

¿Alguna vez se ha desilusionado de sí mismo? ¿Perdió alguna vez las ilusiones y conquistó la realidad sobre la fragilidad de su carácter, sus capacidades, su devoción o su fe?

Si así fue, recuerde:

Pídale a Dios que guíe su mente.

Asegúrese de que las señales de su crecimiento espiritual sean espirituales.

Cambie su línea por una espiral.

Evalúe la definición que tiene sobre la victoria.

Escuche qué le susurra Dios por medio de la debilidad.

Recuerde que no todos los fracasos son pecados.

Concédase la gracia de estar creciendo.

Y considere que su fe es como un peregrinaje, en lugar de una actuación.

Pues de verdad es un peregrinaje: uno en el que el aire está cargado de gracia.

(Respire profundamente).

CUARTA PARTE

La desilusión con los demás

Capítulo 38

(NO ESTÁ TAN) BIEN CON MI ALMA

En definitiva, necesitaremos seguir respirando hondo el aire de la gracia a partir de ahora, que analizaremos la tercera forma de desilusión: esos espacios y períodos en los que decimos: «Señor, yo te amo. Pero tu pueblo es un dolor de cabeza».

¿Alguna vez se ha desilusionado de los seguidores de Jesús? ¿Ha perdido las ilusiones y conquistado la realidad sobre la convivencia en la comunidad de la fe?

Como alguien que no ingresó en la comunidad hasta la adultez, para mí, esta forma de desilusión ha sido la más complicada de procesar. La desilusión con uno mismo y con Dios hizo que fuera necesario navegar mi mundo interior, lo cual, como soy reflexiva por naturaleza, era un terreno bastante conocido. Pero, ¿desilusionarme de mi familia cristiana recién descubierta?

Desde luego, era lógico que los seres humanos imperfectos continuarían teniendo relaciones imperfectas en este lado del cielo. Y también era lógico que cada día estaría salpicado de las pérdidas de las ilusiones interpersonales y de las conquistas de la realidad, al punto de: *¡Vaya! Bueno, supongo que es mejor esperar para entablar una conversación con él recién después de que haya bebido su primera taza de café.*

Pero, aun siendo una persona realista como soy, hubo ocasiones en mi vida que la desilusión con el pueblo de Dios me tomó completamente por sorpresa, como si de pronto me arrebataran la alfombra sobre la que estaba parada. Mientras volaba por el aire, pensaba: *¿Qué diablos acaba de suceder?* Al aterrizar, quedaba con heridas que parecían mucho más susceptibles a infectarse que cualquier otra cosa que hubiera encontrado a causa de la desilusión con Dios o conmigo misma.

Y, quizás, no esté sola en esto. Siempre que tengo la oportunidad de preguntarle a alguien que *solía* considerarse parte de la iglesia: «¿Qué sucedió? ¿Por qué se fue?», la mayoría de las veces sus respuestas incluyen alguna forma de desilusión con el pueblo de Dios.

La iglesia fue prejuiciosa o hipócrita.

Los líderes no estaban actualizados o eran demasiado políticos.

A nadie le interesó ni dio cabida a mis dones.

Los que yo creí que eran mis amigos se quedaron callados después de un distanciamiento.

En resumen, no sintieron que el pueblo de Jesús actuara mucho como Jesús.

La mayoría de nosotros, desde que estábamos en jardín de infantes, hemos entendido que la única manera de evitar los problemas de las personas es evitar a las personas. La convivencia garantiza dramas. Pero cuando el sufrimiento se nos sirve en la mesa de Dios (ni que hablar de que sea en nombre de Dios), entramos en una noche que es sumamente difícil de negociar.

Muchos conocen la historia que hay detrás del clásico himno «Estoy bien con mi Dios», escrito por Horatio Spafford. Pero, hasta hace poco, yo desconocía la historia de su desilusión, no con Dios ni consigo mismo, sino con el pueblo de Dios.[1]

Siendo un franco opositor a la esclavitud y un abogado prominente, Horatio se casó con Anna Lawson en 1861. Durante los diez años siguientes, la pareja recibió a cuatro niñas en su hogar en Chicago. Como la familia había invertido fuertemente en bienes raíces, sufrieron pérdidas económicas devastadoras en 1871, cuando el tristemente célebre Incendio de Chicago destruyó la mayoría de sus bienes.

Dos años después, siguiendo el consejo del médico de Anna, Horatio reservó pasajes en un barco hacia Inglaterra con la esperanza de reanimar a su exhausta familia (que había estado sirviendo incansablemente a otros luego del desastre del incendio de Chicago). Anna y las niñas se adelantaron; Horatio planeaba seguirlas, luego de ocuparse de algunos negocios. Mientras estaban en el mar, el barco de vapor se hundió y Anna, una vez que estuvo a salvo en Inglaterra, envió un telegrama de dos palabras a Horatio, diciéndole: «Única sobreviviente». Todas las hijas de Spafford se habían perdido en el mar. Durante la travesía para llevar a su Anna de regreso a Chicago, Horatio escribió «Estoy bien con mi Dios» cerca del lugar donde sus hijas se habían ahogado. La canción es impresionante en sí misma, pero el trasfondo ubica a esta ofrenda entre los himnos más importantes de la fe nocturna.

Estando de luto, la pareja volvió a casa para hacer el duelo en el entorno seguro de su comunidad de fe. Sin embargo, en lugar de encontrar consuelo o aun compasión, Horatio:

> Sintió el frío escrutinio de los demás, quienes diseccionaron sus penas como si ellos fueran especímenes que debieran ser explicados. Todo Chicago sabía que los Spafford habían sufrido pérdidas devastadoras en el Gran Incendio de 1871. La familia joven, rica y aristocrática había quedado reducida a la necesidad andrajosa. Sus planes extravagantes para viajar a Europa fueron sopesados y hallados culpables. Ahora, menos de dos años después del Gran Incendio, Horatio y Anna habían perdido a todas sus hijas. ¿Acaso no era eso evidencia de que Dios estaba castigando algún pecado terrible

que había en sus vidas? ¿No estaban cosechando lo que habían sembrado?[2]

A pesar de que estaban fuertemente desilusionados con el pueblo de Dios, Horatio y Anna decidieron no enfrentarse a los muchos «consoladores» de Job, sino, en cambio, explotar su dolor y cambiar las cosas para los demás sirviendo a los pobres.

En 1876, fueron bendecidos con un hijo, seguido de una hija en 1878 (la cual algún día seguiría adelante con la obra de su vida). No obstante, la tragedia no quiso volverse una desconocida. A la edad de tres o cuatro años, su hijo murió de fiebre escarlata.[3] Cuando acudieron a su grupo de oración en busca de apoyo, una pareja, sorprendentemente, ¡propuso que los Spafford les entregaran la única hija que les quedaba porque habían perdido a todos los otros!

Una vez más las murmuraciones los lastimaron: «Si los Spafford fueran verdaderos cristianos, Dios no permitiría que semejante cosa sucediera una segunda vez»[4]. Imagine todo el dolor *proveniente de la mesa de Dios* que deben haber conocido.

Como dijo una vez Oswald Chambers: «Cuando sufro y siento que yo soy el culpable, puedo explicármelo a mí mismo; cuando sufro y sé que no soy yo el culpable, es un asunto más complicado; pero cuando sufro y me doy cuenta de que mis relaciones más cercanas piensan que soy el culpable, ese es el límite del sufrimiento»[5].

Sin duda, los Spafford entendieron este «límite del sufrimiento». A pesar de que experimentaron un profundo dolor interpersonal, la pareja se negó a abandonar a su Dios, su fe y uno al otro.

De hecho, fue después de esta tragedia que Horatio escribió:

Mucho tiempo atrás no me atrevía a decirle a Jehová:
«Oh, Señor, hágase Tu voluntad conmigo»,

pero ahora veo que Tu amor es tan puro
que no rehúyo más de la pena.
Tan verdadero, verdadero y fiel es Él,
bueno es mi Salvador;
tanto en el gozo como en la aflicción,
doy gracias a Él que me ha amado tanto.[6]

No rehúyo más de la pena.

Luego de que naciera otra hija en 1881, «ambos empezaron a hacer planes para dejar atrás los chismes y los teólogos insensibles, al menos por un tiempo. "Iremos a Jerusalén, donde Jesús, el Hombre de Dolores, vivió", dijo Horatio»[7]. Entonces, la familia de cuatro integrantes partió a Jerusalén, donde pasaron el resto de sus días viviendo... ¿*aislados*? Para nada. Además de adoptar a un varón, los Spafford se sumaron a otros que comenzaron una comunidad que les enseñó el amor de Cristo a innumerables almas (judíos, cristianos y musulmanes), brindando generosa hospitalidad, proveyendo comida para los pobres y financiando hospitales para los heridos[8].

Como ejemplifica la historia de los Spafford, cuando estamos desilusionados del pueblo de Dios, entregarnos a la fuerza hacia arriba del amor no solo nos orienta para atravesar la noche: protege nuestras heridas para que no se infecten en el proceso. Dicha fuerza nace de la fe, no de los sentimientos; la clase de fe que Anna Spafford exudaba cuando, a través del dolor, declaró: «¡Diré que Dios es amor hasta que lo crea!»[9].

Capítulo 39

ALGO VIEJO Y ALGO NUEVO

La desilusión de unos con otros es tan vieja como la Caída. Adán comió el fruto prohibido por su propio libre albedrío. Pero cuando Dios lo confrontó a propósito de su elección, él culpó a su esposa antes de confesar su propia complicidad: «La mujer que tú me diste fue quien me dio el fruto, y yo lo comí» (Génesis 3:12). Si bien Dios y Eva conocían la historia completa, me pregunto cómo se sintió Eva cuando su marido la usó como excusa, en lugar de aceptar su parte de la responsabilidad en la transgresión.

Desde ese punto en adelante, en las Escrituras, la mayoría de los capítulos relatan o demuestran algún nivel de sufrimiento interpersonal, desde la tensión que había en el primer matrimonio de Génesis 3, hasta el drama del misterioso fin de los tiempos, descrito en el libro de Apocalipsis. Por ejemplo:

Caín, en un ataque de ira, mata a Abel.

Noé, durante una resaca, maldice a su propio hijo, Cam.

Abraham miente y dice que su esposa, Sara, era su hermana.

Sara usa a Agar y luego la manda al desierto para que muera.

Isaac, como su padre, hace pasar a su esposa por su hermana para salvar su propio pellejo.

Jacob engaña a Isaac para recibir la bendición de su hermano mayor.

José es vendido como esclavo por sus hermanos, para luego ascender políticamente con poder y mostrarles misericordia a sus hermanos llenos de remordimientos y algo más que nerviosos.

¡Y con eso apenas llegamos al final del primer libro de la Biblia!

Si bien abundan los ejemplos en el Antiguo Testamento (la vida de David solo podría llenar con facilidad un melodrama de varias temporadas), regresaremos a nuestro ejemplo permanente del Salmo 42. Además de estar desilusionado con Dios y consigo mismo, este descendiente de Coré también estaba desilusionado con las personas que lo rodeaban:

> Día y noche solo me alimento de lágrimas, mientras que mis enemigos se burlan continuamente de mí diciendo: «¿Dónde está ese Dios tuyo?».
>
> SALMO 42:3

> Sus insultos me parten los huesos. Se burlan diciendo: «¿Dónde está ese Dios tuyo?».
>
> SALMO 42:10

El rey David amaba a Dios y dirigía a su pueblo con devoción por Dios. Como músico y salmista de David, este hijo de Coré debe haber estado rodeado por otros que, como él, eran parte del (o cercanos al) círculo íntimo del rey David. Sin embargo, el pueblo de Dios puede ser tosco (y, a veces, aun cruel) al tratar el sufrimiento de los demás. Cuando este salmista necesitó desesperadamente que lo animaran, los que estaban cerca de él (tanto amigos como enemigos en la corte de David), solo aumentaron su agonía.

El Nuevo Testamento también está repleto de conflictos interpersonales, malentendidos y traiciones *dentro* de la comunidad de la fe. Hago énfasis en la palabra *dentro* porque es nuestro foco. A medida que analicemos los ejemplos bíblicos y luego les prestemos atención a las once herramientas que nos ayudarán a navegar esta forma de noche espiritual, nuestro contexto será la desilusión con otros que comparten nuestra creencia en Jesús y la devoción por él.

En otras palabras, esto no tiene que ver con la furia arbitraria al volante, la libertad religiosa, los problemas con los paganos de al lado o el lobo vestido de oveja que tenemos en casa. Esto es sobre la desilusión interpersonal entre aquellas personas que intentan seguir a Jesús.

Que sucedió cuando...

> Jesús les preguntó a sus discípulos: «¿Qué venían conversando en el camino?». Pero no le contestaron porque venían discutiendo sobre quién de ellos era el más importante (Marcos 9:33-34).
>
> Pedro le preguntó a Jesús: «Señor, ¿qué va a pasar con él?» (Juan 21:21).
>
> Ananías y Safira murieron ante los apóstoles (Hechos 5:1-11).
>
> Los judíos que hablaban griego de la iglesia primitiva «se quejaban de los que hablaban hebreo diciendo que sus viudas eran discriminadas en la distribución diaria de los alimentos» (Hechos 6:1).
>
> Pablo, que había sido salvo gloriosamente, fue a Jerusalén y «trató de reunirse con los creyentes, pero todos le tenían miedo. ¡No creían que de verdad se había convertido en un creyente!» (Hechos 9:26).
>
> Pablo le dijo a Bernabé: «"Volvamos a visitar cada una de las ciudades donde ya antes predicamos la palabra del Señor para ver cómo andan los nuevos creyentes". Bernabé estuvo de acuerdo y quería llevar con ellos a Juan Marcos; pero Pablo se opuso terminantemente ya que Juan Marcos los había abandonado en Panfilia y no

había continuado con ellos en el trabajo. Su desacuerdo fue tan intenso que se separaron» (Hechos 15:36-39).

Pedro fue a Antioquía y Pablo lo enfrentó «cara a cara, porque él estaba muy equivocado en lo que hacía. Cuando llegó por primera vez, Pedro comía con los creyentes gentiles, quienes no estaban circuncidados; pero después, cuando llegaron algunos amigos de Santiago, Pedro no quiso comer más con esos gentiles. Tenía miedo a la crítica de los que insistían en la necesidad de la circuncisión. Como resultado, otros creyentes judíos imitaron la hipocresía de Pedro, e incluso Bernabé se dejó llevar por esa hipocresía» (Gálatas 2:11-13).

Pablo le confesó a su hijo espiritual, Timoteo: «La primera vez que fui llevado ante el juez, nadie me acompañó. Todos me abandonaron; que no se lo tomen en cuenta» (2 Timoteo 4:16).

Ambición, comparación, desconfianza, hipocresía, engaño, favoritismo, división, abandono: a veces romantizamos a la iglesia primitiva, pero a ellos no les era ajeno este tipo de sufrimiento espiritual.

Como ellos, nosotros también podemos experimentar la desilusión dentro de la comunidad de la fe, cuando...

Un amigo se enaltece a sí mismo, rebajándolo a usted.

Un líder espiritual ha fallado moralmente.

Usted paga el precio por los celos de un amigo.

Alguien que conoce calumnia a alguien que usted quiere.

Siente que dudan de usted las mismas personas que alguna vez lo defendieron.

El alma que lo llevó a Jesús pierde la fe en Dios.

Las personas que usted fue a servir no están entusiasmadas con su servicio.

No lo invitaron a esta comisión o a aquella fiesta.

Alguien metió la pata, y ahora usted quedó como un irresponsable.

De pronto, los demás empiezan a evitarlo, y usted no sabe por qué.

Confía en alguien que procede a traicionar su confianza.

A un falso amigo suyo le dan una oportunidad que usted creía haberse ganado.

El pecado de otro mancilla su nombre.

Los conocidos saben poco y suponen mucho.

Se siente subestimado y omitido por las personas que mejor lo conocen.

Los demás se niegan descaradamente a ver o a decir la verdad.

¿Algo de esto le resulta conocido?

Cuando pasamos por una desilusión con Dios, lo bueno es que Él es perfecto, por lo tanto, el desafío es unilateral (de nuestro lado). Sin embargo, cuando nos desilusionamos de otros, la situación es mucho más compleja. En este tipo de noche, hay (por lo menos) dos seres humanos imperfectos que tienen ilusiones, ambos con su libre albedrío, y ninguno tiene garantizado que el otro no abandonará.

Capítulo 40

• • •

LA LECCIÓN DOMINICAL

Hemos sido diseñados, desde el principio, para estar en comunidad. Por nuestra naturaleza, todos anhelamos relacionarnos unos con otros y, en definitiva, con Dios. Lo que fue válido en la Creación, cuando Dios le entregó Eva a Adán y dijo: «No es bueno que el hombre esté solo» (Génesis 2:18), aún es válido al día de hoy. Según las palabras de Salomón en Eclesiastés 4:9-10: «Es mejor ser dos que uno, porque ambos pueden ayudarse mutuamente a lograr el éxito. Si uno cae, el otro puede darle la mano y ayudarlo; pero el que cae y está solo, ese sí que está en problemas».

Ciertamente, dos son mejor que uno.

Y dos... son más complicados que uno.

Jesús lo entendía bien. Su equipo de liderazgo escogido personalmente estaba compuesto de hombres que tenían diferencias importantes en lo político, en lo social y, quizás, hasta en lo teológico. Desde Simón, el zelote, a Mateo, el cobrador de impuestos; desde Santiago y Juan, los «hijos del trueno», a Pedro, la roca, Jesús recopiló un equipo bastante explosivo.

Luego, en la Última Cena, en el umbral de los días más desilusionantes que les tocaría vivir a los discípulos, Jesús anunció: «Les doy un nuevo mandamiento: ámense unos a otros. Tal como yo los he amado, ustedes deben amarse unos a otros. El amor que tengan unos por otros será la prueba ante el mundo de que son mis discípulos» (Juan 13:34-35).

Al comienzo de su ministerio público, Jesús le había dicho a la multitud: «¡ama a tus enemigos!» (Mateo 5:44). Ahora, llegando al final de su ministerio público, Jesús les ordenó a sus seguidores más cercanos que se amaran unos a otros. Algo de importancia eterna (a saber, «la prueba ante el mundo») dependía (y sigue dependiendo) del que en ocasiones ha sido nombrado como el undécimo mandamiento.

Esa noche, sentados alrededor de la mesa, había discípulos a un paso de sufrir una profunda desilusión con Jesús, consigo mismos y con los demás. Judas iba a traicionarlos. Jesús permitiría que otros lo arrebataran de su gente. Satanás iba a zarandearlos. El pánico se apoderaría de ellos. El miedo los expondría. La crucifixión los dejaría estupefactos. Y la aflicción los vencería.

¿Cómo diablos podrían navegar semejante sufrimiento espiritual?

Juntos.

A través del amor.

De todas las cosas que Jesús podría haberles dicho en la Última Cena para guiarlos, les dejó un mandamiento claro: ámense unos a otros, hasta el final de la noche.

En los años sesenta, Peter Raymond Scholtes escribió una canción basada en este mandamiento, que desde entonces ha tenido distintas versiones a cargo de muchos artistas. Las primeras dos estrofas de la letra original dicen lo siguiente:

Somos uno en el Espíritu, somos uno en el Señor.
Somos uno en el Espíritu, somos uno en el Señor.
Y oramos porque toda la unidad un día sea restablecida.

Y sabrán que somos cristianos por nuestro amor, por nuestro amor.
Sí, sabrán que somos cristianos por nuestro amor.
Caminaremos juntos, caminaremos de la mano.
Caminaremos juntos, caminaremos de la mano.
Y juntos extenderemos la noticia de que Dios está en nuestra tierra.
Y sabrán que somos cristianos por nuestro amor, por nuestro amor.
Sí, sabrán que somos cristianos por nuestro amor.[1]

Amén.

Pero *¿cómo?*

En parte, resistiéndonos activamente al camino del odio. Cuando reflexionamos en quiénes escucharon las palabras de Juan 13, el «ámense unos a otros» de Jesús claramente no quería decir que sus seguidores siempre estarían de acuerdo en todo. El amor es fruto no de la semejanza, sino de la entrega. Aunque no tengamos el mismo parecer, igual podemos entregarnos a la fuerza hacia arriba del amor de Jesús los unos por los otros. A lo mejor, para Simón el zelote y para Mateo el cobrador de impuestos, Jesús estaba diciendo: «Sigan amándose, aunque nunca empiecen a parecerse». Quizás, para Pablo y Bernabé, estaba diciendo: «Sigan amándose, aunque decidan separarse».

Cuando perdemos las ilusiones y conquistamos la realidad de los unos con los otros, el amor es el llamado de Jesús para nosotros. Es puro y refinador, exigente y sumamente desafiante. Puede elevarnos por encima de lo más alto de nuestra humanidad, incluso cuando estamos en lo más profundo de la desesperación.

Lamentablemente, este llamado sagrado de Jesús también ha sido distorsionado fuera de contexto y citado erróneamente para racionalizar la injusticia, favorecer a los abusadores y silenciar a los oprimidos. Estoy penosamente consciente de que usted, valiente lector, quizás tenga heridas profundas causadas por la conducta que le dijeron que debía tolerar en nombre del amor. A veces, el onceavo mandamiento de Jesús se ha convertido en un arma en la iglesia para forzar a las víctimas a la sumisión. Esclavistas, cónyuges golpeadores y líderes enfermizos por igual han querido espiritualizar la pasividad en las personas a quienes ellos maltrataban en nombre del amor que «todo lo sufre» (1 Corintios 13:7, LBLA).

Ese no fue el mensaje de Juan 13, y no es el mensaje de este libro. Ya que ahora prestaremos atención a las herramientas que nos ayudarán a transitar la desilusión dentro de la familia de Dios, recordemos a qué contexto están destinadas: no a los lobos vestidos de ovejas, sino a personas imperfectas, en proceso y, en algunas ocasiones, a ovejas lastimadas cuyos corazones están empeñados en seguir a Jesús hasta su Hogar.

Decidir *cuáles* herramientas ofrecerle en este punto ha sido todo un desafío. He clasificado y cambiado, omitido y organizado las posibilidades una y otra vez. Al final, lo que sigue es una fusión de *habilidades* para ayudarlo a reducir la escala (y tal vez, aun evitar) del doloroso drama en la familia de la fe, y *principios* para ayudarlo a escoger el camino del amor (a Dios, a los demás y a usted mismo) cuando el sufrimiento interpersonal es inevitable.

CUANDO ESTÉ DESILUSIONADO CON EL PUEBLO DE DIOS, NO SE APURE A DAR POR SENTADO QUE EL PECADO ES EL ORIGEN.

En efecto, somos pecadores. Y, sí, nuestro pecado es una fuente importante de desilusión interpersonal. Todos estamos penosamente al tanto de esta realidad.

Pero la *vida* también es magníficamente buena para inventar el drama «por sí solita» (como solía decir mi papá, nacido en Mississippi). De hecho, la vida común y sencilla puede ser la fuente más activa, aunque menos reconocida, de desilusión que encontremos sentada a la mesa de Dios.

Somos personas diferentes, de lugares diferentes, con pasados, dolores y personalidades diferentes. Súmele a esa mezcla las culturas y generaciones diferentes; por lo tanto, es un milagro que siquiera nos entendamos unos a otros. La vida misma (su diversidad, complejidad y cambio constante) es la causa de gran parte de nuestros malentendidos.

Incluso *antes* de agregar el pecado.

Mis primeras tareas misioneras fueron en Singapur, Hong Kong e Indonesia. Desde las personas hasta la comida, la vida se veía distinta, así que para mí fue natural prever diferencias. Por consiguiente, viví un impacto cultural mucho menor en Asia que durante mi siguiente tarea en Australia, donde la vida no parecía, a primera vista, tan distinta a la vida en los Estados Unidos.

Hoy en día, algunos de mis amigos más queridos del mundo son australianos, así que, claramente, todos sobrevivimos a mis muchos traspiés. Pero al comienzo del período que pasé allí, me sentía tan fuera de lugar y tan desfasada de la cultura, que comencé a reunirme en una iglesia de expatriados asiáticos para adquirir algunos conocimientos básicos.

Un día, durante la escuela dominical, el maestro nos compartió un principio que me ayudó a desespiritualizar una buena parte de la desilusión interpersonal que yo enfrentaba. Dividió el salón en dos lados opuestos de una mesa, ubicó a cada grupo frente al otro mientras él dibujaba un gran número con tiza, en la mesa que estaba entre ambos.

Dirigiéndose al primer grupo, preguntó:

—¿Qué número es este?

Respondimos al unísono:

—Un seis.

Girándose hacia el otro grupo, preguntó otra vez:

—¿Qué número es este?

Ellos respondieron al unísono:

—Un nueve.

—¿Alguno de ustedes está *equivocado*? —preguntó.

Negando con la cabeza, levantamos nuestra mirada del número que había en la mesa hacia las almas que estaban del otro lado de la mesa, y contestamos:

—No.

Punto aclarado.

Lección aprendida.

(O, por lo menos, lección escuchada).

Cuando usted crece en la misma casa (física o espiritual), pero a diferentes lados de la mesa, los desacuerdos no siempre son fomentados por Satanás ni tienen su origen en un pecado personal. Está claro, el enemigo «anda al acecho como un león rugiente, buscando a quién devorar» (1 Pedro 5:8). Y, sin duda, nuestro pecado entristece a Cristo y a su iglesia.

Pero, más a menudo de lo que imaginamos, nuestra desilusión interpersonal se origina en la *vida*, simple y sencilla: en la vida juntos como familia de Dios.

Capítulo 41

MENOS QUE BENDECIDA

Siendo sincera, las repercusiones de haber sido hija única no me llamaron la atención hasta que fui madre y, de pronto, me di cuenta de que no tenía tíos ni tías incorporados para aportar a la ecuación. Gracias a Dios, Barry sumó una hermana cariñosa y Dios, en su generosidad, completó el círculo con almas extraordinarias que han rodeado a nuestros tres niños desde que nacieron.

Una tía que permanecerá anónima (Jennifer Day), le «obsequió» a nuestro primogénito de edad *preescolar* un monstruoso (disculpe, quise decir, maravilloso) juego de batería electrónica completo, con melodías vibrantes, patrones de percusión programados y un control de volumen que claramente había sido diseñado para el placer auditivo de todo el mundo a una cuadra de distancia.

Esta tía que no será nombrada (Jennifer Day), trajo el regalo totalmente feliz a nuestra casa. No obstante, nuestros regalos no siempre son bendiciones para los demás. Lo cual parece una introducción adecuada para nuestra próxima herramienta.

CUANDO ESTÉ DESILUSIONADO CON EL PUEBLO DE DIOS, RECONOZCA HUMILDEMENTE QUE SUS FORTALEZAS PUEDEN TENER SOMBRAS.

Tendemos a pensar más en las sombras del pecado que en las sombras de las fortalezas. Por ejemplo, si alguien tiene una naturaleza celosa, todo el que está cerca de esa persona tiene que vivir y funcionar a la sombra de esos celos. Esta clase de complicación en la convivencia es un poco obvia.

Sin embargo, las sombras de las fortalezas son una fuente de desilusión menos intuitiva porque rara vez se nos ocurre que nuestros dones puedan aportar otra cosa que no sea bendición a una relación.

El próximo ejercicio es especialmente divertido en forma grupal. (Confío en que sea igualmente beneficioso para usted como lector). Para ayudarnos a procesar la desilusión desde un punto de vista un poco distinto, me gustaría invitarlo a hacer dos cosas. Primero, analice qué sombras podrían acompañar las siguientes fortalezas:

Administradores de dinero minuciosos

Artistas creativos

Comunicadores calificados

Oyentes activos

Líderes visionarios

Administradores leales

Segundo, ahora que sus detectores de fortalezas-sombras entraron en calor, lo animo a pausar un rato la lectura para responder las siguientes tres preguntas:

1. ¿Cuáles puede mencionar entre algunas de sus fortalezas? (Telefonee a un amigo si está bloqueado).

2. ¿Qué sombras suelen acompañar sus fortalezas? (Telefonee a un amigo si se atreve).
3. ¿Cómo se llaman las almas de quienes deben vivir o trabajar a la sombra de sus fortalezas? (Ore por ellos... habitualmente).

Mientras lo procesa, le pido si puede incluir a mi esposo en sus oraciones. Soy una consultora analítica y experta en problemas, que se casó con un visionario que es un siervo de corazón. Si bien las personas aprecian mis dones como consultora cuando necesitan una mentora, una consejera o una maestra, ese mismo don los volvería un poco, pues, *locos* si lo único que realmente quisieran fuera decidir, por ejemplo, dónde poner la cafetera. Tal decisión se ve atrasada, aunque rara vez ayudada, porque yo ofrezco una docena de argumentos posibles, con sus consecuencias correlacionadas.

Cuando me casé con Barry, nadie me dijo que los verdaderos visionarios sueñan como una forma de relajamiento. Entonces, cuando Barry soltaba día tras día una seguidilla de ideas al aire, como si estuviera celebrando un festival de globos aerostáticos, yo lo «ayudaba» sacando mi fortaleza de analista de soluciones y hacía explotar esos globos voladores con mi realismo. Como Barry es una persona por naturaleza más agradable que yo, al principio se sintió sorprendido, luego confundido y, por último, se encerró en sí mismo. Vivía a la sombra de mis fortalezas.

Por fortuna, mucho antes de que nuestra desilusión en común llegara a ser desastrosa, Dios intervino y me mostró que las sombras de mi fortaleza estaban logrando que Barry se cuestionara la forma en la que Dios lo había creado. «¡Deja que el muchacho sueñe, Alicia!», dijo Dios. «Él no sueña *hacer*; sueña *ser*. Está soñando *conmigo*».

Barry me perdonó, pero francamente llevó un tiempo restaurar lo que yo había destrozado. La lección me quedó grabada y me ha facilitado el camino para atravesar la desilusión con el pueblo de Dios, más veces de las que podría contar.

Otra manera de plantearse este concepto de las sombras de la fortaleza y su contribución a la desilusión es con una contraposición que elaboré hace varias décadas. Anticipadamente le confieso: lo que sigue no es científico. No tiene citas. No he consultado con un neuropsicólogo ni en un buen libro sobre el conflicto interpersonal. Si bien es simplista, la contraposición ha demostrado constantemente ser útil para otros, así que me arriesgaré a ofrecérsela aquí a usted.

Me parece que todos estamos motivados por la necesidad de *producir* (hacer cosas de valor), *relacionarnos* (tener relaciones importantes) y *pensar* (procesar la vida y sus complejidades). Visualice estas tres motivaciones como conjuntos que se alternan (que no están fijos). La flexibilidad es importante porque las distintas motivaciones pueden tomar la iniciativa en circunstancias y etapas diferentes. Por ejemplo: una motivación puede ocupar la delantera cuando usted está a cargo de un proyecto y otra diferente cuando apoya a otro que está a cargo del proyecto. O ese conjunto podría cambiar cuando vive la transición con un padre, del rol de depender de él al rol de cuidador.

Aun así, es probable que podamos identificar una motivación que suele tomar el mando más a menudo en nosotros. Por ejemplo, mientras que mi esposo es más como un relacionista/pensador, yo soy más pensadora/relacionista. (Y sí, contratamos a alguien que hace nuestra declaración de impuestos).

En general, los productores tienden a:

comenzar el día con una lista de cosas que hacer

valorar lo visible y lo mensurable

resaltar la eficiencia y los resultados

estresarse por la discusión que no termina en una decisión

ir a la oficina en su día libre

sentirse culpable o aburrido cuando se toma vacaciones

Los relacionistas tienden a:

empezar el día poniéndose en contacto (por mensajes de texto o en redes sociales) con sus cientos de amigos más cercanos

valorar las relaciones por encima de todo lo demás

resaltar la comunidad y la lealtad

sentirse estresados cuando alguien prioriza los deberes antes que a las personas

charlar (mucho) con los compañeros de trabajo para dejarles en claro que son importantes y tenidos en cuenta

sentir que trabajar con personas que quieren es estar de vacaciones

Los pensadores tienden a:

empezar el día con... bueno, consigo mismos

ver el pensamiento como una forma de relajarse

resaltar el proceso y la integridad

estresarse por frases como: «No hagamos planes, ¡que fluya!»

exigir una constante evaluación de objetivos y métodos

desear que todos los demás se vayan de vacaciones para poder pensar en paz

Imagine conmigo todas las posibles combinaciones que hay en su familia, sus compañeros de trabajo, el equipo de la oficina, entre el personal o sus grupos de amigos. El próximo cuadro intenta capturar cómo podría verse cada motivación primaria con las otras:

	Miran a los productores y dicen...	**Miran a los relacionistas y dicen...**	**Miran a los pensadores y dicen...**
Productores	Jesús fue un agente de cambio. Los productores somos los únicos que realmente hacemos que las cosas ocurran.	Si les importa tanto como dicen que les importa, ¡dejen de hablar y pónganse a ayudar!	Despiértenme cuando realmente estén listo para HACER algo.
Relacionistas	Lo único que realmente podremos llevarnos de la vida son las relaciones. Son más importante para mí que cualquier cosa que puedan producir.	Jesús fue un relacionista. Los relacionistas les damos prioridad a las personas antes que a los deberes.	Relájese, mi amigo. Está sufriendo de tanta tensión mental. Tome aire y diviértase un poco.
Pensadores	Sé que valora la actividad. Pero ¿realmente está al tanto del *porqué* que hay detrás de *aquello* que hace?	Una pregunta: ¿Nunca necesita estar *a solas*?	Jesús fue el pensador y el estratega supremo. Los pensadores lidiamos con las verdaderas cuestiones de la vida.

¡Drama innato!

Por lo tanto, quizás podamos reírnos un poco más y culpar menos al pecado por los desafíos que enfrentamos como comunidad. La *vida* común y corriente y las *sombras de las fortalezas* confirman la complejidad innata de la convivencia antes de que ninguna otra cosa entre en juego.

Capítulo 42

• • •

CÓMO ESCUCHAMOS

«Y, sobre todo, por favor interpreten sus palabras y sus actos a través de su corazón».

Este pedido lo he hecho reiteradamente a lo largo de los años cuando defendía a mi hijo mayor. Siempre que él ingresa en un nuevo entorno (la universidad, la iglesia, los viajes misioneros, el trabajo), pedimos tener la oportunidad de compartir sobre el autismo altamente funcional en general, y sobre Jonathan en particular.

Jonathan casi siempre tiene buenas intenciones. Es una de las almas más sensibles, leales, agradecidas y sinceras que he conocido en mi vida. Cuenta con la bendición de tener una mente genial y un corazón compasivo, y le encanta estar con los demás. Pero cuando los demás son rápidos para suponer cosas y lentos para aclarar dudas, el dolor interpersonal de ser malinterpretado o acusado falsamente supera a Jonathan, al punto de bloquearlo. Cuando las personas interpretan mal lo que él quiere decir, mi hijo se siente profundamente lastimado. De hecho, cuando le pedí permiso para compartir esta historia, Jonathan dijo: «¡Ah, sí! Por favor, hazlo. Gracias, mamá».

Sinceramente, aprender a escuchar el corazón de otros más allá de lo que digan sus palabras es una capacidad que nos ayudaría a todos.

CUANDO ESTÉ DESILUSIONADO CON EL PUEBLO DE DIOS, APRENDA A ESCUCHAR GENEROSAMENTE.

La escucha activa está convirtiéndose un arte perdido. Quizás porque escuchar, en general, se ha vuelto una habilidad que se perdió. Como cultura, ahora acumulamos la información en recortes y en *bits* que rara vez, o nunca, son capaces de captar las complejidades del corazón humano.

Aunque escuchemos, nos cueste escuchar o seamos sordos, y ya sea que nos comuniquemos mediante la palabra oral, impresa o el lenguaje de señas, nuestra capacidad de escucharnos de verdad unos a otros parece haber disminuido, pese a que nuestra facilidad para tener acceso instantáneo el uno al otro ha crecido significativamente.

Al sacrificar calidad por rapidez, gritamos más, pero cada vez menos de nosotros nos sentimos *escuchados*.

Escuchar a otros no es igual de fácil para todos. Desde el trastorno por déficit de atención con hiperactividad hasta el trastorno obsesivo compulsivo, desde traumatismos a acúfenos, algunos tienen más ruido interno que otros. Por fortuna, escuchar con el corazón es una habilidad y cualquiera sea nuestro punto de partida, como toda habilidad, puede ser desarrollada.

Podemos empezar por no tratar a las partes como si fueran el todo. Lo que escuchamos, leemos o vemos es apenas una parte, un porcentaje de lo que dicen, piensan y sienten los demás. Hoy en día, es desconcertante cómo esperamos unos de otros aclarar toda la verdad en un tuit, en una publicación o, incluso, en un discurso. La escucha activa sabe que siempre hay algo más en la historia y escucha lo que se ofrece por lo que en realidad es: una parte de un panorama más amplio.

La escucha activa también escucha por el bien del otro, tanto como por el propio. A veces, somos un poco mercenarios cuando escuchamos, porque explotamos las conversaciones solo para lo que nos beneficia. Escuchamos, pero para reunir la información que refuerce nuestra postura. Escuchamos, pero revisamos selectivamente todas las palabras para darle sentido a nuestro infortunio. Escuchamos para tomar, para usar y para triunfar, en lugar de escuchar *como un don* para otros y para nosotros mismos.

Otro aspecto de la escucha activa es la opción de hacer una pausa antes de llevar al terreno personal las palabras de los demás. Desde que mis hijos eran pequeños, me han escuchado decir reiteradamente: «Las conductas y las palabras de los demás dicen más sobre ellos que sobre ustedes mismos».

—Sí, mamá —suelen responder—, pero igual es doloroso.

—Por supuesto —decía yo, empatizando—, ¿y qué aprendiste de *ellos*?

Incluso con unas cuantas décadas de práctica ya, aún no me sale de manera completamente natural. No sé la cantidad de veces que practiqué controlar la respiración mientras escuchaba a alguien y, al mismo tiempo, me decía a mí misma: *Es su ansiedad (o decepción, o rechazo, etcétera...) la que habla. No tiene absolutamente nada que ver conmigo.* Desde luego que la humildad nos invita a aprender sobre nosotros mismos a través del cristal de los demás, pero llevar todo al terreno personal no ayuda a que nadie sea realmente escuchado.

Y, aunque resulte obvio, hay un aspecto más que quiero resaltar: la escucha activa permite *hablar* a los demás. Cambiar de tema, interrumpir a los demás y desconectarlos es una manera infalible de avivar un drama innecesario. Tal vez sea una de las razones por las que a veces preferimos enviar un mensaje de texto a hablar, y publicar algo en línea a procesarlo personalmente: podemos expresarnos sin interacción ni interrupción, y dejar que los demás lean y respondan (o no).

Desarrollar la habilidad de escuchar el corazón de los demás por encima de sus palabras no es fácil. Es un esfuerzo permanente que requiere de dominio propio, concentración y paciencia. Pero imagine la desilusión innecesaria que evitaríamos (y cuánta desilusión real aliviaríamos) si pudiéramos simplemente desacelerarnos y verdaderamente tratar de escucharnos unos a otros. Sin duda, nuestras relaciones se beneficiarían de cualquier esfuerzo que realizáramos por madurar como oyentes activos.

Capítulo 43

SOSTENGA EL VASO

Una de las razones por las que tantos individuos con autismo altamente funcional tienen heridas interpersonales profundas tiene que ver con las expectativas de quienes interactúan con ellos. Sin dudas, todo aquel que tenga necesidades especiales enfrenta los desafíos de la sociedad. No obstante, desde el principio, me di cuenta de que, como Jonathan no exterioriza sus necesidades especiales, la gente espera que él piense e interactúe de la manera «típica». Entonces, por ejemplo, si se le escapa una señal no verbal o tiene alguna dificultad para seguir indicaciones de muchos pasos, se intensifica la confusión o la decepción de los demás.

El ejemplo que se me ocurre es el de un vaso al caer al piso. Si la distancia entre el vaso y el piso es mínima, el vaso de seguro permanecerá intacto. En cambio, si la distancia entre el vaso y el piso es considerable, el vaso seguramente se hará añicos.

Tomarnos el tiempo para identificar qué tan por encima de la realidad estamos sosteniendo los vasos de expectativas interpersonales es usar sabiamente la energía, en especial, durante la noche.

CUANDO ESTÉ DESILUSIONADO CON EL PUEBLO DE DIOS, ARTICULE SUS EXPECTATIVAS.

La presencia de expectativas es un prerrequisito para la pérdida de las ilusiones. Aun cuando sinceramente creemos que no tenemos ninguna expectativa, rara vez es cierto. Lo que sí *es* cierto es que hay diferentes tipos de expectativas, algunas de las cuales son más obvias que otras.

Algunas expectativas son *desconocidas* (lo cual no es sinónimo de *inexistentes*). Llevamos tan adentro de nuestro ser estas suposiciones que ni siquiera sabemos que existen, hasta que la vida las pone en duda y, aturdidos, pensamos: *¿Qué? Pero yo estaba segura de que todo el mundo...*

Descubrir algunas puede ser gracioso, como cuando un amigo dice que para él o ella el chocolate tiene sabor a tierra y nos quedamos sin palabras. ¿Por qué? Porque una expectativa desconocida (esto es, que todas las almas lógicas poseen un gusto innato y universal por los granos de cacao) acaba de ser revelada y refutada.

Sin embargo, descubrir otras expectativas desconocidas no es para nada gracioso. Durante mis años universitarios, fui bendecida por mentores tanto en mi hogar como en la universidad. Reunirme una vez por semana con un mentor fue un discipulado habitual para mí. Después de graduarme e irme a vivir al exterior, esperé por lo menos una semana a que pasara el desfase horario, antes de ir a la oficina de un líder y preguntarle quién podía ser mi mentor. Desconcertado, me preguntó:

—¿Tu mentor?

Ehmm, pensé. *Tal vez esta cultura usa una palabra diferente.* Entonces, propuse:

—Ah, disculpe. Quiero decir: mi discipulador. Eh... ¿un instructor espiritual?

Él replicó:

—¿Tiene alguna preocupación?

—Bueno, en realidad, no —dije—. ¿Ya sabe, como Jesús que tuvo los doce discípulos? ¿O cuando Pablo le dijo a Timoteo: «Lo que me has oído decir en presencia de muchos testigos, encomiéndalo a creyentes dignos de confianza, que a su vez estén capacitados para enseñar a otros»? (2 Timoteo 2:2, NVI).

—Ah —dijo él mientras tomaba el teléfono para reservarme una consulta *con un terapeuta.*

Me quedé perpleja porque me había topado con una expectativa desconocida. Yo creía que la iglesia global era una gran familia feliz que mentoreaba a los miembros. No tenía idea de que mi experiencia era más la excepción que la regla.

Otras expectativas son conocidas, pero *implícitas*; por lo general porque sentimos que son demasiado obvias y que no se justifica repetirlas. Como cuando usted empieza a trabajar con un amigo y espera que, por trabajar juntos, lleguen a ser incluso mejores amigos. Luego, cuando se da cuenta de que Joe, como su amigo, era mucho más agradable que Joe, como su nuevo jefe, la distancia es desilusionante. O cuando usted tiene una expectativa implícita como *Los verdaderos amigos celebran los cumpleaños unos de otros.* Pero, luego, cuando recibe un mensaje de texto al día siguiente de su cumpleaños, en lugar de que le organicen una fiesta para su gran día, se siente decepcionado. De tales expectativas implícitas, aunque le afecten mucho, es más fácil recuperarse que de un tercer tipo de expectativa.

En lo interpersonal, las expectativas más peligrosas son las que *no se comparten.* Aunque sean conocidas y expresadas, estas expectativas son incompatibles y pueden llevar a impases dolorosos de ambas partes si ninguna puede encontrar una solución alternativa. Como cuando alguien se suma a su equipo para apoyar su sueño, pero dicha persona piensa que su sueño es una pérdida de tiempo. Esto no es simplemente cuestión de decir lo mismo con palabras diferentes. Las expectativas que no se comparten provienen de valores de orígenes diferentes (y no siempre complementarios).

Si bien algunas expectativas no pueden más que sorprendernos, dedicarle tiempo a identificar el resto es una sabia inversión en las relaciones. Entonces, cuando esté en un ámbito nuevo o en una temporada distinta, siéntese con Jesús y pídale su ayuda para enunciar sus expectativas lo más específicamente que pueda. Anótelas. Procéselas en oración. Pídale a Dios las correcciones vivificantes que sean necesarias. Cuando son identificadas y evaluadas, nuestras expectativas pueden mantenerse un poco más a ras del piso de la realidad, lo que hará que haya menos destrozos para todos los involucrados.

Capítulo 44

LA MESA SE EXTIENDE

La desilusión en la comunidad de fe no es indicio de relaciones fallidas. Es indicio de relaciones que *existen*. Aunque esta sea una mala comparación, es la que se me ocurre en este momento. Afuera, al otro lado de la ventana de mi cuarto de escribir, uno de nuestros perros ladra rítmicamente, como si llevara el ritmo de una canción lejana (pero no lo suficientemente lejana).

Ojalá no lo notara, pero así es. Ojalá no me molestara, pero lo hace. Sin embargo, el perro no ha fallado. Solo es un perro. Sus ladridos son la prueba de su existencia. (Los nuestros, también). Mi perro no puede cambiar su ladrido, por lo tanto, queda en mí cambiar *cómo reacciono yo*. Todo esto nos lleva a nuestra próxima herramienta.

CUANDO ESTÉ DESILUSIONADO CON EL PUEBLO DE DIOS, CULTIVE LA FLEXIBILIDAD MENTAL.

Un verano, cuando Keona era pequeña, nos inscribí a las dos en una clase privada de ballet. Solo éramos nosotras y una instructora increíble llamada Kim. A modo de brindarle toda la información posible, desde el comienzo le hice saber a Kim que mi cuerpo no era muy flexible y que nunca lo había sido. Mi punto de vista sobre la flexibilidad era que su capacidad de seguro se estipulaba al nacer, y la mía era estrecha por genética. Kim sonrió y me explicó que, si uno puede moverse, siempre puede hacerse más flexible porque la flexibilidad no es inalterable. Evidentemente, estirar nuestra flexibilidad le hace todo el bien del mundo al cuerpo, a cualquier edad.

La flexibilidad mental[1] no es distinta. El campo de la neurociencia explota con la buena noticia sobre la plasticidad del cerebro y la consecuente capacidad de seguir aprendiendo y creando nuevos procesos, mucho más allá de los que se consideran los años dorados del aprendizaje en la juventud. Ya sea que nos sintamos mentalmente flexibles o no, nuestro cerebro está programado para crecer.

Y el crecimiento fortalecerá al cuerpo de Cristo.

Un buen lugar para comenzar es ponerse de acuerdo en aceptar que disentimos. No por relativismo ni por apatía, sino por amor. Cuando escucho sobre el dolor dentro de la comunidad de la fe, pocas veces (si es que alguna) he oído que alguien diga que su sufrimiento interpersonal se originó en los desacuerdos teológicos sobre la deidad de Cristo o la naturaleza de la salvación, sino en cómo los *trataron*.

Teniendo en cuenta esa realidad, cuando no se trata de un asunto del cielo y del infierno, ¿podríamos darnos el permiso para ver las cosas de maneras distintas? ¿Acaso cada pregunta tiene una única respuesta razonable? ¿Siempre hay alguien que debe ganar? ¿Los empates, y aun las pérdidas esporádicas, podrían considerarse valiosas?

La flexibilidad mental nos permitiría estar en desacuerdo y, pese a eso, salir a disfrutar de una cena juntos. En cambio, nuestro umbral de discrepancia es tan bajo que ante el primer signo de estar en otra sintonía, bloqueamos, cancelamos y nos abandonamos unos a otros por temas que, aunque sean reales, probablemente no sean eternos.

La flexibilidad mental nos protege del extremismo relacional (por ejemplo, «Un solo golpe que des y quedas afuera») y de las reacciones exageradas (por ejemplo, «Si no estás de acuerdo con mi idea, en realidad te opones a mi existencia»). Esto nos faculta para redefinir la victoria en las relaciones en términos de la búsqueda de la verdad y el respeto, en lugar de las frías y contables ganancias y pérdidas.

A su vez, afecta positivamente a nuestra capacidad de procesar los rechazos y las críticas. Decimos que queremos que haya retroalimentación, pero, en la práctica, lo que quizás queramos ver sea pulgares hacia arriba y corazoncitos. Nuestra falta de flexibilidad mental está anulando nuestra libertad de ser simplemente sinceros.

Todas las generaciones de seguro afirmarían que valoran tanto la sinceridad como la unidad. Pero la diferencia entre cómo definimos y ordenamos esos términos causa algo más que una pequeña desilusión en la iglesia. Algunos definen la *sinceridad* como una expresión personal y, como tal, creen que la expresión personal debería sacrificarse por el bien de la unidad. Otros creen que es realmente imposible tener unidad sin la libertad de ser completamente sinceros. Y aún hay otros que están de acuerdo con la sinceridad, siempre y cuando los favorezca a ellos y nunca tenga la etiqueta de *verdadera*.

Por todo esto, dentro de la familia de Dios, algunos se ofenden porque consideran que ser cuestionados es una falta de respeto hacia ellos; otros se sienten obligados a ser brutalmente sinceros en su búsqueda de la unidad y otros interpretan el mínimo indicio de crítica como rechazo. Y mientras agotamos nuestra energía actuando exageradamente unos con otros, la verdadera gran comisión que Dios nos confió (ver Mateo 28:18-20) queda abandonada.

¿Una tragedia para nosotros?

Sí.

Pero es especialmente lamentable para las personas a las cuales, se supone, deberíamos estar sirviendo.

A veces, cuando estoy desilusionada con uno de los hijos de Dios, *imaginarnos a los dos sentados a la mesa de Dios* me ayuda a desarrollar la flexibilidad mental. Puede que nuestros recuerdos no concuerden sobre algún conflicto. Puede que nuestros valores centrales estén desalineados. Es posible que nuestras prioridades compitan. Pero igualmente estamos a la mesa, solo gracias a la misericordiosa invitación de nuestro Anfitrión, a quien ambos llamamos Dios y Salvador.

¿Acaso podría o debería atreverme a plantear un argumento ante el Dios y Padre en cuanto a por qué esta otra alma no debería estar a su mesa en el cielo?

Si la respuesta es que no, entonces, debería estirarme mentalmente un poco más hacia ella aquí, en la tierra.

Capítulo 45

• • •

TENER, O NO TENER, UNA VACA

Esta historia me ha acompañado durante años. Unos amigos queridos[1] estaban de viaje, y sus hijos estudiantes de secundaria increíblemente responsables cuidaban la casa y el rancho. De algún modo, una de sus vacas cayó en la piscina de su vecino. Cuando el vecino golpeó la puerta y lo despertó, el mayor fue a ver la situación y regresó rápidamente a su casa para pedirle ayuda a su hermano. Su diálogo fue más o menos así:

> Hermano mayor (completamente despierto): ¡Hey, despierta! Necesito tu ayuda.
>
> Hermano menor (casi dormido): ¿Por qué? ¿Qué pasa?
>
> Hermano mayor: Una de las vacas cayó en la piscina del vecino. Está haciendo mucho frío, y tenemos que sacarla rápido. No puedo hacerlo solo.
>
> Hermano menor (deteniéndose a pensar): ¿*De quién* es la vaca?
>
> Hermano mayor: ¿Qué?
>
> Hermano menor: La vaca, ¿de quién es?

Hermano mayor: Pues, es *mi* vaca.

Hermano menor (dándose vuelta sobre su almohada): No es mi vaca. No es mi problema.

CUANDO ESTÉ DESILUSIONADO CON EL PUEBLO DE DIOS, SEPA CUÁNDO NO ES SU VACA.

El resto de la anécdota es que el hermano menor sí se levantó para ayudar al mayor, y la vaca sobrevivió (creo). Pero la respuesta del hermano menor es similar al ejemplo de manual sobre la *diferenciación*.

La primera vez que me topé con este término, cursaba mis estudios de doctorado y leía la obra del psicólogo Edwin H. Friedman. Friedman define la diferenciación como:

> La capacidad de un miembro de la familia de definir las metas y los valores de su propia vida al margen de las presiones de la fraternidad que lo rodea, de decir «yo», cuando los demás exigen los «ustedes» y «nosotros». Incluye la capacidad de mantener (relativamente) una presencia sin ansiedad en medio de sistemas ansiosos, aceptar la máxima responsabilidad por el destino propio y el ser emocional. Hasta cierto punto, puede ser medible por la amplitud del repertorio personal de respuestas cuando se es confrontado con una crisis. No obstante, el concepto no debería confundirse con autonomía o narcisismo. La diferenciación es la capacidad de ser un «yo» mientras se mantiene conectado.[2]

(Y todos los terapeutas, psicólogos, consejeros y mentores que están leyendo este libro acaban de decir: «Sí. ¡Sí, y amén!»).

La diferenciación es la habilidad de saber cuál es su vaca y cuál no lo es. No significa que nos desconectamos o que nunca ayudemos a otros, sino que nuestra decisión de ayudar no emana de confundir cuál es y cuál no es su responsabilidad.

A pesar de que algunas almas casi nunca asumen la responsabilidad por nada (a saber, nunca nada es por su culpa ni es asunto de ellos), este principio es más para los que tendemos a asumir la responsabilidad por todo (es decir, que nos ocupamos de las vacas de todos).

En el contexto de la desilusión con los demás, la diferenciación nos hace menos vulnerables a ser manipulados por el poder de las emociones ajenas. Saber dónde terminamos nosotros y empiezan los otros nos ayuda a encontrar suficiente espacio en el cual pararnos y tomar decisiones basados en la precisión, en lugar de hacerlo por la urgencia que sentimos.

Muchos años antes de que el libro de Friedman me regalara el término, una amiga sabia y mayor que yo me iluminó con el concepto. Me sentía angustiada por mi nueva amistad con alguien que ella conocía desde hacía mucho tiempo. «Es una persona maravillosa», comencé diciendo, «pero parece que no puedo hacer conexión. Siento como que siempre está disgustada conmigo».

Lo que yo percibía era parcialmente acertado. En efecto, ella no había ocultado su opinión de que mi trabajo no se podía considerar un trabajo de verdad. Y yo sabía (pero no lo daba a conocer) que su trabajo, pese a que era sumamente valioso, me aburría hasta el hartazgo. Pero lo que yo no había tenido en cuenta (y no vería durante años) eran las diferencias tremendas que había en nuestras familias de origen. A ella la habían criado con el concepto de que *afirmar era echar a perder*. A mí me habían criado con el concepto de que *afirmar* era *empoderar*.

No obstante, la relación era valiosa para mí y me había chocado contra una pared al querer tender un puente. Nuestra amiga en común me escuchaba y asentía a propósito, entonces dijo: «Alicia, las personas vienen con sus cosas y se irán con sus cosas. Tú no se las diste ni puedes quitárselas».

Con esta fabulosa combinación de compasión y sabiduría, estaba animándome a darme cuenta de que había otros asuntos en juego, que iban más allá de lo que yo veía en ese momento. Como yo no los había causado, no podía deshacerlos. (En resumen, no era mi vaca).

Es contrario al sentido común, pero la liberación es finalmente aceptar que las cosas de alguien (como las opiniones y las emociones de otros) están fuera de nuestro control. Hacerlo nos despeja el camino para brindarles a los demás la «presencia no ansiosa» que mencionaba Friedman. No puedo hacer suficiente hincapié sobre hasta qué punto el haber trabajado en esta habilidad me ha ayudado a procesar la desilusión como hija y como madre, como amiga y esposa, como empleada y empleadora. Intentar corregir una emoción sumando otra emoción pocas veces resulta eficaz. Sin embargo, ¿qué tan a menudo reaccionamos a la ansiedad de los demás poniéndonos ansiosos? ¿Qué tan seguido reaccionamos al estrés de otros estresándonos nosotros? Es como echar combustible a un incendio y preguntarse por qué no se apaga.

Jesús es el mayor ejemplo de esta habilidad de mantener la calma en medio de las tormentas de otros. Desde quedarse dormido en la barca durante la tempestad (ver Mateo 8:23-27) a quedarse callado frente a Herodes (ver Lucas 23:8-15), Jesús no era controlado por los miedos ni por los caprichos de otros. Y Él es quien nos dice:

> Vengan a mí todos los que están cansados y llevan cargas pesadas, y yo les daré descanso. Pónganse mi yugo. Déjenme enseñarles, porque yo soy humilde y tierno de corazón, y encontrarán descanso para el alma. Pues mi yugo es fácil de llevar y *la carga que les doy es liviana.*
>
> MATEO 11:28-30, ÉNFASIS AÑADIDO

(Las vacas de los demás no lo son).

Capítulo 46

• • •

UNA MISERICORDIA PODEROSA

Se llamaba Rebekka, y ahora está en los brazos de su Salvador.

Durante veinte años, tuve la bendición de contarla entre mis mentores. Ella oraba por mí todos los días y, cada año, disfrutábamos de una hora gloriosa, cara a cara, durante mis retiros anuales de oración en «Canaán en el Desierto»[1], donde ella vivía y servía. Sentada en una sala silenciosa, Rebekka escuchaba lo que fuera la carga más pesada que había en mi corazón. Luego de una pausa, me dedicaba sus reflexiones piadosas, envueltas en su suave acento alemán. Cada vez, yo anotaba en mi diario nuestras charlas y, durante meses, disfrutaba del banquete que era para mí la sabiduría que Dios me brindaba a través de ella.

O, en esta instancia, por el resto de mi vida.

Ese año, lo que había en mi corazón no era pesado: era devastador. Estaba desilusionada con el pueblo de Dios. El dolor me había derribado emocionalmente. Era la noche más larga y densa que me había tocado vivir.

Como podía discernir algunos de los orígenes, una parte de mí quería confrontar los temas, exponer los errores, aclarar las cosas. Al fin y al cabo, ¿no es la verdad lo que nos hace libres? Pero sabía que (todavía) mi corazón estaba demasiado herido como para que fuera sabio hablar.

—Ahora no, pero un día, pronto —dije, expresándole mi frustración a Rebekka.

Era típico de ella pensar un rato y luego decir:

—Mi querida Alicia, déjame que te cuente una historia. Había una vez un hombre que estaba cansado de descubrir sus pecados día tras día y año tras año. Entonces, oró y le pidió a Dios que le mostrara todos sus pecados juntos. A lo cual, Dios respondió: «Ay, hijo mío, hijo mío, si yo te mostrara todo lo que veo, seguramente, tú morirías».

Nos quedamos en silencio mientras asimilaba la historia y, entonces, agregó:

—Alicia, la misericordia de Dios es más fuerte que su verdad.

Siéntase libre de sorprenderse por su afirmación. (A mí, por cierto, me ofendió).

¿Qué? Pensé yo. *¡No hay nada más fuerte que la verdad de Dios!* Sin embargo, en el contexto de las relaciones, Rebekka tenía razón: por causa de su misericordia, Dios no revela *toda la verdad* sobre nosotros *de una sola vez*. Su misericordia refrena Su verdad, dosificando la revelación, ya que su totalidad nos destrozaría.

La lección fue clara sin que dijera otra palabra. Dios, en su amor, no nos dice en un instante todo lo que es verdad sobre nosotros. Él ve más de lo que dice. La misericordia guía tanto lo que dice como lo que calla. Y yo necesitaba imitar su ejemplo.

CUANDO ESTÉ DESILUSIONADO CON EL PUEBLO DE DIOS, HABLE PARA SANAR, NO PARA LASTIMAR.

Yo suponía que la información siempre implicaba una invitación: que, si veía algo, solo era cuestión de tiempo hasta que supuestamente tuviera que decir algo. Pero hablar no siempre es la consumación de ver. A veces, se nos confía cierto conocimiento para que podamos orar y mostrar compasión, no para confrontar y corregir.

Por supuesto que las palabras de Dios todavía *pueden* causarnos dolor. En los Evangelios, sin duda los regaños de Jesús eran punzantes. Pero, aunque estaban dirigidos a los hipócritas (para quienes Jesús reservó su discurso más duro[2]), la punzada de sus palabas era quirúrgica, ya sea que sus oyentes quisieran sanarse o no.

Cuando estamos desilusionados con el pueblo de Dios, y teniendo en cuenta el permiso de Dios para hablar, ¿cómo pueden nuestras palabras curar, en lugar de hacer daño? Hay varios principios que pueden guiarnos.

Primero: antes de hablar, pregúntese a sí mismo para qué realmente está hablando. ¿Para bien? ¿Para Dios? ¿Para desahogarse? ¿Para purgarse? ¿Para vengarse? ¿Para guardar las apariencias? Ser sincero ante Dios en cuanto a qué motiva su deseo de hablar lo ayudará a hacer una pausa lo suficientemente larga para acomodarse a los deseos de Dios.

Segundo: si recibe luz verde de Dios para hablar, minimice el drama extremando el respeto. Hábleles *a ellos*, en lugar de hablarles *a otros sobre ellos*. Use más expresiones que comiencen con «yo» que expresiones que se refieran a «usted». Por ejemplo: «Así es como *me* sentí cuando...», en lugar de «Así es como *usted* me hizo sentir...». Cuando la persona responda, aprenda a escuchar, no junte argumentos. Dios es el Creador de toda persona que usted conoce. Puede que, en las conversaciones difíciles, respetar a los demás como la hechura de Dios les ablande, o no, el corazón, pero a usted lo posicionará para que aprenda todo lo posible de la situación.

Tercero: si necesita corregir, no lo revista de humor. Si se lo usa como insinuación, el humor puede ser un tipo de evasión o de manipulación. Esta lección llegó a mi casa a través de la sinceridad de una estudiante universitaria de dieciocho años a quien llamaré María. María había empezado a salir con un líder de nuestro ministerio y ambos estaban en casa, mirando una película. La TV estaba en el altillo y, como yo me había quedado lavando los platos en la cocina luego de la cena, su cercanía en el sofá me preocupaba cada vez más. Con mi esposo subimos al altillo y, entre risas, bromeé:

—Muy bien, todo el mundo, llegaron los casados. ¡Nosotros tenemos derechos para el uso de ese sofá!

Apenas fue gracioso y menos aún honesto, pero ambos se movieron amablemente a los sillones individuales. *Misión cumplida*, pensé, ajena a lo que me esperaba una vez que la película terminara.

—Alicia —dijo María—. ¿Puedo hablar contigo?

—Claro —dije con forzada calma.

Ella continuó:

—¿Te incomodó lo cerca que estaba yo sentada de mi novio en el sofá?

—Mmm, bueno... —Mi mente iba a toda velocidad—. Ahora que lo mencionas, supongo que sí, un poco.

—¿Fue por eso que hiciste esa broma sobre el sofá? —preguntó.

—Mmm. Supongo que tuvo que ver con eso, sí —reconocí tímidamente.

María hizo una pausa y, entonces, me dio una lección:

—Alicia, yo espero que seas una mujer de Dios. Si tienes algo que decirme, *dilo sin vueltas.*

Ay. Pero fue un buen ay. Ella tenía razón. El humor para insinuar suele dañar más la confianza que lo que realmente enseña.

Y cuarto: para ayudar a que las palabras sanen, en lugar de lastimar, limite su círculo de consejeros y simpatizantes. En otras palabras: tenga cuidado de a quién invita a ser parte de su ofensiva. Esto no es ni remotamente una recomendación a aislarse, sino alentarlo a que busque consejos de almas emocionalmente maduras.

Cuando está desilusionado con el pueblo de Dios, usted necesita un puñado de orientadores sabios y confiables, no un montón de amigos subjetivos y sobreprotectores. Evite a los potenciales candidatos a publicar todo lo que piensan en privado, a los que valoran su aceptación más que la verdad o a los que tienen un historial de demostrar el amor que tienen por usted dejando de querer a otros.

Más bien, busque oyentes generosos que puedan escucharlo sin enojarse, empatizar sin paralizarse y ser suficientemente objetivos para ayudarlo a analizar cómo podrían verse las cosas desde el otro lado.

Aunque estos parámetros pueden acotar significativamente el campo de potenciales consejeros, el consejo sabio de verdad puede reducir el daño considerable que nuestras palabras podrían causar.

Capítulo 47

• • •

LO QUE PASÓ, PASÓ

Cuando estamos desilusionados con otros, es natural mirar atrás para desandar los pasos y descifrar qué estuvo mal. Pero, a veces, hacemos algo más que recordar o evaluar la historia: negamos o editamos la historia en el intento desesperado por encontrarle un sentido al dolor. Aunque este proceso brinde un descanso momentáneo para nuestra mente agotada, el alivio no será profundo porque la mentira no puede traer sanidad.

CUANDO ESTÉ DESILUSIONADO CON EL PUEBLO DE DIOS, RESÍSTASE AL REVISIONISMO.

Revisar significa, simplemente, volver a examinar. No obstante, *revisionismo* describe la «desviación de [una] interpretación original»[1]. Las desviaciones están bien y son, incluso, sanas *cuando* se diseñan a partir del surgimiento de información nueva e incuestionable. Sin embargo, cuando estamos desilusionados, es muchísimo más fácil caer en una forma de revisionismo alimentada por el dolor (en lugar de alimentada por la información), en la cual reescribimos el pasado para encontrarle sentido al presente. Tales esfuerzos pueden sonar así:

Deben haber planeado esto desde el comienzo.

Pensé que me querían, pero no hay manera de que esto pudiera ser cierto.

Al principio parecía un milagro, pero en realidad no fue más que un error.

Estaba seguro de que (complete los espacios en blanco) era la voluntad de Dios, pero por cómo terminó, evidentemente, me equivoqué.

Las dos últimas líneas podrían haber salido directamente de mis diarios.

Me sentía incómoda y terrible. En mi deseo de que la invisibilidad fuera un verdadero don espiritual, susurré: *Señor, debí haber dicho que no desde el principio. Eso les hubiera ahorrado tanto dinero y decepción a los demás.*

El contexto fue mi primer libro publicado. Cómo llegó a existir fue, digamos, milagroso.

A los diez años de casados, Barry y yo transformamos nuestras enseñanzas más pedidas en un estudio bíblico. Tenerlo en nuestras manos fue un momento fabuloso. Pero eso era todo. Yo no me veía como una escritora, mucho menos, como una autora. Después de todo, hay un abismo enorme entre alguien que dice: «Me gusta escribir», y los que dicen: «¡Y nosotros queremos leer!».

Por consiguiente, publicar un libro no estaba para nada en mis planes cuando, después de hablar en una iglesia, una mujer se acercó y me preguntó si me gustaba escribir. Pensando en lo mucho que disfrutaba escribir mis diarios, dije:

—¡Ah, sí! Me encanta escribir. Es muy relajante.

—Bueno —replicó ella y me entregó una tarjeta comercial—, si escribe como habla, me gustaría seguir conversando con usted.

Nos dimos la mano, nos despedimos y me di vuelta para saludar a la siguiente persona amable que estaba esperando para hablar conmigo. Una vez que llegué a casa, saqué la tarjeta y me quedé estupefacta cuando leí: «Terri Gibbs, Vicepresidente de Adquisiciones, División JCountryman, Thomas Nelson». *¡¿Qué?!* ¡En menos de dos semanas, había un contrato para un libro sobre mi escritorio!

Los meses siguientes fueron un torbellino maravilloso. Terri y su equipo me pidieron que les entregara el contenido para un devocional hermoso que ellos habían elaborado. Las páginas del libro estaban bañadas en color plata y la portada acolchada en verde azulado mostraba una única margarita en un jarrón sencillo, con el título *Pure Joy* (Gozo puro). La editorial me mandó un billete de avión para que fuera a conocer a su increíble equipo de representantes comerciales y le anunció a todo el mundo que habían descubierto a «una Max Lucado versión mujer».

Las librerías compartieron sus esperanzas y las ventas del primer trimestre fueron lo suficientemente impresionantes como para que firmara contrato para otro proyecto. Y, entonces, la mayoría de los libros que habían encargado *fueron devueltos al depósito de la editorial*, sin venderse, rechazados. La belleza del libro no pudo compensar lo ignota que era yo como autora.

Me sentí terrible, como una espantosa combinación de tristeza, vergüenza y arrepentimiento. Terri y su equipo habían arriesgado demasiado para tan poca respuesta y, aunque nunca me dijo nada más que palabras amables, me mortifiqué a mí misma por toda la editorial. *Dios, perdóname*, clamé. *¿Fue por el orgullo? ¿Por eso acepté? Lo lamento tanto. Pensé que estaba siendo bendecida por un milagro. Pero, en realidad, solo estaba haciendo un gran desastre.*

Esto es revisionismo. Y es lo que debemos resistir cuando estamos desilusionados. Las mentiras no tienen ningún poder sanador. Pero ¿cuántas veces retrocedemos y cambiamos la información? ¿Cuántas veces manipulamos el principio para fabricar cierta clase de paz artificial en cuanto al final?

El engaño no puede resolver la desilusión.

Lo que pasó, pasó.

Lo que es, es.

Y entre medio de lo que pasó y lo que es, hay un jugador poderoso llamado libre albedrío.

Las personas cambian. Las circunstancias se reorganizan. Y Dios rara vez dibuja con líneas rectas.

Mi revisionismo no me trajo ningún alivio. Francamente, nada lo hizo hasta unos años después, cuando la realidad me desafió a reescribir la historia. El episodio original me llegó oralmente, pero mientras yo escribía este libro recibí, sin haberlo pedido, un relato de primera mano por correo. La persona que lo envió no tenía idea de que yo estaba trabajando en un manuscrito; mucho menos, que pensaba contar mi primera experiencia editorial. El siguiente párrafo lo extraje de dos hermosas páginas escritas a mano, con el permiso de la remitente:

> En el verano del 2004, cuando debería haber estado haciendo planes para el tercer cumpleaños de mi preciosa hija Kara, en lugar de ello, tuve que pararme frente a su pequeña tumba, con el corazón roto y una fe que, estaba segura, era imposible de reparar. Ese otoño, recibí una llamada diciéndome que una señora de la iglesia no podía asistir al retiro de mujeres y que había donado su lugar para mí. Con la herida todavía abierta, acepté ir sin ganas. Cuando llegué y vi la mesa de libros al fondo del salón, el título de un libro me llamó la atención. *Gozo puro* (ese es el significado de Kara Kathleen, la palabra griega «chara» significa «gozo» y Kathleen significa «pura»). Son las palabras que están sobre la lápida de Kara, y fue como si Dios estuviera haciéndome saber que me había llevado a ese lugar para un propósito divino y que ese retiro, en el que usted habló, era el

> comienzo de un proceso de reparación que Dios estaba trayendo a mi corazón y a mi fe.[2]

Bueno, entonces, ¡supongo que *Gozo puro* sí fue un milagro, después de todo! Aunque haya sido solo por esta alma, todo, incluida la desilusión, valió la pena.

Cuando esté desilusionado, recuerde que los finales dolorosos no tienen la autoridad para impedir los comienzos milagrosos. Resista el deseo de encontrarle sentido a la noche haciendo revisionismo. Un misterio sin resolver es mucho más seguro para nuestra alma que anestesiar nuestra mente con una mentira.

Capítulo 48

EL ESTADO DE «MUÉSTRAME»

Hay un viejo dicho que dice: «Hacen falta dos para bailar un tango». La expresión fue acuñada en una canción que Al Hoffman y Dick Manning compusieron en el año 1952. Treinta años después, el presidente Ronald Reagan popularizó la frase cuando la usó para describir un tema de relaciones internacionales.[1]

El tango es un baile de a dos.

No existe tal cosa como un tango solista.

El tango no es un tango a menos que haya una pareja.

La frase se usa para describir algo que no puede hacerse *solo*. Cuando se la utiliza en referencia a un conflicto interpersonal, «Hacen falta dos para bailar un tango», implica que ambas partes contribuyeron al problema.

Si bien el concepto tiene cierta lógica, dudo de que sea absolutamente preciso. Es cierto: por definición, un conflicto entre personas requiere más de una persona. Pero eso no significa que todas las partes activamente (y mucho menos, por igual) hayan participado del baile. He conocido a más de algunas personas a lo largo de los años que son bastante hábiles para crear dramas relacionales ellas solitas.

Pero, incluso así (cuando hasta donde uno sabe que lo único que hicimos para contribuir al sufrimiento interpersonal fue respirar), el hecho es que seguimos siendo imperfectos y en proceso. Aunque no hayamos pecado contra la otra persona del conflicto, el pecado sigue estando dentro de nosotros.

CUANDO ESTÉ DESILUSIONADO CON EL PUEBLO DE DIOS, MANTÉNGASE DISPUESTO A APRENDER.

Cada desilusión conlleva la oportunidad de que los corazones y el amor sean purificados por Dios. Pero para que eso suceda, debemos trabajar para seguir dispuestos a aprender cuando nos tratan injustamente y nos humillan aunque no hayamos hecho nada incorrecto. Y eso es algo muy difícil de hacer. Será necesario que elevemos nuestros gemidos sinceros de «¡Pero es tan injusto!» y armonicemos con el gemido nocturno de Jesús, que dijo: «Quiero que se haga tu voluntad, no la mía» (Lucas 22:42).

Por supuesto que no es justo.

¿Cómo podría serlo?

Esto no es el cielo.

Por favor, sepa que mi objetivo con esto es poner los pies sobre la tierra, no hacerlo sentir culpable. (Si por naturaleza acostumbra suponer que todo es su culpa, por favor, aplique este principio con prudencia). Tampoco tengo la intención de votar por la pasividad. Desde ya, siga haciendo «lo que es correcto» (Miqueas 6:8).

Esta motivación a mantenerse dispuesto a aprender cuando esté desilusionado con el pueblo de Dios radica en la certeza de que Dios no desaprovecha nada en este mundo. Él traerá para usted «tesoros escondidos en la oscuridad» (Isaías 45:3), incluso en el sufrimiento interpersonal más injusto, mientras usted siga eligiendo seguirlo a través de la noche.

Hace un tiempo, algo que apenas me ha sucedido alguna vez, ocurrió dos veces en el lapso de veinticuatro horas. Dos personas que no se conocían entre sí y que no tenían idea de qué estaba pasando en mi vida me contactaron para decirme que Dios los había sorprendido con una palabra en su corazón para mí. Entonces, cada uno procedió a compartir *exactamente* el mismo pasaje (Joel 2:23-27, NVI), con énfasis en el versículo 25, que dice: «Yo les compensaré a ustedes por los años en que todo lo devoró ese gran ejército de langostas».

Vaya, bueno, eso no es poca cosa, pensé. ¡Evidentemente, Dios me devolverá todo lo que esta situación injusta se ha robado! Pero, entonces, sentí que el Espíritu Santo me desafiaba a leer la historia entera para entender los versículos en su contexto.

Joel es un libro fascinante, pero un aspecto en particular me llamó la atención en ese momento. Un enemigo había ido en contra del pueblo de Dios y, aunque la embestida fue extrema, el llamado de Dios para su pueblo fue que se arrepintieran (ver Joel 1:13; 2:12). Lo que Él les pidió en medio del caos fue que estuvieran dispuestos a aprender. Quería que aprendieran a prestarle atención a su propio corazón, en lugar de examinar y diseccionar el corazón de sus enemigos. Dios estaba usando la crisis para purificar a su pueblo y revelarles su carácter: «No se desgarren la ropa en su dolor, sino desgarren sus corazones. Regresen al SEÑOR su Dios, porque él es misericordioso y compasivo, lento para enojarse y lleno de amor inagotable. Está deseoso de desistir y no de castigar» (Joel 2:13).

Esto fue aleccionador.

Aplicando el principio a mi propia situación, mi perspectiva pasó por una transformación: de esperar a ser reivindicada, a recordar que yo también era vulnerable al pecado; de fijarme en qué habían hecho ellos, a preguntar qué debía hacer yo.

Sí, algo me había enfrentado. Sí, parecía desproporcionado y extremo. Que yo supiera, mis propias decisiones no habían sido la causa. Para mi frustración, mis mejores palabras no pudieron detenerlo.

Pero mi tarea en medio de todo eso no era indignarme por la injusticia ni lamentar el caos. Mi tarea era mantenerme dispuesta a aprender y ocuparme del pecado que la crisis estaba sacando a la luz en mi vida.

Con la paciencia de Dios, mi corazón se ablandó y me preparé para aprender. Por la gracia de Dios, mi oración pasó de ser: «¡Señor, muéstrales» a ser: «Señor, muéstrame». En resumen, la bondad de Dios me llevó al arrepentimiento (ver Romanos 2:4), y el mantenerme dispuesta a aprender me ayudó a purificar mi amor.

Capítulo 49

DESDE ARRIBA

Una de las razones para que nuestra capacidad de amar se fortalezca a través de cada ciclo de desilusión con el pueblo de Dios es porque, cuando perdemos ilusiones, nuestra decisión de seguir amando ocurre en el contexto *de un realismo mayor.*

Una cosa es amar a la comunidad de la fe cuando creemos que es perfecta, y otra muy distinta es amarla cuando sabemos que no lo es. A medida que seguimos entregados al cuerpo de Cristo como *realmente es*, nuestro amor evoluciona de estado gaseoso a sólido, de algo fortuito a algo sublime.

CUANDO ESTÉ DESILUSIONADO CON EL PUEBLO DE DIOS,
AME EN LA REALIDAD.

Cuando estamos desilusionados con otros seguidores de Jesús, tenemos la oportunidad de amarlos por lo que son en realidad, en lugar de ser quienes pensábamos que eran o quienes debían ser. Ahí es donde el mandamiento de Jesús «Tal como yo los he amado, ustedes deben amarse unos a otros» (Juan 13:34) se hace real.

A veces, tenemos inconvenientes con este versículo, preocupados de que signifique que debemos quedarnos en un empleo a pesar de lo mal que nos tratan o que tenemos que continuar en una relación por más enfermiza que se vuelva. Pero como habrá notado anteriormente, Juan 13:34 no habla de tener una actitud pasiva frente a la disfuncionalidad. Es un llamado a seguir el ejemplo de Jesús frente a la realidad. No se trata de la aprobación cobarde a todo lo que ocurre bajo el sol, sino de la decisión voluntaria de amar como Jesús amó.

Jesús amó *acertadamente* a los discípulos. Él sabía quiénes eran en realidad, pero su amor no nació del comportamiento de ellos. Antes y ahora, el amor de Jesús fluye *de arriba*. Así es como podemos querer a las personas que no nos gustan. Así es como podemos amar a alguien, hasta cuando albergamos la esperanza de no tener que interactuar con esa persona. Nos inspiramos en el amor de Dios que viene de arriba y pensamos para nosotros mismos: *De acuerdo, no eres para nada quien yo pensaba que eras. Pero ambos somos parte de la familia de Dios. Él te ama, así que yo seguiré intentándolo hasta que lo vea cara a cara.*

¿Cómo?

> Aceptando quiénes son en realidad, en lugar de castigarlos emocionalmente por quienes no son.
>
> Eligiendo, según las palabras de San Agustín, perdonar una y otra vez, en lugar de permitir que nuestros enemigos «contengan ese odio, a menos que [...] sean dos hombres malos»[1].
>
> Eligiendo amar, no porque alguien se lo haya ganado, sino por respeto a nuestro Padre celestial en común.
>
> (Y recordando que alguien, en alguna parte, probablemente esté tratando de hacer todo lo anterior por nosotros).

Amar en la realidad es poderoso. Esta es la clase de amor que pienso que nuestro Realista supremo, Jesús, tenía en mente cuando dijo: «El amor que tengan unos por otros será la prueba ante el mundo de que son mis discípulos» (Juan 13:35).

Muchos, instintivamente, nos fijamos en nuestras emociones para confirmar si estamos amando o no. Pero sin dudas Jesús, en sus enseñanzas y en su ejemplo, se refería no al *sentimiento* del amor, sino a la *decisión* de amar.

Cuando pensamos en el amor como un sentimiento más que como una decisión, es virtualmente imposible amar en la realidad. Porque, francamente, hay algunas almas por las que nunca sentiremos amor mientras estemos de este lado del cielo. Aun así (cuando el sentimiento del amor queda muy, muy lejos de nuestra decisión de amar), por más que sea incómodo, es sostenible.

Podemos hacerlo.

Usted puede hacerlo.

Porque Dios ya lo ha hecho por nosotros.

Una de las primeras veces que Dios me llamó a tomar *la decisión de amar* aunque *no sintiera nada de amor* fue cuando una expectativa no compartida erupcionó entre el pueblo de Dios, y fui arrastrada colina abajo en el incendio.

Ahora puedo reírme (un poquito) al mirar hacia atrás y ver la auténtica locura que fue todo. Sin embargo, en ese momento, no me pareció gracioso ni remotamente. Para volver a una metáfora anterior, no solo fui arrastrada a un tango sin darme cuenta, sino que no tenía idea de que había un baile hasta que se terminó y me llamaron a la pista para recibir las críticas. *¡Esperen!* Protesté, consternada. *¿Cuándo comenzó la música? ¿Cuándo, incluso, abrieron las puertas? ¿Cómo pueden castigarme por no presentarme a algo que ni siquiera sabía que estaba sucediendo?*

Fue un lío ridículo, ilógico. Y mis sentimientos de afecto por las personas involucradas estuvieron entre las muchas víctimas del conflicto. Pero el llamado de Jesús de «amarnos unos a otros» continuó. *Tendrás que ser mi mentor para atravesar esto*, oré. *No sé cómo amar bajo estas circunstancias.*

Como respuesta, Jesús me advirtió que evitara dos tipos de «amor»: el amor que es imaginario y el amor que es mercenario.

Amor imaginario es cuando tratamos de poner al día nuestros sentimientos mintiéndonos a nosotros mismos sobre la o las personas con quienes estamos desilusionados.

No son tan malos. No lo hicieron a propósito.

No lo harán otra vez. Estoy segura de que han cambiado.

Además, todo fue mi culpa. Yo me lo provoqué a mí misma.

El amor imaginario es casi lo opuesto a amar en la realidad. Todo buen sentimiento que pueda requerir fabricarse ilusiones es, simplemente, una trampa para seguir desilusionándonos. Así como debemos enfrentar nuestros propios pecados y tropiezos, no podemos borrar los pecados y los tropiezos de otros.

El segundo tipo de amor que Dios me llamó a evitar era el mercenario. Ser un mercenario es estar motivado «por el interés propio o por el objetivo del beneficio personal»[2]. A veces, amamos para cambiar a los demás o para exonerarnos a nosotros mismos. Aunque ser amados es transformador, el tipo de amor que le abre la puerta a la transformación no es transaccional. Dicho de otra manera: elegir amar en realidad significa que uno ama dar, no que ama recibir.

Entonces, cuando el sentimiento del amor nos falle en la noche, decidamos amar en la realidad. No repintando al otro para que se vea perfecto. No amando a tal punto que cambie de parecer. Sino siguiendo el ejemplo muy claro de Jesús: «Nos amamos unos a otros, porque él nos amó primero» (1 Juan 4:19).

Capítulo 50

CUARENTA Y CUATRO CAPÍTULOS DESPUÉS DE ABANDONAR

Además de complicar nuestra comprensión y aplicación del «ámense unos a otros» de Jesús en la comunidad de la fe, está nuestra tendencia de tratar al *amor* como un sinónimo de *confianza*. Estas dos no son palabras intercambiables en las Escrituras.

Podría dedicar un libro entero a esta diferencia. Si bien tanto el *amor* como la *confianza* pueden ser usados como sustantivos, 1 Juan 4:16 no enuncia que Dios es confianza, sino amor. El amor es algo distinto a la confianza. El amor es el *otro*. Como mencioné en el capítulo anterior, el amor es de *arriba*.

En los aproximadamente sesenta versículos que dicen «unos a otros» y «uno al otro» en el Nuevo Testamento, que nos instruyen en la vida en común, se nos dice que nos amemos unos a otros más de doce veces, pero no mencionan que confiemos unos en los otros ni una sola vez.

Es cierto, hay muchas otras exhortaciones que nos mantendrán ocupados por el resto de nuestros días. Se nos alienta *a* honrar, aceptar, instruir, recibir, esperar, consagrar, lavar los pies, servir, llevar, ser pacientes, preocuparse por igual, ser amables y compasivos, hablar, someternos, animar, edificar, incitar, confesar nuestros pecados, orar, brindar hospitalidad, ser humildes y vivir en paz y armonía unos con otros. Y se nos dice que *no* juzguemos, enfrentemos, devoremos, destruyamos, envidiemos, no nos quejemos de los demás, calumniemos, provoquemos, seamos engreídos ni nos mintamos unos a otros.

Pero, a diferencia del llamado a «amarnos unos a otros» (que suena reiteradamente a lo largo del Nuevo Testamento), confiar los unos en los otros no es una orden, ni siquiera una sugerencia. No forma parte de la lista de lo que *hay que hacer* ni de lo que *no hay que hacer*. La confianza es de una clase de cosas totalmente distinta.

El amor es algo que *se da*. La confianza es algo que *se gana*.

El amor se trata de la *generosidad*. La confianza se trata de la *seguridad*.

Tratar a ambos como si fueran sinónimos puede ser desastroso.

La disfunción que se ha perpetuado bajo la consigna «Si me amas, confiarás en mí» es vergonzosa. Puede hacer cualquiera de ambas sin la otra. Puede confiar en un cirujano sin amarlo. Y puede amar a un pariente sin confiar en él.

Distinguir entre el amor y la confianza es una habilidad fundamental para navegar las aguas turbulentas de la desilusión dentro de la familia de Dios, en especial cuando la gravedad del conflicto y la tensión interpersonal escala a niveles que están más allá de la resolución humana.

A mis poco más de veinte años, hubiera descartado esa frase («más allá de la resolución humana») por puramente pesimista. Recuerdo que pensaba: *Obvio que es difícil. Pero como todos amamos a Jesús, la solución depende de unas pocas conversaciones más. Solo tenemos que seguir hablando. Una vez que entendamos con más claridad lo que hay en el corazón del otro, todo volverá a estar bien.*

La vida pronto me enseñaría otra cosa. Y, cuando lo hizo, la siguiente herramienta se convirtió en un salvavidas.

CUANDO ESTÉ DESILUSIONADO CON EL PUEBLO DE DIOS, FÍJESE SI SU ESCUDO EMPIEZA A CAERSE.

Una vez, una sabia ministra me bendijo con un consejo que yo no le había pedido. Nos encontramos en su iglesia poco después de que yo había dicho que sí a una oportunidad nueva. Conociendo más el trasfondo de lo que yo sería capaz durante años, ella vio una enorme tormenta interpersonal en mi horizonte, antes siquiera de que yo notara una nube. Me invitó a su oficina y me honró brindándome un rato con ella, pero me sorprendió lo que ella quería decirme.

—Alicia, yo pienso que eres fantástica. Pero no le agradarás a todo el mundo. De hecho, hay dos tipos de personas a las que realmente no les gustarás... —Y procedió a compartir sus preocupaciones (que luego me serían reveladas como *acertadas*).

—¿En serio? —dije, sin darme cuenta—. Sinceramente, es un área en la que me siento realmente bendecida. Pareciera que me llevo bien prácticamente con todo el mundo.

Ella sonrió y asintió:

—Bien, si Dios alguna vez te llama a servir con este tipo de personas, Él pondrá un escudo sobre tu corazón para protegerte. Pero si ese escudo comienza a caerse, deseo que recuerdes esta conversación y que te des el permiso para buscar la salida.

Rara vez uso esta palabra, pero su consejo fue profético. Pocos años después, por fin entendí cómo se sentía que el escudo empezara a caerse.

El rey David también entendió qué significaba eso.

En la iglesia, le damos mucha importancia a cómo David se negó a «atacar al ungido del SEÑOR» (1 Samuel 26:9) y esperó que Dios eliminara a Saúl. Aunque eso es verdad, también es importante recordar que David no se *sometió* al ungido del Señor. Si David se hubiera sometido de verdad a Saúl, se hubiera quedado quieto cuando Saúl (celoso, enojado y atormentado) le arrojó las lanzas (ver 1 Samuel 18:10-11; 19:9-10).

Pero David no se rindió a la enfermedad de Saúl.

David no se martirizó bajo las lanzas de Saúl.

David se fue.

A pesar de que *amaba* a Saúl (y de que lloraría cuando muriera), David no pudo *confiar* en Saúl.

David es un gran ejemplo para nosotros cuando enfrentamos conflictos sin solución dentro de la familia de la fe, no porque no se haya ido, sino porque nunca dejó de amar. David se quedó todo lo que pudo. Usó sus dones tratando de brindarle consuelo a Saúl. Y yo creo que su partida le rompió el corazón. La partida de David fue por desesperación, no por arrogancia. No hubo nada de soberbia en su salida del palacio.

Tales conflictos sin solución, en general (pero no siempre) surgen de un pecado por el cual no hubo arrepentimiento o de una enfermedad que se niega o que no ha recibido ayuda. David no era perfecto, pero no hubo nada que él pudiera haber hecho para disolver los celos de Saúl ni para apaciguar la ira de Saúl. Era un fuego interno que Saúl dejaba que se saliera de control y quemaba a todo el que se le acercara.

Cuando nos encontramos en relaciones similares, como David, esperamos que «Saúl» se mejore. Oramos por la salvación de «Saúl». Pero, a veces, lo que necesitamos es esperar y orar desde lejos.

Eso no es abandonar. De hecho, han pasado cuarenta y cuatro capítulos del abandono. Es cuando el sufrimiento espiritual se origina *en la toxicidad* y cuando, como David, todo nuestro servicio y toda nuestra adoración no pueden neutralizar el veneno.

De verdad, espero que usted nunca necesite este capítulo.

Pero si así fuera, por favor, recuerde: Cuando el escudo cayó y las lanzas de Saúl apuntaron directo al corazón de David, David sí abandonó a Saúl, pero nunca dejó de amarlo. Cuando se desilusionó del ungido de Dios, David siguió comprometido con su Señor, su fe y la familia de Dios.

La decisión de amar, aunque tengamos que irnos, ayudó a David (y nos ayuda a nosotros) a sobrellevar las noches de desilusión con el pueblo de Dios.

Capítulo 51

• • •

EL HOMBRE EN EL MEDIO

Era desconcertante.

La situación era desagradable, como mínimo. Pero mi reacción emocional era extrema. Tenía el pecho apretado y no podía dormir. Por supuesto que el conflicto era real, pero no era apocalíptico. *¿Qué diablos está pasando, Señor?* me pregunté.

A veces, cuando nuestras reacciones emocionales son desmesuradas (es decir, desproporcionadas para nuestras circunstancias), es un indicio de que el sufrimiento actual está presionando una herida vieja.

A medida que comencé a escribir mi diario, fue exactamente aquí donde Dios me llevó a prestar atención. Me mostró las similitudes entre este conflicto moderado y una de las experiencias más dolorosas de desilusión con el pueblo de Dios que yo había conocido. Al ocuparme de esa herida en el siguiente estrato de la espiral, le pedí a Dios que escudriñara mi corazón, me arrepentí de todo lo revelado, oré por una nueva vuelta de perdón y decidí amar una vez más.

Luego, me vino a la mente una imagen que me recordó a un enfrentamiento de alguna vieja película del Oeste. Me vi a mí misma enfrentada con alguien en los proverbiales veinte pasos de distancia. Nuestras posturas eran de antagonistas, pero no teníamos ningún arma en las manos. Luego vi a Jesús parado entre nosotros, no equidistante, sino justo enfrente de la otra persona, dándome la espalda a mí. Sentí su dulce voz, diciendo: *Alicia, yo ya absorbí el 99,9 % de su toxicidad. Lo que te llegó a ti es apenas un exceso del rocío.*

Esto nunca se me había ocurrido, pero de seguro era verdad. Jesús había estado entre nosotros todo el tiempo, sin dudas, absorbiendo más de lo que podría imaginar de los dos.

Lo que seguía llegándome era *real* y, sinceramente, lo sentía como ácido sobre el alma. Pero solo era el exceso del rocío de todo lo que Jesús había absorbido. Abrumada por esta realidad, percibí un susurro más: *Entonces, Alicia, ¿te unirás a mí en comunión con mis sufrimientos?*

Y ahí estaba: La perspectiva que yo necesitaba para sobrevivir al sufrimiento espiritual que provenía de la familia de Dios.

Cuando estamos desilusionados, puede parecer que Dios estuviera dándonos la espalda. Pero, espiritualmente, lo que en realidad está sucediendo es que Dios está confrontando lo que ha venido contra nosotros. Él es el Hombre que está en el medio en todos nuestros sufrimientos interpersonales con la familia de la fe. Y cada vez que perdemos una ilusión y conquistamos una realidad tenemos, en realidad, una oportunidad para unirnos a él, nuestro Salvador y Primer Amor.

¿Alguna vez se ha desilusionado del pueblo de Dios? ¿Alguna vez perdió las ilusiones y conquistó la realidad sobre la convivencia como comunidad de la fe? ¿Alguna vez se sintió perdido en medio de una noche de sufrimiento interpersonal?

Si es así...

Sea lento para dar por sentado que el pecado es el origen de ello.

Reconozca con humildad que sus fortalezas podrían albergar sombras.

Aprenda a escuchar activamente.

Verbalice sus expectativas.

Cultive la flexibilidad mental.

Sepa cuándo no es su vaca.

Hable para curar, no para herir.

Resístase al revisionismo.

Manténgase dispuesto a aprender.

Ame en la realidad.

Y preste atención a si su escudo empieza a caerse.

Cuando fijemos nuestros ojos en el Hombre en el medio, Él nos mostrará el camino.

Cuando empecé a estudiar la desilusión interpersonal desde Génesis hasta Apocalipsis, fue obvio que las Escrituras contenían muchos más ejemplos de *conflictos* que de *resolución de conflictos*. Es evidente que algo más fuerte que nuestras habilidades nos mantiene unidos como familia de Dios, generación tras generación. Si bien oro para que estas herramientas lo ayuden, nuestra verdadera esperanza está en algo más poderoso, presente y precioso que todos nuestros mejores esfuerzos combinados.

Nuestra verdadera esperanza no es la familia de Dios, sino el Dios de la familia.

Lo que sucedió entre Bernabé y Pablo es, quizás, el ejemplo más conocido de desilusión entre dos sinceros seguidores en Jesús en la iglesia primitiva. La misma fuerza que inició su amistad fue la que, finalmente, contribuyó a su ruptura. Su compañerismo poderoso comenzó porque Bernabé estuvo dispuesto a correr un riesgo por Pablo (ver Hechos 9:26-28). Y la disolución de ese compañerismo (su «intenso desacuerdo») ocurrió cuando Bernabé estuvo dispuesto a arriesgarse por Marcos (ver Hechos 15:36-41).

Aunque esta historia hubiera sido un excelente ejemplo para el capítulo sobre las sombras de las fortalezas, la reservé a propósito para ahora. ¿Para qué? Para que cuando estemos desilusionados, coloquemos nuestra verdadera esperanza *más arriba de nosotros mismos.*

Efectivamente, Bernabé y Pablo siguieron cada uno por su lado.

Y Dios acompañó a Pablo.

Y Dios acompañó a Bernabé.

¿Porque los dos tenían toda la razón y eran justos? Es dudoso. Nuestra perfección nunca ha sido el prerrequisito para la compañía de Dios.

Su amor es lo que nos une. Cuando nos entregamos a la fuerza hacia arriba del amor de Dios a través de la desilusión, permanecemos conectados por el Espíritu de Dios, aunque nuestros caminos en este mundo se separen.

El sufrimiento espiritual en la familia es un problema milenario. Y, para Dios, fue un problema previsto. Si recordamos una afirmación de un capítulo anterior, somos personas diferentes, de lugares diferentes, con pasados, dolores y personalidades diferentes. Súmele a esa mezcla diferentes culturas y generaciones, y aun es un milagro que nos entendamos unos a otros.

Sin embargo, Jesús nos llama a todos juntos y ora: «Padre, que sean uno».

> No te pido solo por estos discípulos, sino también por todos los que creerán en mí por el mensaje de ellos. Te pido que todos sean uno, así como tú y yo somos uno, es decir, como tú estás en mí, Padre, y yo estoy en ti. Y que ellos estén en nosotros, para que el

> mundo crea que tú me enviaste. Les he dado la gloria que tú me diste, para que sean uno, como nosotros somos uno. Yo estoy en ellos y tú estás en mí. Que gocen de una unidad tan perfecta que el mundo sepa que tú me enviaste y que los amas tanto como me amaste a mí.
>
> JUAN 17:20-23

¿Qué significa *eso*?

Nuestro Dios infinitamente creativo nos hizo infinitamente diferentes. Estas diferencias garantizan la desilusión, antes incluso de que el pecado asome la cabeza. Así que el *ser uno* no puede estar en suspenso, esperando que alguna calma utópica nazca de la uniformidad. Seguramente, lo que el *ser uno* está esperando es la presencia de la devoción y del compromiso, no la ausencia de la diferencia y el conflicto.

Dentro de nuestra dolorosa conquista compartida de la realidad, que Dios nos fortalezca para que elijamos una y otra vez mantenernos consagrados a Jesús y, *por medio de Jesús*, comprometidos con las otras almas reunidas alrededor de su mesa.

No por el bien del compromiso.

No por nuestro propio bien.

Sino por el bien de Cristo.

Porque Él está comprometido con nosotros.

Y Él nos ha comprometido los unos con los otros.

Nosotros somos su cuerpo en este mundo.

Durante el día y a través de la noche.

Capítulo 52

• • •

CONCLUSIÓN

En la noche —en medio del sufrimiento espiritual—, por más que el entendimiento quizás nos esquive, la presencia de Dios nos acompaña, siempre atrayéndonos hacia arriba, hacia su amor. El *cómo* no abandonar (*cómo* permanecer comprometidos cuando nos desilusionamos de Dios, de nosotros mismos y unos de otros) es extenuante pero no misterioso. Tratamos de complicar ese *cómo*, pero Jesús lo mantiene bastante simple.

En la noche, como durante el día, Él simplemente dice: «Síganme».

¿Aunque estemos dolidos?

Sí, amigo mío, *especialmente* cuando estemos dolidos.

Seguir a Jesús es la esencia del compromiso y una clave no tan enigmática para crecer espiritualmente al atravesar la desilusión. Cada vez que opta por seguir a Jesús en la noche, su fe crece y usted toma impulso para continuar siguiéndolo durante los días (y las décadas) que vendrán.

Sin duda, es difícil seguir a alguien cuando no podemos ver (debido a la oscuridad) ni imaginar hacia dónde va (porque nunca hemos estado en ese lugar). Pero yo he tenido que seguir a otros bajo circunstancias similares, y supongo que a usted le sucedió lo mismo.

Cuando vamos en el auto detrás de un amigo y lo seguimos sin tener idea de hacia dónde va, sabemos qué hacer:

Seguirlo de cerca para mantenerlo a la vista.

Lo observamos con atención para reproducir sus movimientos.

Y rápidamente nos ocupamos de cualquier cosa que pueda impedirnos ver con claridad.

Esto es factible. Seguirlo es posible. Y claro que preferiríamos que Jesús (y nuestro amigo) nos diera una dirección concreta para cargarla en el GPS y llegar allí por nuestra cuenta. Pero Jesús, en cambio, suele ser minimalista cuando se trata de direcciones.

En lugar de eso, Él nos llama a *seguirlo.*

Porque la fe es *relacional.*

Por fortuna, nosotros no somos la primera generación que sigue a Jesús en la noche.

Cómo seguir a Jesús fue un tema de conversación entre Jesús y sus primeros discípulos. Justo antes de ser arrestado, Jesús le reveló a Pedro que estaba a punto de negarlo tres veces (es decir, que venían días oscuros por delante). De inmediato, Jesús les dijo «No dejen que el corazón se les llene de angustia» (Juan 14:1) y, a continuación, les aseguró que Él se iría para preparar un lugar para ellos en la casa de su Padre.

«Cuando todo esté listo, volveré para llevarlos, para que siempre estén conmigo donde yo estoy. Y ustedes conocen el camino que lleva adonde yo voy». —No, Señor, no lo conocemos —dijo Tomás—. No tenemos ni idea de adónde vas, ¿cómo vamos a conocer el camino? Jesús les contestó:

—Yo soy el camino, la verdad y la vida; nadie puede ir al Padre si no es por medio de mí.

JUAN 14:3-6

Tomás, como nosotros, quería direcciones. Y Jesús le dio la única dirección que necesitaría en la vida: *Él mismo.*

Ninguna latitud ni longitud, sino amor.

Siga a Jesús y *encontrará* su camino a Casa.

Espero con ansias encontrarme con usted allá, si no es antes. Y oro para que, por la gracia de Dios, estas palabras, de alguna manera, lo hayan ayudado a entregarse una vez, y otra, y otra, al pasar por la desilusión, a la fuerza hacia arriba del amor de Dios. Como ha mencionado Gerald G. May: «El proceso continúa sucediendo. [...] Sigue profundizándose, revelando más y más capas íntimas de libertad por amor»[1].

Para concluir la historia con la que comencé, mientras estaba sentada en aquel banco del parque, hace tantos años, nunca se me ocurrió que mi noche me guiaba a una mayor «libertad por amor». El sufrimiento espiritual era abrumador. Temía haberle fallado a mi fe y que mi fe estuviera a punto de fallarme. Jesús era mi mundo. Y no podía quitarme la sensación de que mi mundo estaba derrumbándose. Me había quedado sin palabras y estaba quedándome sin esperanza.

Entonces, Dios trajo a mi mente una historia real que hacía poco había escuchado acerca de un padre y su hijo. Al niño le encantaba tomar la mano de su papá, pero, como su manito era tan pequeña, sólo podía apretar el meñique de su papá. Entonces, apretaba ese meñique con todas sus fuerzas. El papá sonreía y a propósito aferraba su propio pulgar y sus dedos restantes alrededor de la muñeca de su hijo.

Un día, mientras cruzaban un estacionamiento tomados de la mano, una camioneta perdió el control al doblar la esquina y fue directo hacia ellos. Por miedo, el niñito hizo lo que nunca pensó que haría: soltó la mano de su papá. El padre, que seguía apretando firmemente la muñeca de su hijo, tiró hacia arriba al pequeño, lo quitó del paso de la camioneta y lo puso a salvo.

El niño estaba agradecido pero aturdido. Todo el tiempo, había estado seguro de que era *su* fuerza lo que mantenía cerca a su padre. Recién cuando tuvo miedo y soltó la mano de su papá, descubrió que había sido lo contrario. Necesitó un momento de indefensión para darse cuenta de que siempre había estado sujetado por su padre.[2]

La primera vez que escuché esa historia, no se me ocurrió que podría ser relevante para mi fe. Sin embargo, aquel día en el parque, la historia se volvió vital para mí. Derrumbándome sobre la mesa de picnic, descargué mi miedo *al fracaso espiritual.*

Dondequiera que me llevara la pérdida, en lo profundo de mi ser sabía que Jesús seguiría estando presente. Estaba demasiado agotada mental y emocionalmente para aferrarme a la fe por mí misma, y descubrí que Alguien (el centro de mi fe) siempre me había estado sujetando. Dios me recordó que la fe no era creación mía. Él era «el campeón que inicia y perfecciona» mi fe (Hebreos 12:2). Y su aliento sostendría mi fe, aunque mi mente no pudiera y mis emociones no quisieran hacerlo.

Mediante la amiga desilusión, perdí la ilusión de una fe creada por mí misma y conquisté la realidad del Dios que confiere la fe. La mesa de picnic se convirtió en un altar cuando mi temor cedió ante algo mucho más satisfactorio que las respuestas: el amor vivo y siempre disponible de Dios. Según las palabras del rey David, Él «enciende una lámpara para mí» (Salmo 18:28). Lo cual quería decir que yo nunca, jamás, tendría que temer cuando las luces se apagaran.

Como dijo Oswald Chambers: «La fe en Dios es una aventura tremenda en la oscuridad»[3].

Ya lo creo.

¡Qué alivio! Nuestras noches son normales.

Apéndice A

OBJECIONES

Por el nombre que le había puesto a la presentación de mi tesis, mi disertación doctoral se tituló «La desilusión: una amiga inesperada de la formación espiritual». La disertación suele incluir la identificación de las objeciones a la tesis. Ese proceso (el de identificar y responder las objeciones en mi disertación) reforzó el marco teórico que presenté en este libro.

Para quien pueda serle útil ese proceso de defensa, a continuación, hay un extracto de cinco objeciones a mi afirmación de que la desilusión es una amiga inesperada de la formación espiritual, tomado de mi disertación. La primera es *elemental*, la segunda es *conceptual* y las restantes tres son *primordiales*.

PRIMERA OBJECIÓN:

No hay ningún Dios del cual desilusionarse.

Los puntos de partida son importantes. Quienes comienzan con un punto de partida ateo consideran que la creencia en la existencia de Dios es una ilusión y, por consiguiente, ven a la desilusión como una forma de difamar íntegramente las creencias religiosas. Como alguien que fue atea, esta objeción me resulta conocida. Como actual seguidora de Jesús, no puedo contraargumentar esta objeción sin involucrarme en un debate sobre las pruebas de la existencia y la no existencia de Dios, lo cual excede ampliamente el ámbito de este libro. Por lo tanto, reconozco la objeción de que, desde la perspectiva no teísta, el comprometerse a amar a Dios a través de la experiencia de la desilusión se considera un retroceso en la evolución psicológica y social.

SEGUNDA OBJECIÓN:

Afirmar que la desilusión es una amiga es poner una herramienta en manos de los opresores.

Quienes sufren no siempre están desilusionados. La desilusión, definida en este libro como el acto de eliminar falsas ideas espirituales, no es sinónimo de sufrimiento. Sin embargo, la relación entre la desilusión y el sufrimiento es demasiado porosa para que el concepto de desilusión quede exento de ser usado incorrectamente, de la misma manera que ha sido usado el concepto del sufrimiento; por consiguiente, la descripción de esta objeción es conceptual. Es comprensible que algunas personas duden de aceptar la afirmación de que la desilusión es amiga de la formación espiritual, porque temen que dicha afirmación pueda ser usada como un instrumento de opresión. Según asevera la teóloga feminista Deanna A. Thompson:

> Desde culpar a los judíos por la muerte de Jesús hasta las Cruzadas, a invocar la cruz como justificación para el sufrimiento silencioso de las mujeres, el cristianismo debe confrontar las maneras en que su teología y las prácticas resultantes glorifican e incluso causan un sufrimiento inmerecido.[1]
>
> Ninguna doctrina es más problemática, como tampoco ningún símbolo es potencialmente más destructivo para las mujeres y para otras personas marginadas que la doctrina de la cristología y el símbolo de la cruz.[2]

«Sufre», se burla el opresor. «Eso le hace bien al alma». Si yo pudiera redimir universalmente la desilusión como concepto, podría lograr cierta distancia de esta objeción. Sin embargo, dada la certeza de que la desilusión seguirá siendo considerada por muchos como una forma de sufrimiento y una cruz a llevar, la objeción sigue vigente.

La ambición y el poder corrompen los espacios sagrados. Como yo considero que la desilusión es un espacio sagrado, con tristeza acepto que la desilusión no puede escapar del potencial de tal corrupción. Sin embargo, mi confianza al definir la desilusión en términos de perder ilusiones y conquistar realidades es que la persona desilusionada sea fortalecida interior e interpersonalmente. Las ilusiones son instrumentos de opresión. Celebremos perderlas. La realidad es defensora de la libertad interior y del cambio social. Celebremos conquistarla.

TERCERA OBJECIÓN:

La fe es una proclamación de lo positivo. Por consiguiente, tratar a la desilusión como una amiga inesperada fomenta el pensamiento negativo.

La primera de las tres objeciones primordiales a ser consideradas es popular, pero no académica. En otras palabras, a pesar de que no encontré ningún erudito que haya expresado esta objeción, un recorrido por una librería cristiana da testimonio de su presencia popular. Esta objeción sostiene que como «la fe demuestra la realidad de lo que esperamos; es la evidencia de las cosas que no podemos ver» (Hebreos 11:1), y como «la lengua puede traer vida o muerte» (Proverbios 18:21), únicamente deberíamos verbalizar pensamientos y enfoques positivos. Por ejemplo, no obstante, cómo se sienta en realidad, al declarar en fe que usted es sano confiesa y, consecuentemente, introduce la sanidad en su cuerpo.

Es entendible que tal enfoque evite la mayoría de las palabras que tienen una connotación negativa (incluidas palabras como enfermedad, discapacidad, desánimo y desilusión). Philip Yancey analiza esta objeción en *Desilusión con Dios*:

> Sé que algunos cristianos rechazarían las palabras «desilusión con Dios» desde el principio. Ellos afirman que una idea así es totalmente errónea. Jesús promete que con una fe de un grano de mostaza podríamos mover montañas; que todo puede suceder si

> dos o tres se reúnen a orar. La vida cristiana es una vida de victoria y triunfo. Dios nos quiere felices, saludables y prósperos, y cualquier *otra* situación indica falta de fe.[3]

La visita a una iglesia que sostenía este punto de vista contribuyó a que Yancey decidiera escribir este libro clásico. En esa iglesia, a los padres se los alentaba a proclamar lo positivo como un acto de fe creyente en la sanidad de sus hijos enfermos. Según su relato, cuando entierran a sus hijos, los padres «se culpan a ellos mismos por la debilidad de su fe. Mientras tanto, las lápidas se siguen multiplicando»[4].

Sin lugar a dudas, estoy de acuerdo en que las palabras son poderosas y que la fe es la esencia de las cosas que se esperan. Sin embargo, discrepo con la manera de entender esta objeción del lenguaje *lleno de fe*. En el ejemplo anterior, sostengo que el *lenguaje lleno de fe* se manifestó como una forma de negación psicológica y de alineación intencional, si bien benévola, con la mentira. Si el lenguaje lleno de fe significa pensamiento positivo por encima de la realidad, entonces el autor de Hebreos, así como cada escritor del canon bíblico, es culpable de negatividad incrédula, pues las Escrituras están llenas de expresiones de desesperación, relatos de fracasos y crónicas de dolor. El teólogo Julian Norris Hartt agrega:

> Las personas de la iglesia nos sentimos impelidas a transformar a la iglesia en un equipo de porristas; vamos por ahí con nuestras certezas a corto plazo y nuestras panaceas patentadas por nosotros mismos. [...] Quizás, la gente de esta época no sepa que las personas de la iglesia, en buena medida, están con ellos en la tierra de la profunda confusión y de los temores aplastantes. Bueno, dejemos que ese hecho se conozca. Nuestra voluntad para confesar que nosotros también hemos pisado las costas congeladas de la desesperación nos identifica plenamente con ellos. Nuestra confesión de que Dios, en Jesucristo, nos ha encontrado allí y que ha forjado la resurrección nos identifica como uno con él, en esperanza y en amor.[5]

La fe es el desborde de la humildad, no del pensamiento positivo. La fe es un músculo misterioso que, según los autores del Nuevo Testamento, se fortalece con las pruebas y los inconvenientes de la vida[6]. El ejemplo de Jesús en la cruz, cuando dijo: «Dios mío, ¿por qué me has abandonado?»[7] y «Padre, ¡encomiendo mi espíritu en tus manos!»[8] demuestra que las emociones «negativas» y la fe bíblica conviven en las almas entregadas. Como dice Peter L. Steinke: «Los que insisten en una fe "pura" e inmaculada de emocionalidad humana hacen de la negación de la realidad una condición de la fe»[9].

La desilusión no es el abandono del lenguaje lleno de fe, sino el avance de la fe hacia lo que es real.

CUARTA OBJECIÓN:

El suicidio es la manifestación definitiva de la desilusión. Por lo tanto, la desilusión debería ser considerada una enemiga, y no una amiga, de la formación espiritual.

Esta objeción refuta la amistad de la desilusión basándose en la premisa de que el suicidio es resultado de la desilusión: ¿Cómo puede la desilusión ser amiga de la formación espiritual, cuando su presencia puede desencadenar la tragedia del suicidio?[10]. Mi respuesta a esta objeción aborda la solidez de su premisa subyacente.

El psiquiatra Anthony Reading en su obra *Hope and Despair: How Perceptions of the Future Shape Human Behavior* (Esperanza y desesperanza: Cómo las percepciones sobre el futuro moldean el comportamiento humano), describe varios estados mentales, tal como se representa en el siguiente cuadro:

Para Reading, la desilusión es la experiencia de que las expectativas irreales (es decir, las ilusiones) sean destruidas por la realidad. No obstante, el suicidio no es provocado por expectativas incumplidas, sino por la ausencia de toda expectativa esperanzadora.

Desilusionado	El resultado de esperar «ya sea demasiado o muy poco de sí mismo o del mundo»[11].
Tristeza e infelicidad	Son «emociones del *estado actual* que indican que, en este momento, las cosas no están yendo como nos gustaría. [...] La *tristeza*, una parte normal de la vida cotidiana, se caracteriza por un ánimo moderadamente deprimido, sin ningún cambio en las esperanzas o en las expectativas sobre nuestro futuro»[12].
Duelo y depresión	«Emociones *prospectivas* que nos indican que alguna o todas nuestras expectativas futuras ya no son alcanzables, y provocan que repasemos las suposiciones sobre las cuales estas se basaron»[13]. «El duelo es una reacción temporal y autorreparadora a una pérdida específica, como lo que sucede con una muerte, un divorcio o un abandono. También puede ser desencadenado por la pérdida de bienes materiales o de creencias importantes»[14]. «El duelo representa la pérdida de una fuente limitada de expectativas que afecta temporalmente nuestras actividades cotidianas, mientras que la depresión implica la pérdida más generalizada de eventualidades esperadas, la cual altera a tal punto nuestro sentido de bienestar que ya no sabemos qué hacer ni adónde dirigirnos»[15].
Suicidio[16]	«Representa la expresión extrema de la desesperación, la incapacidad absoluta para vislumbrar un futuro tolerable para uno mismo»[17].

A lo que Reading llama tristeza e infelicidad, el rabino Elie Kaplan Spitz (que habla de la desesperación como un proceso continuo) se refiere como una depresión común, una experiencia que «ocurre en la vida diaria, entre el contento y la angustia, entre las expectativas cumplidas y las desilusiones enfrentadas»[18]. Relacionadas con la desesperación de Spitz están la «ascética consciencia infeliz» de Hegel y la descripción de una forma «demoníaca» de desesperación de Kierkegaard, la cual, si no se resuelve con la fe, pone al «suicidio [como] el peligro más próximo a él»[19].

El médico Abraham J. Twerski explica que la desesperación que puede llevar al suicidio es la «sensación [de ser] completamente inútil [lo cual] supera al sufrimiento, y resulta en un entumecimiento total. La ausencia de todo sentimiento pone en tela de juicio la propia existencia. La persona desesperada puede sentir que no hay lugar para él o ella en el planeta Tierra»[20].

El rabino Spitz escribe tanto como consejero e individuo íntimamente conocedor de la desesperación teológica[21]. Spitz, quien ilustra su enseñanza con experiencias personales de depresión clínica y pensamientos suicidas, manifiesta con humildad: «Estoy consciente de que cada uno es capaz de caer en una espiral de oscuridad, de padecer la desintegración que lleva al caos. Entiendo que no podemos explicar nuestras emociones desde el intelecto»[22]. Agrega: «La verdad es que, por más que el dolor sea una parte inevitable de la condición humana, aun frente a dicho dolor tenemos el poder de elegir»[23]. El desafío es «estar abiertos a los mensajes de esperanza, formar una identidad de propósito y percibir la bondad que hay en el mundo», en lugar de experimentar «nuestras pruebas como cargas, identificándonos como las víctimas en un mundo de dolor», lo cual nos lleva a «comprometer la capacidad de nuestro espíritu de soportar el peso»[24].

¿El suicidio es el resultado de la desilusión? Como quedó demostrado anteriormente, los psicólogos y los psiquiatras coinciden en que el suicidio es la manifestación no de la desilusión como pérdida de las ilusiones, sino de la desesperación extrema como la pérdida de la esperanza. Yo afirmo que la desilusión (el acto de eliminar ideas falsas) no es la causa de un suicidio, así como la carretera no es la que causa una fatalidad. La desilusión y las carreteras son caminos: navegarlas está en las manos de quienes las recorren, y sus superficies suelen volverse más resbaladizas por elementos que nosotros no podemos controlar.

QUINTA OBJECIÓN:

La desilusión es autoimpuesta. Por lo tanto, puede evitarse con los pensamientos correctos.

Gene Edward Veith, decano y profesor de Literatura de la Universidad Patrick Henry, ve a la desilusión como un estado que experimentan aquellos que todavía no han entendido una doctrina cristiana clave. Él cree que «No debería ser posible que los cristianos se desilusionen. Para empezar, no deberíamos tener ninguna ilusión. Nuestra fe está únicamente en Jesucristo»[25]. Al describir un patrón que a menudo él ha observado en otros cuando descienden a la desilusión, señala lo siguiente:

> Muchas personas que pierden el eje intelectual de su fe lo hacen porque se desilusionan. [...] Toman consciencia de algunas de las partes vergonzosas de la historia de la Iglesia. [...] O, lo que puede ser aún más devastador: han tenido una mala experiencia en su propia iglesia. [...] Empiezan a suponer que las grandes doctrinas de la fe, incluidas la Encarnación y la Redención, no son más que meros dogmas de la Iglesia. Son arrastrados más y más a la deriva, hasta que su fe, que alguna vez pudo ser sumamente ardiente, queda reducida a un recuerdo.[26]

Veith propone la teología como una solución a la desilusión: «Los cristianos deben entender plenamente la doctrina del pecado para no ser ellos mismos los desilusionados. En efecto, las transgresiones llegarán (Mateo 18:7). Los cristianos deben tener cuidado de no dejarse devastar por ellas. La doctrina del pecado debería asegurar que no tengan ninguna ilusión por perder»[27]. Según la perspectiva de Veith, la fuerte comprensión de la doctrina del pecado puede inmunizar a los creyentes contra la desilusión mediante el «realismo cristiano», el cual, «tenaz y compasivo al mismo tiempo, puede darle al cristiano un punto de vista revelador sobre todas las cosas de la vida»[28]. Su lógica progresa de la siguiente manera: *si* uno cree que todos son pecadores, *entonces* uno no se sorprende cuando los pecadores pecan; *por consiguiente*, uno no se alejará de Dios como reacción a una decepción innecesaria.

Mi respuesta a esta objeción consta de tres partes. Primero: si bien estoy de acuerdo con que entender la doctrina del pecado es útil para desarrollar expectativas más razonables de unos para con los otros, no estoy de acuerdo con la afirmación de Veith de que la desilusión con Dios puede prevenirse teológicamente evitando la desilusión con los seres humanos. ¿Job estaba desilusionado con las personas o con Dios? ¿Salomón estaba desilusionado con las personas o con Dios? En el banco de aquel parque, ¿yo estaba desilusionada con las personas o con Dios?

No toda desilusión se origina en el sufrimiento interpersonal. Incluso para la desilusión espiritual que surge de la desilusión con las personas, la afirmación de Veith de que «no deberíamos tener ninguna ilusión» revela la supuesta premisa de que tal estado constantemente objetivo es posible.

Ser objetivo es basar las decisiones en los hechos, en lugar de hacerlo en los sentimientos o en las opiniones: ver las cosas verdaderamente como existen «fuera de la mente»[29]. Aunque uno pueda aproximarse a la objetividad en determinadas áreas, la objetividad absoluta es un poco mítica[30]. La subjetividad (no la objetividad) es nuestro estado natural como seres humanos. Como tales, las ilusiones (ideas inexactas) son inevitables.

Con respecto a la dolorosa pérdida de dichas ilusiones, Reading explica: «Las diversas formas de tristeza y desesperación que afligen a nuestro espíritu y nos dan que pensar, lamentablemente, son partes inevitables de la condición humana»[31]. El rabino Spitz añade que los «antiguos héroes y los sanadores de la Biblia nos brindan consuelo demostrando que la desesperación es antigua y eterna»[32]. ¿Es, por lo tanto, realista suponer que seres finitos que buscan interactuar con e interpretar al Dios infinito (y todo lo que el Dios infinito ha creado) lo harán instintivamente con tanta exactitud?

Segundo: reconozco que en mi descripción de la desilusión como inevitable, se debe dejar margen para el hecho de que no *toda* desilusión es inevitable. Permitir que nuestras expectativas sean ajustadas por la sabiduría alcanzada a través de la experiencia personal y de la guía del Espíritu puede descartar con éxito algunas experiencias desilusionantes con una aceptación preventiva de la realidad. Philip Yancey dio un ejemplo de esto en una historia que relató sobre un hombre llamado Douglas, cuya vida se parece a la de un Job contemporáneo. Cuando le preguntaron si estaba desilusionado con Dios, Douglas respondió:

> He aprendido a ver la realidad espiritual por encima de la realidad física de este mundo. Tenemos una tendencia a pensar que la vida debería ser justa, puesto que Dios es justo. No obstante, Dios no es la vida. Y si confundo a Dios con la realidad física de

> la vida (y espero, por ejemplo, tener siempre una salud perfecta), entonces me pongo yo mismo en el camino hacia una desilusión aplastante. La existencia de Dios, incluso su amor por mí, no depende de mi buena salud.[33]

Las expectativas son fuerzas poderosas que merecen ser cuidadosamente monitoreadas. Douglas no estaba desilusionado porque no tenía la expectativa (es decir, la ilusión) de que «la vida debería ser justa porque Dios es justo». Como he referido antes, el psiquiatra Anthony Reading habla de cómo aquellos que «esperaban ya sea demasiado o demasiado poco de sí mismos o del mundo [...] terminaron desilusionados y desanimados»[34]. Las expectativas que no son sometidas a evaluación pueden crear ilusiones peligrosas porque, según las palabras de Ajenjo: «Cualquier cosa que esperen los hombres, pronto llegan a pensar que tienen derecho a ella: la sensación de desilusión puede, con muy poca habilidad de nuestra parte, convertirse en una sensación de perjuicio»[35]. Por eso, en parte concuerdo con Veith: algunas experiencias de desilusión pueden ser autoimpuestas por las expectativas que no fueron sometidas a evaluación.

Tercero: si bien estoy de acuerdo con que la fe desde el principio es un abrazo recíproco de la Realidad Mayor que es Dios, sugiero que abrimos nuestros ojos a Dios como una hija lo hace a su madre. (Por favor, observe que la próxima exposición también aparece en el capítulo 7). En otras palabras, nuestra comprensión de la realidad está en constante evolución. Si la bebé pudiera hablar, quizás diría que «Mamá es la leche» y, luego, tal vez, que «Mamá es manos y ojos». Incluso si la niña de dos años pudiera describir a su mamá de la cabeza a los pies como una persona nítida, igualmente se pasaría la vida descubriendo (mediante la interpretación y reinterpretación, mediante hipótesis y corrección o confirmación) el ser interior de Mamá. Luego de la muerte de Mamá, la hija seguiría reflexionando en las complejas profundidades de Mamá y considerando, en su último aliento, que gran parte de Mamá fue un misterio encantador. Hablando en términos técnicos, el pensamiento de la bebé «Mamá es la leche» es una ilusión: una idea inexacta. No obstante, pese a toda su inexactitud, «Mamá es la leche» refleja el desarrollo sano de la bebé.

Desde el nacimiento hasta la muerte, la vida es una pérdida constante de ilusiones.

Como conclusión, ofrezco un ejemplo de la vida de C. H. Spurgeon que ilustra la incompetencia del pensamiento correcto como elemento disuasivo para toda desilusión. A pesar de que Spurgeon había sufrido físicamente durante décadas, fue el dolor de la tragedia del 19 de octubre de 1856 en el Royal Surrey Garden la que originó la frase «horno de sufrimiento mental» en su autobiografía[36]. Esa noche, Spurgeon estaba predicando a una multitud de unas diez mil personas, cuando una voz desconocida gritó: «¡Fuego!». En medio del pánico consiguiente, murieron siete personas y la angustia de Spurgeon por el acontecimiento ensombreció larga y profundamente su vida.

Según el razonamiento de Veith, el compromiso de Spurgeon con la doctrina del pecado debería haberlo protegido lo suficiente de una excesiva desesperación espiritual. Los seres humanos son pecadores, y los pecadores pecan. Por eso, tanto si la estampida del Music Hall y las muertes consiguientes fueron causadas por malicia intencional o por el pánico fundado en el miedo, Spurgeon no debería haber tenido ninguna ilusión de que semejantes cosas no podían o no debían ocurrir. Sin embargo, pocos dudarían de la seriedad teológica de Spurgeon y tal vez menos aún cuestionarían la realidad de su angustia mental y espiritual después de la experiencia. El Doctor en Historia Peter J. Morden comenta: «Después de la tragedia, Spurgeon dijo que sus pensamientos eran como "cuchillos" que cortaban su corazón "en pedazos". Fue un período de "miseria" y "oscuridad" implacables»[37].

Spurgeon habló desde su angustia en un sermón llamado «Una pregunta para un cuestionador», sobre el Salmo 77:9:

> El dolor físico, cuando es continuo y fuerte, es extremadamente difícil para nuestro espíritu debilitado; pero la agonía del alma es todavía peor. Prefiero retorcerme de dolor antes que de desesperación. [...] Cuando Asaf hubo clamado pidiendo consuelo,

> y el consuelo no llegó, la tentación vino a él para preguntarle: «¿Acaso he de sufrir siempre? ¿El Señor nunca me dará alivio? Está escrito: "Él sana a los quebrantados de corazón, y venda sus heridas"; ¿ha suspendido él esa cirugía sagrada? "¿Ha olvidado Dios el tener misericordia?"»[38].

En estas palabras se percibe el manantial de dolor de la desilusión espiritual. Las variaciones son muchas, pero la manifestación es similar: una ilusión, un interrogante, el triste asombro ante la aparente desviación del carácter de Dios y de sus caminos. La mente pierde el equilibrio ante la incongruencia. A través de la desilusión, el pensamiento y la teología se doblegan ante Dios y luego son remodelados por Dios mismo.

Apéndice B

* * *

APARICIONES DE TÉRMINOS RELATIVOS A LA *DESILUSIÓN* EN LAS TRADUCCIONES AL ESPAÑOL DE LA BIBLIA[1]

Versículo	Versión	Cita (énfasis añadido)	Análisis de la palabra
Sal 7:14	Reina-Valera 1960, 1995 (RVR60, RVR95)	«He aquí, el impío concibió maldad, Se preñó de iniquidad, Y dio a luz **engaño**». «El impío concibió maldad, se preñó de iniquidad y dio a luz **engaño**».	שֶׁקֶר (*šě·qěr*): Engaño, falsedad errónea, es decir, un estado o condición que es completamente falsa y que causa una creencia equivocada[2]. *šě·qěr* se traduce en la RVR60 con variantes de *mentira/mentir*, *falso* y *engaño*.
Is 20:5	La Biblia de las Américas (LBLA)	«Entonces se **desanimarán** y se avergonzarán a causa de Cus, su esperanza, y de Egipto, su jactancia».	חָתַת (*ḥā-tăt*): Desanimarse, es decir, tener un sentimiento de desaliento, que implica temor y terror, y/o pánico y confusión, como extensión de la destrucción de un objeto[3]. La DHH lo traduce como «se llenará de miedo».
Is 20:5	Biblia La Palabra (BLP)	«Quedarán *acobardados* y **avergonzados** los que confiaban [confiaban/ponían sus esperanzas en Cus]».	Igual que arriba.

Versículo	Versión	Cita (énfasis añadido)	Análisis de la palabra
Jr 10:14	Dios Habla Hoy (DHH)	«Necio e ignorante es todo hombre. Los ídolos **defraudan** al que los fabrica: son imágenes engañosas y sin vida».	בָּעַר (*bā-ʿăr*): Ser necio, es decir, pensar y comportarse como un tonto[4]. La NVI traduce «todo orfebre se **avergüenza** de sus ídolos». *bā-ʿăr* se traduce en la NVI con variantes de *vergüenza* y *deshonra*[5].
Jr 48:13	Nueva Versión Internacional (NVI)	«Entonces Moab se **avergonzará** de Quemós, como el pueblo de Israel se **avergonzó** de Betel, santuario en el que había depositado su confianza».	בּוֹשׁ (*bôš*): Avergonzarse, es decir, tener un sentimiento penoso y una angustia emocional (a veces, al punto de la desesperación) por haber hecho algo malo, con el sentido asociativo de tener la desaprobación de quienes los rodean (Jc 3:25; Jr 14:4). Nota: esta mala acción puede referirse a una equivocación social o a un pecado grave. La NVI traduce el término *bôš* de Jr 48:13 como *avergonzó*.
Jr 51:17	Dios Habla Hoy (DHH)	«Necio e ignorante es todo hombre. Los ídolos **defraudan** al que los fabrica: son imágenes engañosas y sin vida».	Ver Jr 10:14, arriba.
Oseas 9:3	Traducción en Lenguaje Actual (TLA)	«No tendrás pan ni vino para ofrecerlos en honor a tu Dios; **el poco pan que comas será como pan de velorio: solo sirve para calmar el hambre**, pero no para ofrecérselo a Dios, porque Dios no lo acepta. "Israel, ya no vivirás en la tierra que Dios te dio. Más bien volverás al país de Egipto y al país de Asiria"».	Las traducciones LBLA, NVI y DHH hablan de comer alimentos impuros en Asiria. La TLA hace una descripción de cómo será esa comida, lo cual da una idea de lo desilusionante que resultará ser.

Apéndice C

BREVE ETIMOLOGÍA DE LA DESILUSIÓN

El idioma inglés empezó a burbujear en el estanque lingüístico allá por el siglo V. Pero tenemos que vadear alrededor de mil años de historia para encontrar la primera aparición conocida de cualquier variante de *desilusión*. *Desilusión* apareció por primera vez en una traducción al inglés, del año 1598, de una novela romántica escrita por Jorge de Montemayor, titulada *Los siete libros de la Diana*: «¿Qué desaires, qué desilusiones [...] han surgido de tales penas?»[1].

La segunda aparición conocida de *desilusión* sucede doscientos cincuenta años después en las reflexiones de Elizabeth Barrett Browning sobre su poema *Las ventanas de Casa Guidi*. Al contemplar la discrepancia entre la primera y la segunda parte de su poema, que había sido escrito tres años antes, Browning expuso:

> Tal discrepancia somos llamados a aceptar a toda hora por la condición de nuestra naturaleza [...] la discrepancia entre aspiración y función, entre fe y des-ilusión, entre esperanza y realidad.
>
> *Oh la profecía probada y rota,*
> *oh el destino más rico y amargamente adverso,*
> *¡nacido para el futuro, al futuro perdido!*[2]

Mientras que Montemayor usó *desilusión* como sinónimo de desaires inspirados en la pena, Browning contrastó la *desilusión* con la fe. Incluso en sus primeras apariciones, la palabra parecía plasmar una tristeza profunda que cuestionaba las propias creencias.

Y, entonces, casi mil quinientos años después del surgimiento del idioma inglés, encontramos la primera aparición conocida del sustantivo *desilusión*. En 1856, en una revista de viajes llamada *The Leisure Hour*, un guía escribió: «Los primeros días en Roma [...] han de ser decepcionantes: una especie de *desilusión*, si es podemos acuñar ese término»[3].

(Gracias, *Leisure Hour*. La acuñación de seguro no fue una gran —ni acertada— noticia para Roma. Pero la palabra ha sido un verdadero regalo para nosotros).

Apéndice D

COMENTARIO SOBRE TÉRMINOS Y CONCEPTOS RELACIONADOS

La tabla del capítulo 4 es un resumen inevitablemente incompleto sobre los académicos consultados en este estudio[1], registrados cronológicamente por fecha de nacimiento. Lo que sigue es un breve comentario sobre algunos de los términos que se relacionan más estrechamente con nuestro término de la desilusión.

Una ojeada rápida confirma la inclusión de pensadores tanto seculares como religiosos en este resumen. Sin lugar a dudas, los puntos de partida son importantes. Si uno ve a Dios como una ilusión, la desilusión espiritual es una forma de evolución mediante la cual se renuncia a los conceptos sobre Dios. Si uno considera que Dios es real, la desilusión espiritual es una forma de crecimiento mediante la cual los conceptos sobre Dios son refinados. Dado que la objetividad pura es mítica para la humanidad, las premisas con las que empezamos afectan directamente a las conclusiones con las que finalizamos.

Ambos puntos de vista están incluidos porque ambos han moldeado nuestro entendimiento moderno del sufrimiento espiritual.

GÉNESIS, PSEUDO DIONISIO, JUAN DE LA CRUZ Y MAY SOBRE LA OSCURIDAD

El término que más asiduamente coincide, a lo largo de los siglos, con nuestra definición básica de desilusión es *oscuridad*. La oscuridad se menciona innumerables veces, comenzando por las primeras líneas del libro de Génesis. En el principio, «la oscuridad cubría las aguas profundas; y el Espíritu de Dios se movía en el aire sobre la superficie de las aguas» (Génesis 1:2).

Evidentemente, Dios ve bastante bien en la oscuridad. Antes de que la humanidad respirara el aliento que Dios le soplaría, Dios y la oscuridad estaban cómodamente juntos en la tierra. Como he expresado antes, previo a la Caída, al pecado y a la humanidad, la oscuridad fue uno de los habitantes originales de la tierra. Catorce capítulos después, encontramos a Dios de nuevo en casa, en una «oscuridad aterradora» en la que Él hace un pacto con Abraham[2].

Las Escrituras y la literatura cristiana, a lo largo de las épocas, han reconocido la relación entre la oscuridad y la intimidad con Dios. Aun hoy en día, la oscuridad se usa como metáfora para las épocas en que la razón tropieza para que nuestro espíritu pueda avanzar. Lo cual es bastante similar a la manera en que, durante la desilusión, la razón tropieza mientras se pierden las ideas falsas y se conquistan las nuevas realidades.

En el siglo VI, Pseudo Dionisio habló de un don para la formación espiritual al cual llamó la oscuridad que eclipsa toda luminosidad[3]. Este antiguo maestro creía que dicha oscuridad divina revelaba que la intimidad con Dios estaba más allá de la obra de la humanidad. En otras palabras, cuando el intelecto clama por misericordia, Dios responde revelando una medida más profunda, no de conocimiento, sino de amor.

Ocho siglos antes, al autor anónimo de *La nube del no saber* asimismo escribió:

> Esta oscuridad y esta nube se interpondrán entre ti y tu Dios. Te sentirás frustrado, ya que tu mente será incapaz de captarlo y tu corazón no disfrutará las delicias de su amor. Pero aprende a permanecer en esa oscuridad. Vuelve a ella tantas veces como puedas, dejando que tu espíritu grite a Aquel a quien amas.[4]

Repitiendo la triada de la oscuridad divina, los límites del saber humano y la invitación a una intimidad mayor con Dios, dos siglos después, Juan de la Cruz aportó *La noche oscura del alma* y *Subida al Monte Carmelo*. Según Juan, el amor nos guía a través de la oscuridad hacia la unión con Dios. Según resume Gerald G. May, la «noche oscura» de Juan es una «coparticipación entre Dios y la persona»[5] que «nos ayuda a convertirnos en aquello para lo que fuimos creados: seres que aman a Dios y se aman unos a otros»[6]. Como Pseudo Dionisio y como el autor anónimo de *La nube del no saber*, Juan enseñó que el camino hacia un amor y un conocimiento espiritual mayores a menudo enderezó sus pasos a través de los períodos más oscuros de la angustia mental.

REITMAN, WALSH, PODMORE, YANCEY, JACOBSON, Y SPURGEON SOBRE ECLESIASTÉS Y JOB

Como dije en el capítulo 4, la palabra en inglés *desilusión* aparece apenas siete veces en cuatro de las más de cuarenta traducciones al inglés de la Biblia. No obstante, la desilusión como experiencia está representada de principio a fin en las Escrituras, y quizás más prominentemente mediante las palabras de Eclesiastés y la historia de Job.

El autor de Eclesiastés (*Qoheleth* en hebreo), muy probablemente Salomón, escribe de su desesperación sobre el sinsentido de la vida en este mundo. James S. Reitman y Jerome T. Walsh escriben ambos con perspicacia sobre el origen y el resultado del sufrimiento espiritual de Qoheleth. Roitman observa que el concepto hebreo de la desilusión está transmitido en el idioma original de Eclesiastés 5:17, que él tradujo: «Todos sus días, él come en oscuridad, y está *grandemente desilusionado* en su enfermedad y su ira»[7]. Reitman afirma que «el concepto de "desilusión" está expresado por la raíz כָּעַס, pero este no es obvio en la mayoría de las traducciones al inglés»[8]. Desde el punto de vista de Reitman, la ilusión perdida por el escritor es la de la autosuficiencia: «Las reflexiones de Qoheleth están trazadas para que a los lectores autosuficientes no les quede ninguna esperanza de cumplir sus proyectos imprudentes y presuntuosos»[9]. Tanto en Job como en Eclesiastés,

Reitman ve ejemplos convincentes del recorrido escabroso desde la autosuficiencia a la sabiduría[10]. Reitman explica: «Para los lectores que finalmente "entienden" lo inútil de la autosuficiencia, el objetivo retórico de ambos libros es *provocar la desilusión suficiente* para que *renuncien a las estrategias autosuficientes del sentido, tengan temor de Dios, acepten la porción de la vida que Dios les ha dado e inviertan sabiamente en el propósito redentor permanente de Dios*»[11].

Jerome T. Walsh identifica una ilusión perdida diferente en Eclesiastés: la expectativa de que la espiritualidad genuina será una espiritualidad vibrante. Walsh aborda esta forma agonizante de desilusión en un artículo que hace reflexionar, titulado «La desesperación como virtud teológica». Luego de afirmar que las doctrinas del cristianismo todavía no dan respuesta a las preguntas centrales de Eclesiastés, Walsh toma prestado el nombre *Qoheleth* para referirse a las almas escondidas de la Iglesia que han escogido la fidelidad a un Dios al cual no sienten. Su «aridez en la oración y su sensación de ausencia divina» los aísla y, desde el punto de vista de Walsh, la espiritualidad poco tradicional del autor de Eclesiastés puede consolarlos, pues «apoyar a otro viajero en la oscuridad y desde la oscuridad, compartir la propia confianza creciente de la oscuridad es ofrecer, como lo hizo el mismo Qoheleth, el consuelo de la compañía, si bien no de la explicación»[12]. Aunque la mayoría conoce lo que Simon Podmore describe con tanta elocuencia como la fe que «siente a una distancia melancólica de su salvador»[13], Walsh les da voz a las almas para quienes la distancia percibida es normativa, las almas para las que el compromiso y la intimidad con Dios son reales, pero no sentidos.

Para comprender mejor la desilusión de Job, recurrimos a los escritos de Philip Yancey, Diane Jacobson y Charles Spurgeon. Yancey declara que «La idea central del libro no es el sufrimiento: ¿Dónde está Dios cuando sufrimos? El prólogo trata este tema. El tema central es la fe: ¿Dónde está Job cuando sufre?»[14]. Jacobson parafrasea esta pregunta primordial, diciendo: «¿Acaso Job (o alguien) adora a Dios por nada, sin esperar algo a cambio? ¿Qué hace mover la relación de los seres humanos con Dios?»[15]. Jacobson, quien considera que Job está entre los «teólogos abatidos [...] que no pueden llegar a Dios por la comprensión lógica, pero que finalmente son comprendidos por la cruz»[16], señala que Job y sus amigos comparten la misma ilusión de que el sufrimiento es el resultado de pecar: «Job sabe que está sufriendo, pero también sabe que él no es "malo" como para merecer semejante castigo. Por lo tanto, dado que el sufrimiento es la consecuencia del castigo y el castigo debe ajustarse al pecado, Dios está quebrantando la ley. Como sus amigos, Job piensa que el mundo funciona (o al menos debería funcionar) de manera ordenada»[17].

A medida que Job pierde su ilusión y conquista una realidad nueva, va desde las afirmaciones de fe a los lamentos, y desde las declaraciones breves a las preguntas llenas de agonía. El acto inspirado en la frustración y dolorosamente sincero de decir la verdad da lugar a una mayor intimidad con Dios. Jacobson explica:

> Lo que él pide entre gritos y lamentos es tener una relación con Dios. Él piensa, tal vez, que lo que quiere es una revelación abstracta de la verdad y algunas respuestas a por qué está sufriendo. Nosotros compartimos con Job su deseo insaciable de recibir una explicación y conocer los motivos del sufrimiento. Lo que Job consigue es la relación con Dios oculta en su encuentro sorprendentemente extraño con Dios. [...] La lógica final de Job no es la de la justicia, sino la lógica de la relación. Para Job, conocer a Dios es una profunda cuestión de la fe a través del sufrimiento, en el vacío. El caos es aceptado/abordado en la promesa de Dios, y la única puerta está oculta en la oscuridad[18].

En su estudio sobre Job, las conclusiones de Spurgeon coinciden: el dolor y la debilidad dan paso a una mayor intimidad con Dios, mediante una «revelación más plena de Dios»[19]. Spurgeon explica que Dios «corre una cortina alrededor del lecho del sufriente escogido y, al mismo tiempo, retira otra cortina que en otro tiempo ocultó su gloria»[20]. El biógrafo de

Spurgeon, Peter Morden, propone lo siguiente a partir de un mensaje de Spurgeon sobre el libro de Job:

> En un sermón llamado «Job entre las cenizas», insistió en que el sufrimiento del creyente podría producir una visión más clara de Dios. La prosperidad era una «ventana pintada» que dejaba afuera «la clara luz de Dios». Recién cuando la pintura fue quitada, la ventana se hizo «transparente», permitiendo ver a Dios con una nueva claridad. Esta había sido la experiencia de Job: él había perdido todo y esto «allanó el camino» para que recibiera una revelación más completa de Dios.[21]

Yancey también concuerda en el resultado de la desilusión de Job, aportando que «Paradójicamente, los momentos más desconcertantes y parecidos al de Job pueden ayudar a "fertilizar" la fe y nutrir la intimidad con Dios»[22].

FREUD, WEBER Y HOMANS SOBRE EL DUELO Y LA DESIDEALIZACIÓN

Más que estos escritores, no obstante, nuestro entendimiento actual sobre el sufrimiento espiritual ha sido formado por una era diferente de pensadores cristianos y seculares, quienes exaltaron la misma facultad que los primeros autores religiosos sentían que debía oscurecerse para experimentar más profundamente el conocimiento de Dios: el intelecto.

Sigmund Freud, considerado el padre fundador del psicoanálisis, desarrolló las teorías que han influido siglos de pensamiento. El concepto de Freud sobre el *duelo* (como la pérdida de una persona, abstracción o ideal[23]) y la *desidealización*[24], claramente, se superponen con la desilusión, como está definida en este libro.

Mientras que Freud parece abordar principalmente el duelo y la desidealización de los individuos, Homans superpone los pensamientos sociológicos de Weber sobre los de la psicoterapia freudiana y propone una perspectiva comunitaria adicional con la cual procesar la desidealización. De hecho, Homans afirma que el psicoanálisis es la «respuesta creativa» de la humanidad al «largo proceso histórico del duelo que comenzó hace siglos, con raíces en los orígenes de las ciencias naturales del siglo XVII y en la teología del siglo XIV»[25].

En otras palabras, la secularización (el abandono constante del sentido religioso) reemplazó los sistemas de creencias judeocristianas con el psicoanálisis.

Al explicar por qué la religión era necesaria en el pasado, el psicoanálisis volvió superflua la necesidad ulterior de la religión. Según lo sintetizó Homans: «Freud y Jones aceptaron esta metáfora de una guerra [entre la ciencia y la teología] [...] que fue prominente en su época, y concibieron al movimiento psicoanalítico como una especie de "Día D", la victoria final y decisiva de las fuerzas del bien sobre las del mal»[26]. Para quienes están de acuerdo con Freud, la desidealización (o la pérdida) de las «ilusiones» religiosas occidentales sobre un Dios monoteísta liberó a la humanidad para evolucionar y convertirse a formas más elevadas del pensamiento.

Sin embargo, Robert Merton señala que la teología fue inicialmente un benefactor generoso, no un detractor avaro, de la ciencia[27], y que los primeros científicos eran, en general, hombres de una fe profunda

> que elogian la facultad de la razón. [...] La razón es loable porque solo el hombre, elegido de Dios, la posee; sirve para diferenciarlo de las bestias del campo [...] posee aún otra característica ejemplar: le permite al hombre glorificar más plenamente a Dios, por ayudarlo a apreciar sus obras. [...] Por lo tanto, se vuelve imperativo que aquellos que racionalizan estas doctrinas «demuestren» que la *razón* y la *fe* (dos virtudes tan sumamente exaltadas del puritano) no son contradictorias.[28]

¡De seguro, pocos fueron capaces de prever que esta celebración teológica de la razón en el siglo XVII un día debilitaría los mismos sistemas de creencias que le dieron credibilidad a la celebración! Según resume concisamente Homans: «Cuando racionalizaron y desencantaron el mundo bíblico y cristiano del espíritu, los científicos puritanos se encomendaron a la naturaleza y a la materia. [...] [Luego, en] las manos del psicoanálisis, el espíritu se convierte en la psiquis y, un poco después, la psiquis se convierte en el ego. El ego del psicoanálisis es, sencillamente, la naturalización del alma».[29]

Aunque se aplica exclusivamente al desarrollo psicológico humano, la desidealización sirve casi como sinónimo de desilusión, pues implica tanto la pérdida de los ideales como la interacción entre la mente y el alma. Sin embargo, la desilusión no es la pérdida de la unicidad con otro ser humano, sino el recorrido hacia la unicidad con Dios. La desilusión espiritual no es el crisol para la consciencia de uno mismo, sino el crisol para la consciencia de Dios. Está claro, la consciencia de uno mismo y la consciencia de Dios se desarrollan juntas en el alma humana. Pero hay una diferencia fundamental en la definición cuando uno cree que hay un Dios del cual volverse consciente y, además, que, a través de la consciencia de Dios, el seguidor de Dios resulta en un yo más verdadero. Este punto de vista está en conflicto directo con una perspectiva más secular que considera a la consciencia de Dios como la verdadera ilusión y, por consiguiente, como un impedimento para el desarrollo de un yo sano.

Que es la razón por la que Homans habla del *duelo* y del *sentido* como unidos por la *individuación*. Homans explica que la individuación es

> el fruto del duelo. Por alguna razón, de una manera que realmente no se entiende, la experiencia de la pérdida puede estimular el deseo de «convertirse en quien uno es». Eso, a su vez, puede poner en marcha un tercer proceso que debería llamarse «la creación del sentido». Este acto es al mismo tiempo un trabajo de crecimiento personal y un trabajo de la cultura. En él, el yo se apropia del pasado que se ha perdido y, al mismo tiempo, realmente crea estos sentidos para sí mismo de una manera nueva.[30]

REITMAN, HARTT, VASSADY Y BLUMENTHAL SOBRE LA DESESPERACIÓN

Muchos académicos han escrito de manera esclarecedora sobre la *desesperación teológica.* James S. Reitman, al vincular la desesperación y la desilusión, enuncia: «La desesperación [es] el resultado lógico final de una profunda desilusión»[31]. El teólogo Julian Norris Hartt agrega que la desesperación puede entenderse en términos de ilusiones y realidades:

> Ese momento es el acontecimiento que hemos llamado desesperación, en la cual los hombres reflexionan en las realidades de la situación humana y se acobardan ante el mundo amenazante. Ya no podemos fingir que las amenazas son ilusiones, no podemos negar que la desesperación está bien fundamentada[32].

La desesperación refleja el miedo a la «discontinuidad» del «ser»[33]. La discontinuidad sucede cuando la razón (definida por Hartt como «nuestra voluntad de domesticar el mundo, de dominar sus poderes y encauzar sus potencias»[34]) debe someterse a realidades como la mortalidad. Por ejemplo, podemos construir, y construir maravillosamente, pero a pesar de toda nuestra construcción no podemos dar vida ni evitar la muerte[35]. Un día, toda fuerza humana se doblegará ante la realidad de la tumba. Como enuncia Hartt: «La revelación es Algo y Alguien que arrasa nuestras expectativas más educadas. [...] Dios tiene la última palabra, y no hay suficientes represas ni con la fuerza suficiente que puedan erigirse contra su pronunciación aplastante»[36].

El teólogo húngaro Béla Vassady asocia la desilusión con la «tristeza del mundo»: la desesperación que lleva a la muerte. Refiriéndose a la desesperación como filosofía, Vassady elabora una teología de la esperanza para los europeos post-Segunda Guerra Mundial. Su teología de la esperanza contrasta con el «autoengaño humano» del «existencialismo ateo [en el que la persona humana busca] rescatarse a sí misma de su propia desesperación»[37]. Con la percepción de aquel momento y de ahora, Vassady afirma:

> Para hablar en términos teológicos, el cristiano se refiere al hecho de que no podemos liberarnos «horizontalmente», es decir, mediante ninguna cantidad de esfuerzos meramente humanos. Ningún logro humano, ya sea individual o colectivo, puede jamás traernos paz mental. Debemos ser levantados desde lo alto, desde la dimensión vertical. Y es Cristo quien nos levanta a través de su Palabra y de su Espíritu Santo.[38]

Para quienes sufren la desesperación, la esperanza es un regalo vertical, no un logro horizontal. La paz se encuentra cuando somos «levantados desde lo alto».

Otra ofrenda desde las cenizas de la Segunda Guerra Mundial proviene del rabino David R. Blumenthal. En una contribución profundamente conmovedora, el rabino Blumenthal aborda la desesperación teológica presionando a los lectores para que resuelvan quién es el responsable del Holocausto:

> La mayoría de los religiosos, y la mayoría de los pensadores religiosos y el clero junto con ellos, no quieren hacer esta pregunta. No quieren saber que Dios es responsable de la historia, es decir, de las partes malas.[39]
>
> Si usted es religioso, ¿qué piensa? ¿Se encuentra usted entre los píos que se evaden? ¿Entre los que dicen que Dios no pudo haber estado involucrado porque Dios le dio libre albedrío a la humanidad, acto que exime a Dios de toda responsabilidad? ¿Usted es de los que cree que Dios es demasiado bueno para ser responsable? ¿Que Dios estuvo ausente? ¿O usted está entre los evasores herejes? ¿Entre los que resuelven esta pregunta negando a Dios? Tiene que tomar una posición si Dios es esencial para quién es usted.[40]

Blumenthal sostiene que, si no se la procesa, la desesperación teológica conduce a la secularización, a la herejía y a una «forma nueva de odio hacia uno mismo»[41]. Tanto la esperanza de Vassady en lo vertical, como la discusión sobre la desesperación sin procesar de Blumenthal se correlacionan con el ciclo de la desilusión.

LA ENFERMEDAD MORTAL, LA ANGUSTIA Y LA AUSENCIA QUE SANTIFICA, DE KIERKGAARD A MERTON

También relacionado con la pérdida de las ideas falsas de la desilusión y la conquista de la realidad, está el concepto kierkegaardiano de la *enfermedad mortal* o *desesperación*. Escribiendo bajo el seudónimo de Anti-Climacus, Kierkegaard asevera que, a través de la experiencia misma de la pérdida, «también se hace un avance esencial en la consciencia de uno mismo»[42]. La desesperación kierkegaardiana[43] parece originarse menos en la pérdida de las ilusiones sobre Dios y más en la conquista de la realidad sobre uno mismo; más específicamente, en la búsqueda personal de Kierkegaard del reposo divino que solo puede producir el perdón. Simon D. Podmore identifica las «polaridades dialécticas del perdón y la desesperación» en los escritos de Kierkegaard, que reflejan su «necesidad y deseo de ser liberado de la desesperación y reconciliado con el perdón».[44]

Quizás, más cercano aun a la definición de este libro sobre la desilusión, sea el concepto de Kierkegaard de la *Angest* o *Anfægtelse* existencial, que Podmore describe como la prueba espiritual en la que uno se hace «consciente del hecho de que uno existe ante Dios» y se da cuenta de la «diferencia cualitativa infinita entre el yo y Dios»[45]. Esta conquista de la realidad (la diferencia humanamente insalvable entre el yo pecador y el Dios santo) puede llevar a la desesperación. Podmore explica que «si la culpa por el pecado promueve ámbitos depresivos, fantásticos o patológicos, corre el riesgo de dar origen a formas suplementarias, pero no menos angustiosas de desesperación: concretamente, aquella bajo la que el propio Kierkegaard evidentemente había trabajado, la desesperación por los pecados y la desesperación por el perdón de los pecados»[46]. Kierkegaard experimentó la desilusión consigo mismo. Cuando las ilusiones sobre la propia capacidad de seguir a Dios chocan contra la realidad de la pecaminosidad humana, el alma (si no es capaz o no está dispuesta a recibir la gracia del perdón) fácilmente puede caer en espiral en la desesperación teológica.

El monje trapista del siglo xx, Thomas Merton, también trata el sufrimiento espiritual que a veces acompaña a la desilusión en su obra sobre *las dos ausencias de Dios*, de la cual citaré en detalle:

> Dios, Quien está en todas partes, nunca nos abandona. Sin embargo, a veces parece estar presente y, a veces, ausente. Si no lo conocemos bien, no nos damos cuenta de que puede estar más presente para nosotros cuando está ausente que cuando está presente.
>
> Hay dos ausencias de Dios. Una es la ausencia que nos condena; la otra es la ausencia que nos santifica.
>
> En la ausencia que condena, Dios «no nos conoce» porque en su lugar hemos puesto algún otro dios, y nos rehusamos a ser conocidos por Él. En la ausencia que santifica, Dios vacía el alma de toda imagen que pueda convertirse en un ídolo y de toda preocupación que pueda interponerse entre nuestro rostro y Su rostro.
>
> En la primera ausencia, él está presente, pero su presencia está negada por la presencia de un ídolo. Dios está presente para el enemigo que hemos puesto entre nosotros y Él en pecado mortal.
>
> En la segunda ausencia, Él está presente y Su presencia es confirmada y adorada por la ausencia de todo lo demás. Está más cerca de nosotros que lo que estamos de nosotros mismos, aunque no lo veamos.[47]

Tal vez, el sufrimiento de las pérdidas de la desilusión esté mejor reflejado en la descripción de cómo «Dios vacía el alma de toda imagen que pueda convertirse en un ídolo... [y se] interpone entre nuestro rostro y su Rostro».

Sin dudas, el sufrimiento bien vale una vista más clara del rostro de nuestro Salvador.

YANCEY SOBRE LA DESILUSIÓN

Finalmente, en esta breve sinopsis de términos relacionados, el aporte de Philip Yancey será analizado específicamente. Si bien es un editor y un autor prestigioso, Yancey escribe como un hombre común, no como académico. Sus contribuciones son meditadas y trascendentales, y sus obras han influido en la teología de millones, muchos de los cuales aún tienen pendiente leer las proposiciones de los académicos antes mencionados.

A través de un recorrido por las Escrituras y por sus propias experiencias personales, Yancey aborda tres preguntas que inducen la desilusión: *¿Dios es injusto? ¿Dios está callado?* y *¿Dios está escondido?* Desde la perspectiva de Yancey, nuestra capacidad para desilusionarnos con Dios (nuestra capacidad de experimentar y poner en palabras la desilusión) solo es posible porque Dios se «arriesgó» a crearnos «libres»[48].

Dios sabía que lo pagaría caro cuando decidió darnos el libre albedrío.

Como ha enunciado Douglas John Hall:

> El problema de Dios no es que *no sea capaz* de hacer determinadas cosas. ¡El problema es que Dios ama! El amor complica la vida de Dios, como complica todas las vidas. Sin amor, [Dios podría] comportarse con el mundo de la manera que [...] muchas otras personas parecen considerar deseable: castigando a los malhechores y recompensando a los buenos (excepto que entonces [...] ¡podríamos encontrar mucho más sufrimiento en el mundo que el que tenemos ahora!). Pero, «como un padre que se compadece de sus hijos», el Dios bíblico tiene impedido actuar de esa manera directa por causa del amor que está dispuesto a sufrir con y por sus amados, antes de dar paso a la justicia estricta.[49]

Somos libres para amar a Dios. Somos libres para no amar a Dios.

Y, según las palabras de Yancey: «la fe verdadera, que no se soborna, que se ofrece gratuitamente [tiene] un valor intrínseco para Dios que apenas podemos imaginar»[50].

A través de sus escritos, Yancey nos llama la atención hacia el mundo invisible. Cuando estamos desilusionados, nuestras decisiones afectan las esferas invisibles:

> Nuestras decisiones son importantes, no solo para nosotros y nuestro destino, sino, asombrosamente, para Dios mismo y el universo que él gobierna. [...] Nuestra existencia les anuncia a los poderes del universo que la restauración está en proceso. Cada acto de fe de cada uno en el pueblo de Dios es como el repique de una campana, y una fe como la de Job resuena de punta a punta del universo.[51]

Tal énfasis en la libertad y en el mundo invisible me recuerda al diálogo perspicaz entre el demonio más viejo y el más joven en *Cartas del diablo a su sobrino*, de C. S. Lewis:

> El Enemigo deja que esta desilusión se produzca al comienzo de todos los esfuerzos humanos. [...] [Él] acepta este riesgo porque tiene la curiosa ilusión de convertir esos asquerosos gusanillos humanos en lo que Él llama sus «libres» amantes y siervos («hijos» es la palabra que Él emplea [...]). Al desear su libertad, el Enemigo renuncia, en consecuencia, a la posibilidad de guiarlos, por medio de sus aficiones y costumbres propias, a cualquiera de los objetivos que Él les propone [...] tenlo presente, allí reside nuestro peligro: una vez que superan con éxito esa aridez inicial, los humanos se hacen menos dependientes de las emociones y, en consecuencia, resulta mucho más difícil tentarlos.[52]

En resumen, muchas voces han formado nuestra comprensión sobre el sufrimiento espiritual. Por desgracia, hoy en día parecemos más formados por los pódcast de moda que por el pensamiento profundo[53]. La sabiduría nos invita a recordar voces más profundas que reciben la resonancia desde la Eternidad. A lo largo de la Historia, los grandes pensadores como Pseudo Dionisio, Juan de la Cruz, Thomas Merton, C. S. Lewis y Philip Yancey coinciden: el propósito de la *oscuridad*, la *noche oscura*, la *ausencia* y la *desilusión* es purificar y empoderar el alma para que conozca una nueva dimensión de la intimidad con Dios.

NOTAS

CAPÍTULO 1: JUNTOS FRENTE A LA TORMENTA

1. Gracias por esto, papá. Te extraño mucho.

CAPÍTULO 2: LA FE NOCTURNA

1. Para un resumen entendible sobre un estudio clave dirigido por Jerome Siegel de la UCLA, ver Richard G. Stevens: «We Don't Need More Sleep. We Just Need More Darkness» [No necesitamos dormir más. Solo necesitamos más oscuridad], *Washington Post*, 27 de octubre del 2015, https://www.washingtonpost.com/posteverything/wp/2015/10/27/we-dont-need-more-sleep-we-just-need-more-darkness/.

CAPÍTULO 3: ESE «¡PUM!» INESPERADO

1. Si bien comenzó lentamente, hoy en día *desilusión* es una palabra mucho menos excepcional. Sobre *disillusionment* (desilusión), el *Oxford English Diccionary* establece: «Esta palabra pertenece a la banda de frecuencia 5. La banda 5 contiene palabras que aparecen entre una y diez veces por millón de palabras en el uso típico uso del inglés moderno. Tienden a estar restringidas al vocabulario alfabetizado relacionado con el discurso culto». *Oxford English Dictionary Online*, s.v. «disillusionment (*noun*)», consulta del 26 de julio del 2022, https://www.oed.com/view/Entry/54538.
2. *Oxford English Dictionary Online*, s.v. «dis- (*prefix*)», consulta del 26 de julio del 2022, https://www.oed.com/view/Entry/53379.
3. A diferencia de ilusión, desilusión no está registrada en la edición de 1806 ni en la de 1828 del *Webster's Diccionary*. En 1913, *disillusion (desilusión)* fue definida como «el acto o proceso de liberarse de una ilusión». Ver *Webster's Revised Unabridged Dictionary*, s.v. «disillusion (*verb*)», consulta del 26 de julio del 2022, http://machaut.uchicago.edu/?resource=Webster%27s&word=disillusion&use1913=on. En 1980, *desilusión* fue definida como «desencantar o librar de la ilusión»; ver el *New Webster Encyclopedic Dictionary of the English Language*, ed. Virginia S. Thatcher y Alexander McQueen (Chicago: Consolidated Book, 1980), s.v. «disillusion (*verb*)», 249. En 2014, *disillusion (desilusión)* fue definida por *Merriam-Webster* como «la condición de estar desencantado», *Merriam-Webster*, s.v. «disillusion (*verb*)», consulta del 26 de julio del

2022, https://www.merriam-webster.com/dictionary/disillusion; y por el *Oxford English Dictionary* como «el acto de librarse o hacerse libre de la ilusión; la condición de estar libre de la ilusión; desencanto», *Oxford English Dictionary Online*, s.v. «disillusion (*verb*)», consulta del 26 de julio del 2022, https://www.oed.com/view/Entry/54534.

4. *Oxford English Dictionary Online*, s.v. «illusion (*noun*)», consulta del 26 de julio del 2022, https://www.oed.com/view/Entry/91565.
5. O como resumió una amiga, Joe Zickafoose (f. 2008), mientras yo enseñaba a un grupo pequeño sobre el tema, la desilusión es el «desprecio por las ilusiones».
6. Oswald Chambers, *Baffled to Fight Better: Job and the Problem of Suffering* [Perplejo para luchar mejor: Job y el problema del sufrimiento], (Grand Rapids, MI: Discovery House, 1990), 50–51, 85.
7. C. S. Lewis, *Prince Caspian: The Return to Narnia* (Londres: Geoffrey Bles, 1951; Nueva York: HarperCollins, 2005), 151–152. Las citas hacen referencia a la edición de HarperCollins. Publicado en español como *Las Crónicas de Narnia: El Príncipe Caspian.*
8. Por favor, diríjase al Apéndice A para leer mis respuestas a las cinco objeciones a esta afirmación, extraídas de mi disertación sobre el tema.
9. Dan B. Allender y Tremper Longman III, *The Cry of the Soul: How Our Emotions Reveal Our Deepest Questions about God* (Colorado Springs: NavPress, 1994), 24. Publicado en español como *El Grito del Alma*. Hablando del poder de la realidad, el psicólogo de la felicidad, el Dr. Gordon Livingston enuncia que, si consideramos al pasado como «un teatro de experiencias, con algunas buenas y algunas malas, [eso] da la posibilidad de crecer y cambiar». Citado por Diana Butler Bass, *A People's History of Christianity: The Other Side of the Story* [Historia del cristianismo, por la gente: La otra cara de la historia], (Nueva York: HarperOne, 2010), loc. 38650, Kindle.

CAPÍTULO 4: QUÉ NOS DICE UNA PALABRA, PRIMERA PARTE

1. Aun entonces, solo una vez (en Isaías 20:5), coincidió cualquiera de estas cuatro traducciones al inglés con el uso de la palabra *disillusionment* (desilusión) como traducción exacta del hebreo. Por favor, consulte la tabla del Apéndice B que menciona estas apariciones.
2. Para quienes les intrigue la evolución de las palabras, encontrarán una breve etimología de *disillusionment* (desilusión) en el Apéndice C.
3. Gerald G. May, *The Dark Night of the Soul: A Psychiatrist Explores the Connection between Darkness and Spiritual Growth* [La noche oscura del alma: Un psiquiatra explora el vínculo entre la oscuridad y el crecimiento espiritual] (San Francisco: HarperSanFrancisco, 2005), 16, 201. May señala que además de ser citados en *Subida al Monte Carmelo* de Juan de la Cruz, los famosos escritos de Dionisio también fueron mencionados doscientos años antes por el autor anónimo de *La nube del no saber* y por el monje agustino Walter Hilton.
4. Pseudo Dionisio, *Dionysius the Areopagite: On the Divine Names and the Mystical Theology*, trad. C. E. Rolt, reimpr. (Londres, 1920; Whitefish, MT: Kessinger, 1992), 194. Christian Classics Ethereal Library, https://www.ccel.org/ccel/john_cross/dark_night.viii.ix.html. Publicado en español como *Teología Mística*.
5. Evelyn Underhill, ed., *The Cloud of Unknowing: The Classic of Medieval Mysticism* [La nube del no saber: Un clásico de la mística medieval] (Mineola, NY: Dover Publications, 2003), loc. 576, Kindle.

6. Juan de la Cruz, *Dark Night of the Soul* [La noche oscura del alma], ed. rev., trad. y ed. E. Allison Peers (Nueva York: Image Books, 1959), cap. 9, párr. 2, Christian Classics Ethereal Library, https://www.ccel.org/ccel/john_cross/dark_night.viii.ix.html.
7. Georg Wilhelm Friedrich Hegel, *Phenomenology of Spirit*, trad. al inglés Arnold V. Miller (Oxford: Clarendon Press, 1977), 455–457, según citado en Daniel Berthold-Bond, «Lunar Musings? An Investigation of Hegel's and Kierkegaard's Portraits of Despair» [¿Reflexiones lunares? Una investigación de los retratos de la desesperanza por Hegel y Kierkegaard], *Religious Studies* 34, n.° 1 (marzo 1998): 36. Ver el artículo sobre la eternidad para una comparación interesante sobre los conceptos de Hegel y de Kierkegaard sobre la desesperación. Publicado en español como *Fenomenología del espíritu*.
8. Berthold-Bond,«Lunar Musings?», 41.
9. Søren Kierkegaard, *Fear and Trembling and The Sickness unto Death*, trad. Walter Lowrie (Princeton, NJ: Princeton University Press, 2013), 269. Publicados en español como: *Temor y temblor* y *La enfermedad mortal*.
10. Kierkegaard, *Sickness unto Death*, 277–278.
11. Kierkegaard, *Sickness unto Death*, 271–277, citado en Berthold-Bond, «Lunar Musings?».
12. Kierkegaard, *Sickness unto Death*, 266, citado en Berthold-Bond,«Lunar Musings?».
13. Charles H. Spurgeon, del sermón «A Question for a Questioner» [Una pregunta para un cuestionador], Tabernáculo Metropolitano, Newington, 31 de mayo de 1885, n.° 1843.
14. Peter J. Morden, «C. H. Spurgeon and Suffering» [C. H. Spurgeon y el sufrimiento], *Evangelical Review of Theology* 35, n.° 4 (1 de octubre del 2011): 306–325.
15. Sigmund Freud, «Mourning and Melancholia», en *The Standard Edition of the Complete Psychological Works of Sigmund Freud*, ed. James Strachey, vol. 14 (Londres: Hogarth Press, 1957), 243. Publicado en español como *Duelo y melancolía*.
16. Peter Homans, *The Ability to Mourn: Disillusionment and the Social Origins of Psychoanalysis* [La capacidad de hacer duelo: La desilusión y el origen social del psicoanálisis] (Chicago: University of Chicago Press, 1989), 26.
17. Como indica Peter Homans: «La experiencia personal, pero también universal de la pérdida de objeto, fundamenta [todos] estos términos». Homans, *Ability to Mourn*, 24.
18. Sobre su propia experiencia, Yancey escribe: «La desilusión con Dios no aparece solo en circunstancias conmovedoras. Para mí, también surge de modo inesperado en las cosas corrientes de la vida diaria [...] me he dado cuenta de que, en lo personal, las desilusiones pequeñas tienden a acumularse con el tiempo, socavando mi fe con el torrente de lava de las dudas. Entonces comienzo a preguntarme si a Dios le importan los detalles de la vida diaria; si le importo yo. Siento la tentación de orar con menos frecuencia, puesto que he llegado de antemano a la conclusión de que no le interesa. ¿O sí? Mis emociones y mi fe se tambalean. Una vez que se deslizan esas dudas en mi interior, me hallo menos preparado todavía para los momentos de grandes crisis». Philip Yancey, *Disappointment with God: Three Questions No One Asks Aloud* (Grand Rapids, MI: Zondervan, 1988), 22–23. Publicado en español como *Desilusión con Dios*.
19. Homans, 26, 244.
20. Homans, 25, 228–229.
21. C. S. Lewis, *A Grief Observed* (San Francisco: HarperSanFrancisco, 2001), 78. Publicado en español como *Una pena en observación*.

22. Béla Vassady, «A Theology of Hope for the Philosophy of Despair» [Una teología de esperanza para la filosofía de desesperanza], *Theology Today* 5, n.° 2 (1 de julio de 1948): 159.
23. Julian Norris Hartt, «The Significance of Despair in Contemporary Theology» [El significado de la desesperanza en la teología contemporánea], *Theology Today* 13, n.° 1 (1 de abril de 1956): 47.
24. Homans, *Ability to Mourn*, 24.
25. Thomas Merton, *No Man Is an Island* (Nueva York: Harcourt, 1983), 237. Publicado en español como *Los hombres no son islas*.
26. Homans, *Ability to Mourn*, 24.
27. Homans, 26.
28. David R. Blumenthal, «Despair and Hope Late in Post-Shoah Life» [La desesperanza y la esperanza en la vida avanzada después del Shoah], publicado originalmente en *Bridges: An Interdisciplinary Journal of Theology, Philosophy, History, and Science* 6, n.os 3/4 (1999), DavidBlumenthal.org, http://davidblumenthal.org/DespairHope.html.
29. Blumenthal, «Despair and Hope».
30. May, *Dark Night*, 4–5.
31. Jerome T. Walsh, «Despair as a Theological Virtue in the Spirituality of Ecclesiastes» [La desesperanza como una virtud teológica en la espiritualidad de Eclesiastés], *Biblical Theology Bulletin* 12, n.° 2 (abril de 1982): 47.
32. James S. Reitman, «God's "Eye" for the *Imago Dei*: Wise Advocacy amid Disillusionment in Job and Ecclesiastes» [El «ojo» de Dios para el *Imago Dei*: La abogacía sabia en medio de la desilusión en Job y Eclesiastés], *Trinity Journal* 31, n.° 1 (1 de marzo del 2010): 115–116.
33. Yancey, *Disappointment*, 9.
34. Yancey, 37.
35. Gene Edward Veith (h.), *Loving God with All Your Mind: Thinking as a Christian in the Postmodern World*, ed. rev. (Wheaton, IL: Crossway Books, 2003), 51. Publicado en español como *Tiempos Posmodernos*.
36. Berthold-Bond, «Lunar Musings?», 36.
37. Elie Kaplan Spitz con Erica Shapiro Taylor, *Healing from Despair: Choosing Wholeness in a Broken World* [Sanación de la desesperanza: Escogiendo la plenitud en un mundo quebrantado] (Woodstock, VT: Jewish Lights, 2008), 35.
38. John H. Coe, «Musings on the Dark Night of the Soul: Insights from St. John of the Cross on a Developmental Spirituality» [Reflexiones sobre la noche oscura del alma: Revelaciones de San Juan de la Cruz sobre una espiritualidad del desarrollo], *Journal of Psychology and Theology* 28, n.° 4 (2000): 293.
39. Simon D. Podmore, «Lazarus and the Sickness unto Death: An Allegory of Despair» [Lázaro y la enfermedad hasta la Muerte: Una alegoría de la desesperanza], *Religion and the Arts* 15, n.° 4 (1 de enero del 2011): 487.

CAPÍTULO 5: QUÉ NOS DICE UNA PALABRA, SEGUNDA PARTE

1. *Oxford English Dictionary Online*, s.v. «cynic (*noun*)», consulta del 26 de julio del 2022, https://www.oed.com/view/Entry/46638.
2. Oswald Chambers, «The Discipline of Disillusionment» [La disciplina de la desilusión],

My Utmost for His Highest (Uhrichsville, OH: Barbour, 1991), 30 de julio. Publicado en español como *En pos de lo supremo*.

3. Para una historia interesante sobre el escepticismo, ver Katja Vogt, «Ancient Skepticism» [Escepticismo antiguo], *Stanford Encyclopedia of Philosophy* (edición del verano del 2021), ed. Edward N. Zalta, Stanford University, artículo publicado el 24 de febrero del 2010, última revisión del 20 de julio del 2018, https://plato.stanford.edu/archives/sum2021/entries/skepticism-ancient/.
4. *Oxford English Dictionary Online*, s.v. «sceptic | skeptic (*noun*)», consulta del 26 de julio del 2022, https://www.oed.com/view/Entry/172249.
5. Conocido en inglés como *Home of the Gentry* y *A House of Gentlefolk*. En 1894 fue traducido al inglés por Constance Clara Garnett (1861–1946). Publicado en español como *Nido de nobles*.
6. Iván Serguéievich Turguénev, *A Nest of Gentry*, en *The Essential Turgenev*, ed. Elizabeth Cheresh Allen (Evanston, IL: Northwestern University Press, 1994), 397–398. Publicado en español como *Nido de nobles*.
7. *Merriam-Webster*, s.v. «skepticism (*noun*)», consulta del 25 de julio del 2022, https://www.merriam-webster.com/dictionary/skepticism.
8. *APA Dictionary of Psychology*, s.v. «despair (*noun*)», consulta del 25 de julio del 2022, https://dictionary.apa.org/despair.
9. Para un breve estudio sobre la desesperanza, la desilusión y el suicidio, por favor, vea la Cuarta Objeción en el Apéndice A.
10. Abraham J. Twerski, prólogo de Elie Kaplan Spitz con Erica Shapiro Taylor, *Healing from Despair: Choosing Wholeness in a Broken World* [Sanación de la desesperanza: Escogiendo la plenitud en un mundo quebrantado] (Woodstock, VT: Jewish Lights, 2008), xv.

CAPÍTULO 6: EL CICLO DE LAS RELACIONES

1. *Merriam-Webster*, s.v. «anticipation (*noun*)», consulta del 26 de julio del 2022, https://www.merriam-webster.com/dictionary/anticipation.
2. *Oxford English Dictionary Online*, s.v. «joy (*noun*)», consulta del 26 de julio del 2022, https://www.oed.com/view/Entry/101795.
3. Lamentablemente, el espacio no permite explorar las correlaciones entre la expectativa feliz en particular (y la ilustración en general) con las tres primeras residencias de Teresa de Ávila y los dos primeros grados del amor de Bernard de Claraval. Ver Teresa de Ávila, *Interior Castle*, trad. E. Allison Peers (Radford, VA: Wilder Publications, 2008). Publicado en español como *Las Moradas: El castillo interior del alma*; «Bernard Clairvaux on Love» [Bernard Clairvaux sobre el amor], Christian History Institute, acceso del 26 de julio del 2022, https://christianhistoryinstitute.org/study/module/bernard.
4. Ver Filipenses 3:10 y 1 Pedro 4:13.

CAPÍTULO 7: ENTRE LA ILUSIÓN Y LA REALIDAD

1. *Oxford English Dictionary Online*, s.v. «no man's land (*noun*)», acceso del 28 de julio del 2022, https://www.oed.com/view/Entry/256795.
2. C. S. Lewis, *A Grief Observed* (San Francisco: HarperSanFrancisco, 2001), 78. Publicado en español como *Una pena en observación*.

3. Desde una perspectiva psicológica, Peter Homans explica: «Dado que la historia raras veces facilita de manera óptima el desarrollo psicológico, con el tiempo, tales fusiones son cuestionadas por las circunstancias interpersonales, sociales e históricas. Como resultado, las idealizaciones pierden su firmeza y aun llegan a derrumbarse, produciendo un débil sentido de identidad, una sensación de traición, la convicción de que se ha perdido un valor importante, momentos de ira hacia el objeto (que posteriormente se percibe como habiéndole fallado al yo de una manera u otra), y la consecuente sensación general de desorganización interior y de parálisis». Peter Homans, *The Ability to Mourn: Disillusionment and the Social Origins of Psychoanalysis* [La capacidad de hacer duelo: La desilusión y el origen social del psicoanálisis] (Chicago: University of Chicago Press, 1989), 24.
4. Gerald G. May, *The Dark Night of the Soul: A Psychiatrist Explores the Connection between Darkness and Spiritual Growth* [Noche oscura del alma: Un psiquiatra explora el vínculo entre la oscuridad y el crecimiento espiritual] (San Francisco: HarperSanFrancisco, 2005), 71. May explica por qué este proceso puede ser tan angustioso: «Nos aferramos a cosas, personas, creencias y comportamientos, no porque los amemos, sino porque nos aterra perderlos. El clásico término espiritual para esta condición compulsiva es apego. [...] Todas las principales tradiciones espirituales han entendido hace mucho que el apego une la energía del espíritu humano a algo más que el amor. Cada uno de nosotros tiene infinidad de apegos. Estamos apegados a nuestras rutinas diarias, entornos, relaciones y, desde luego, a nuestros bienes materiales. También estamos apegados a nuestras creencias religiosas y a la imagen que tenemos de nosotros mismos, de los demás y de Dios». May, *Dark Night*, 60.
5. Søren Kierkegaard, *Fear and Trembling and The Sickness unto Death*, trad. Walter Lowrie (Princeton, NJ: Princeton University Press, 2013), 310. Publicados en español como *Temor y temblor* y *La enfermedad mortal*.
6. John H. Coe, «Musings on the Dark Night of the Soul: Insights from St. John of the Cross on a Developmental Spirituality» [Reflexiones sobre la noche oscura del alma: Revelaciones de San Juan de la Cruz sobre una espiritualidad del desarrollo], *Journal of Psychology and Theology* 28, n.° 4 (2000): 304.
7. Al contraponer el movimiento de apartarse de la razón de Kierkegaard y el movimiento hacia la razón de Hegel (es decir, el pensamiento filosófico) para «curar» la desesperación religiosa, el profesor de Filosofía Daniel Berthold-Bond observa que ambos «saltos terapéuticos conllevan un acto de sacrificio, renuncia o rendición» del propio ser, la voluntad, y del «yo», que es donde la fe auténtica, en palabras de Hegel: «primero encuentra su punto decisivo». Daniel Berthold-Bond, «Lunar Musings? An Investigation of Hegel's and Kierkegaard's Portraits of Despair» [¿Reflexiones lunares? Una investigación de los retratos de la desesperanza por Hegel y Kierkegaard], *Religious Studies* 34, n.° 1 (marzo de 1998), 51.

CAPÍTULO 8: LA FUERZA HACIA ARRIBA DEL AMOR

1. Peter Homans, *The Ability to Mourn: Disillusionment and the Social Origins of Psychoanalysis* [La capacidad de hacer duelo: La desilusión y el origen social del psicoanálisis] (Chicago: University of Chicago Press, 1989), 24.
2. Gerald G. May, *The Dark Night of the Soul: A Psychiatrist Explores the Connection*

between Darkness and Spiritual Growth [Noche oscura del alma: Un psiquiatra explora el vínculo entre la oscuridad y el crecimiento espiritual] (San Francisco: HarperSanFrancisco, 2005), 67.

3. May, 47.
4. John H. Coe, «Musings on the Dark Night of the Soul: Insights from St. John of the Cross on a Developmental Spirituality» [Reflexiones sobre la noche oscura del alma: Revelaciones de San Juan de la Cruz sobre una espiritualidad del desarrollo], *Journal of Psychology and Theology* 28, n.° 4 (2000): 295.
5. C. S. Lewis, *The World's Last Night, and Other Essays* [La última noche del mundo, y otros ensayos] (Nueva York: Harcourt Brace, 1952; reimpr., San Francisco: HarperOne, 2017), 25–26.

CAPÍTULO 9: LA DECISIÓN EN LA OSCURIDAD

1. John H. Coe, «Musings on the Dark Night of the Soul: Insights from St. John of the Cross on a Developmental Spirituality» [Reflexiones sobre la noche oscura del alma: Revelaciones de San Juan de la Cruz sobre una espiritualidad del desarrollo], *Journal of Psychology and Theology 28*, n.° 4 (2000): 301–302.
2. Como expresa maravillosamente Coe: «La vida cristiana se trata más de Cristo que de nuestros esfuerzos. Se trata de lo que él ha hecho, y de nuestra vida "en Cristo", y cómo abrir nuestro corazón a vivir en su Nuevo Pacto, dependiendo del Espíritu. Así es la obediencia de permanecer en la Vid y de abrirse a la vida de Dios, viviéndola desde adentro. [...] A medida que crezco en la fe cristiana, descubro que el Espíritu me invita a aprender a desistir del proyecto de la moralidad, de tratar de corregirme a mí mismo por mis esfuerzos espirituales. En cambio, quiero abrirme más profundamente a la obra de Cristo en la cruz, y a la obra del Espíritu en mi profundidad, por el pan de cada día». John H. Coe, «Resisting the Temptation of Moral Formation: Opening to Spiritual Formation in the Cross and the Spirit» [Resistiendo la tentación de la formación moral: Abriéndose a la formación spiritual en la cruz y el Espíritu] , *Journal of Spiritual Formation and Soul Care* 1, n.° 1 (1 de marzo del 2008): 57.
3. Gerald G. May, *The Dark Night of the Soul: A Psychiatrist Explores the Connection between Darkness and Spiritual Growth* [Noche oscura del alma: Un psiquiatra explora el vínculo entre la oscuridad y el crecimiento espiritual] (San Francisco: HarperSanFrancisco, 2005), 133.
4. Béla Vassady, «A Theology of Hope for the Philosophy of Despair» [Una teología de esperanza para la filosofía de desesperanza], *Theology Today* 5, n.° 2 (1 de julio de 1948): 162.
5. Anthony Reading distingue entre la fe y la esperanza de la siguiente manera: «La fe, una variante de la esperanza, se basa en la creencia más que en el conocimiento. Como la esperanza, implica expectativas positivas sobre el futuro y genera un comportamiento proyectado a ayudar que sus expectativas se realicen. Pero los comportamientos orientados hacia el futuro que genera la fe, como la oración y lo ritual, requieren la intervención de una deidad para lograr el resultado deseado, además de los propios esfuerzos individuales. [...] Si bien hay una cierta lógica para la esperanza, aunque a menudo puede ser evidente para el observador, la fe no requiere que la sostenga el mismo tipo de racionalidad». Anthony Reading, *Hope and Despair: How Perceptions of*

the Future Shape Human Behavior [Esperanza y desesperanza: Cómo las percepciones del futuro modelan el comportamiento humano] (Baltimore, MD: Johns Hopkins University Press, 2004), 8.

6. *Oxford English Dictionary Online*, s.v. «commitment (*noun*)», consulta del 29 de julio del 2022, https://www.oed.com/view/Entry/37161.
7. Un agregado conmovedor a este pensamiento proviene de Gregorio de Nisa en *Life of Moses*, 2.251–2.252, quien dijo: «Moisés, quien busca con entusiasmo contemplar a Dios, ahora se le enseña cómo puede contemplarlo: Seguir a Dios dondequiera que él dirija es contemplar a Dios». Everett Ferguson, ed., *Inheriting Wisdom: Readings for Today from Ancient Christian Writers* [Heredando sabiduría: Lecturas para hoy de autores cristianos de la antigüedad] (Peabody, MA: Hendrickson, 2004), 217. Publicado en español como *Vida de Moisés.*
8. May, al hablar sobre los escritos de Juan de la Cruz, describe este proceso de la siguiente manera: «En los asuntos espirituales es precisamente cuando pensamos que sabemos adónde vamos cuando resulta más probable que tropecemos. Por consiguiente, dice Juan, Dios oscurece nuestro conocimiento *para mantenernos a salvo*. Cuando no podemos trazar nuestro propio rumbo, nos hacemos vulnerables a la protección de Dios, y la oscuridad se convierte en una "noche guía", una "noche más bondadosa que el amanecer"». May, *Dark Night*, 72.
9. David R. Blumenthal, «Despair and Hope Late in Post-Shoah Life» [La desesperanza y la esperanza en la vida avanzada después del Shoah], publicado originalmente en *Bridges: An Interdisciplinary Journal of Theology, Philosophy, History, and Science* 6, n.ºs 3/4 (1999), 121, 122, 127, DavidBlumenthal.org, http://davidblumenthal.org/DespairHope.html.
10. Blumenthal, «Despair and Hope».
11. Por si alguien está preguntándoselo, este bebé sí se convirtió en un Chole para siempre.
12. Hebreos 11:39.
13. C. S. Lewis, *The Screwtape Letters: With Screwtape Proposes a Toast*, ed. rev. (Nueva York: Collier Books, 1982), 39. Publicados en español como *Cartas del diablo a su sobrino* y *El diablo propone un brindis.*

CAPÍTULO 10: LA EXFOLIACIÓN ESPIRITUAL

1. John H. Coe, «Musings on the Dark Night of the Soul: Insights from St. John of the Cross on a Developmental Spirituality» [Reflexiones sobre la noche oscura del alma: Revelaciones de San Juan de la Cruz sobre una espiritualidad del desarrollo], *Journal of Psychology and Theology* 28, n.° 4 (2000): 306.
2. Anthony Reading, *Hope and Despair: How Perceptions of the Future Shape Human Behavior* [Esperanza y desesperanza: Cómo las percepciones del futuro modelan el comportamiento humano] (Baltimore, MD: Johns Hopkins University Press, 2004), 17.
3. John H. Coe, «Resisting the Temptation of Moral Formation: Opening to Spiritual Formation in the Cross and the Spirit» [Resistiendo la tentación de la formación moral: Abriéndose a la formación spiritual en la cruz y el Espíritu], *Journal of Spiritual Formation and Soul Care* 1, n.° 1 (1 de marzo del 2008): 61.
4. Philip Yancey, *Disappointment with God: Three Questions No One Asks Aloud* (Grand Rapids, MI: Zondervan, 1988), 66. Publicado en español como *Desilusión con Dios.*
5. John H. Coe y Todd W. Hall, *Psychology in the Spirit: Contours of a Transformational*

Psychology [La psicología en el Espíritu: Contorno de una psicología transformacional] (Downers Grove, IL: IVP Academic, 2010), 288.

6. Shults y Sandage observan: «Formado en pro de nuestra autoprotección, nuestro amor egoísta no es suficientemente poderoso para alinearnos en relaciones adecuadas con los demás ni para impedir que ellas nos destrocen o nos abandonen». F. LeRon Shults y Steven J. Sandage, *Transforming Spirituality: Integrating Theology and Psychology* [Espiritualidad transformadora: Integrando la teología y la psicología] (Grand Rapids, MI: Baker Academic, 2006), 117.
7. Según observa Rowan Williams: «Al sufrir, la autoprotección y el aislamiento del creyente se rompen». Rowan Williams, *The Wound of Knowledge: Christian Spirituality from the New Testament to St. John of the Cross* [La herida del conocimiento: La espiritualidad cristiana desde el Nuevo Testamento hasta San Juan de la Cruz], 2da ed. rev. (Cambridge, MA: Cowley Publications, 1991), 21.

CAPÍTULO 11: LAS AVISPAS

1. Leonard Sweet, *The Well-Played Life: Why Pleasing God Doesn't Have to Be Such Hard Work* [Una vida bien jugada: Porqué el agradar a Dios no tiene que ser tanto esfuerzo] (Carol Stream, IL: Tyndale Momentum, 2014), 102.
2. Alicia Britt Chole, *40 Days of Decrease: A Different Kind of Hunger, a Different Kind of Fast* [40 días de decaimiento: Una clase diferente de hambre, una clase diferente de ayuno] (Nashville: W Publishing Group, una marca de Thomas Nelson, 2015), 22.
3. David R. Blumenthal, «Despair and Hope Late in Post-Shoah Life» [La desesperanza y la esperanza en la vida avanzada después del Shoah], publicado originalmente en *Bridges: An Interdisciplinary Journal of Theology, Philosophy, History, and Science* 6, n.os. 3/4 (1999), DavidBlumenthal.org, http://davidblumenthal.org/DespairHope.html.
4. Juan de la Cruz, *The Dark Night of the Soul* [La noche oscura del alma], en *Devotional Classics: Selected Readings for Individuals and Groups* [Devociones clásicas: Lecturas selectas para individuos y grupos], ed. Richard J. Foster y James Bryan Smith (San Francisco: HarperSanFrancisco, 1993), 33–34.
5. Y, sí, estoy de acuerdo. Espero que Keona también escriba un libro algún día.

CAPÍTULO 12: LO QUE DIOS QUIERE

1. Oswald Chambers, *Baffled to Fight Better: Job and the Problem of Suffering* [Perplejo para luchar mejor: Job y el problema del sufrimiento] (Grand Rapids, MI: Discovery House, 1990), 14.
2. Chambers, 27.

CAPÍTULO 13: ALGO VIEJO

1. El Apéndice D incluye breves resúmenes de pensamientos brillantes sobre los libros de Eclesiastés y Job, escritos por Reitman, Walsh, Podmore, Yancey, Jacobson y Spurgeon. Asimismo, recomiendo mucho el libro de Oswald Chambers (que está sorprendentemente fuera de catálogo) *Baffled to Fight Better: Job and the Problem of Suffering* [Perplejo para luchar mejor: Job y el problema del sufrimiento], (Grand Rapids, MI: Discovery House, 1990).
2. «As the Deer Panteth for the Water—written in 1984» [Como el ciervo anhela las

corrientes de las aguas: escrito en 1984], *thescottspot* (blog), 25 de noviembre del 2016, https://thescottspot.wordpress.com/2016/11/25/as-the-deer-panteth-for-the-water-written-in-1984/.
3. Martin J. Nystrom, «As the Deer» [Como el ciervo], Universal Music/Brentwood-Benson Publishing, 1984.
4. «La gran profundidad de arriba extiende su mano a la gran profundidad de abajo, y en la voz del trueno su antigua relación es reconocida». Charles H. Spurgeon, Sermón «Deep Calleth unto Deep» [Un abismo llama a otro], Tabernáculo Metropolitano, Newington, 11 de abril de 1869, n.° 865, The Spurgeon Center for Biblical Preaching at Midwestern Seminary, https://www.spurgeon.org/resource-library/sermons/deep-calleth-unto-deep/#flipbook/.
5. «Esta imagen fue provista por las curvas y los rápidos del Jordán». Anthony Stocker Aglen, «Psalms» [Salmos], en *A Bible Commentary for English Readers*, ed. Charles John Ellicott (Londres: Cassell, 1905), Ellicott's Commentary for English Readers, Psalm 42, Bible Hub, https://biblehub.com/commentaries/ellicott/psalms/42.htm.
6. Alexander Francis Kirkpatrick, *Psalms: Books II & III* [Salmos: Libros II y III], Cambridge Bible for Schools and Colleges, ed. J. J. S. Perowne (Cambridge: Cambridge University Press, 1904), Salmo 42, Bible Hub, https://biblehub.com/commentaries/cambridge/psalms/42.htm.

CAPÍTULO 16: DOLORES DE CRECIMIENTO

1. Mientras que la Primera Parte está conformada en su mayoría por la investigación y por las referencias, la Segunda, Tercera y Cuarta Parte estarán conformadas principalmente por historias e ilustraciones.
2. Chandler Moore, Chris Brown, Naomi Rain y Steven Furtick, «Jireh», pista 2 de *Old Church Basement*, Elevation Worship/Maverick City Music, lanzado como sencillo el 26 de marzo del 2021.
3. Oswald Chambers, *Baffled to Fight Better: Job and the Problem of Suffering* [Perplejo para luchar mejor: Job y el problema del sufrimiento], (Grand Rapids, MI: Discovery House, 1990), 38.

CAPÍTULO 17: GALLETITAS Y FRANQUEZA

1. Estudie Filipenses 3:10; Colosenses 1:24; 1 Pedro 4:12-13.
2. Oswald Chambers, *Baffled to Fight Better: Job and the Problem of Suffering* [Perplejo para luchar mejor: Job y el problema del sufrimiento] (Grand Rapids, MI: Discovery House, 1990), 26.

CAPÍTULO 18: LOS CABOS QUE NO SE ATAN

1. *Oxford English Dictionary Online* define *effendi* como «un título turco de respeto, sobre todo aplicado a oficiales del gobierno y a los miembros de profesiones instruidas». *Oxford Dictionary Online*, s.v. «effendi (*noun*)», consulta del 1 de agosto del 2022, https://www.oed.com/view/Entry/59711.
2. Oswald Chambers, *Leagues of Light: Diary of Oswald Chambers 1915–1917* [Leguas de luz: El Diario de Oswald Chambers 1915–1917] (Louisville, KY: Operation Appreciation Ministries, 1984), 85.

CAPÍTULO 21: DURANTE LA AFLICCIÓN

1. La mayor parte de este capítulo apareció por primera vez en un libro que ahora está agotado. Alicia Britt Chole, *Sitting in God's Sunshine, Resting in His Love* [Sentado bajo la luz de Dios, descansando en su amor] (Nashville: JCountryman, 2005), 150–154.

CAPÍTULO 23: LA LÍNEA VITAL

1. Dickinson a la Sra. de Henry Hills, circa 1884, en *The Life of Emily Dickinson* [La vida de Emily Dickinson], 2 vols., de Richard B. Sewall (Cambridge, MA: Harvard University Press, 1994), 2:461.
2. *Oxford English Dictionary Online*, s.v. «activate (*verb*)», consulta del 2 de agosto del 2022, https://www.oed.com/view/Entry/1952.
3. Gracias a Rosie O'neal por esta frase fabulosa.

CAPÍTULO 24: UN DON POCO ATRACTIVO

1. Kathleen Norris, *The Cloister Walk* [El sendero del claustro] (Nueva York: Riverhead Books, 1996), 363.
2. Ver John D. Woodbridge, ed., *Ambassadors for Christ: Distinguished Representatives of the Message throughout the World* [Embajadores de Cristo: Representantes distinguidos del Mensaje en todo el mundo] (Chicago: Moody, 1994), 20–29.
3. Carey a Andrew Fuller, 1812, en Kellsye M. Finnie, *William Carey: By Trade a Cobbler* [William Carey: Zapatero de profesión] (Eastbourne, Inglaterra: Kingsway, 1986), 129. Ver también E. Michael Rusten y Sharon O. Rusten, *The One Year Book of Christian History* [Historia cristiana en un año] (Wheaton, IL: Tyndale, 2003).
4. William Carey, citado en Woodbridge, *Ambassadors for Christ*, 29.
5. *Oxford English Dictionary Online*, s.v. «plod (*verb*)», consulta del 2 de agosto del 2022, https://www.oed.com/view/Entry/145877.
6. Erica R. Hendry, «7 Epic Fails Brought to You by the Genius Mind of Thomas Edison» [7 fallas épicas cortesía del genio de Thomas Edison], *Smithsonian*, 20 de noviembre del 2013, https://www.smithsonianmag.com/innovation/7-epic-fails-brought-to-you-by-the-genius-mind-of-thomas-edison-180947786/.
7. Nelson Mandela, *Long Walk to Freedom: The Autobiography of Nelson Mandela* (Nueva York: Little, Brown, 1995), 566. Publicado en español como *La autobiografía de Nelson Mandela. El largo camino hacia la libertad.*

CAPÍTULO 26: LA FRUSTRACIÓN ESPIRITUAL

1. Lexico, s.v. «frustration (*noun*)», consulta del 2 de agosto del 2022, https://www.lexico.com/en/definition/frustration.
2. *Oxford English Dictionary Online*, s.v. «frustrate (*verb*)», consulta del 2 de agosto del 2022, https://www.oed.com/view/Entry/75139.
3. *Oxford English Dictionary Online*, s.v. «frustration (*noun*)», consulta del 2 de agosto del 2022, https://www.oed.com/view/Entry/75142.
4. Vocabulary.com, s.v. «frustrating (*adjective*)», consulta del 2 de agosto del 2022, https://www.vocabulary.com/dictionary/frustrating.
5. Gracias a Jennifer Day por esta frase graciosa.

CAPÍTULO 27: ALGO VIEJO

1. Alicia Britt Chole, «Enthroning Truth» [Entronizando la verdad], charla dada como parte de la serie de DVD *Choices: To Be or Not to Be a Woman of God* [Decisiones: Ser o no ser una mujer de Dios] (Rogersville, MO: onewholeworld, 2003).
2. Oswald Chambers, *Leagues of Light: Diary of Oswald Chambers 1915–1917* [Leguas de luz: El Diario de Oswald Chambers 1915–1917] (Louisville, KY: Operation Appreciation Ministries, 1984), 86.
3. Una de mis mentoras, Gail MacDonald, me ayudó mucho en este aspecto. Me recordó que el trabajo de la amígdala es registrar las experiencias emocionalmente dolorosas y entonces alertarme (mediante el miedo y la ansiedad) cuándo una situación, aun remotamente, se parece al trauma inicial. Dijo algo como: «Recuerda, Alicia, estas emociones indican que tu amígdala simplemente está haciendo su trabajo. PERO está reaccionando a tu pasado, no prediciendo tu futuro».

CAPÍTULO 28: ALGO NUEVO

1. Alicia Britt Chole, *40 Days of Decrease: A Different Kind of Hunger, a Different Kind of Fast* [40 días de decaimiento: Una clase diferente de hambre, una clase diferente de ayuno] (Nashville: W Publishing Group, una marca de Thomas Nelson, 2015), 154.
2. Chole, 155.

CAPÍTULO 29: PERSEGUIR CABALLOS

1. Oswald Chambers, *Baffled to Fight Better: Job and the Problem of Suffering* [Perplejo para luchar mejor: Job y el problema del sufrimiento] (Grand Rapids, MI: Discovery House, 1990), 131–132.
2. Robert Robinson, «Come Thou Fount» [Ven, tú fuente], 1757. Traducción libre al español.
3. «Archivo: Robert Robinson.jpg», Wikimedia Commons, última actualización 26 de octubre del 2020, https://commons.wikimedia.org/wiki/File:Robert_Robinson.jpg. Anónimo, la imagen recortada en Edwin M. Long, *Illustrated History of Hymns and Their Authors* [Una historia ilustrada de los himnos y de sus autores] (1875), 344.
4. Jerry B. Jenkins, *Hymns for Personal Devotions* [Himnos para las devociones personales] (Chicago: Moody, 1989), 78.
5. Kenneth W. Osbeck, *101 Hymn Stories: The Inspiring True Stories behind 101 Favorite Hymns* [101 Historias de los himnos: Las historias reales e inspiradoras detrás de 101 himnos favoritos] (Grand Rapids, MI: Kregel, 2012), 52.
6. Si usted ha hecho lo mismo, conoce la sensación. Solamente puedo describirla como *frío*. Y se me ocurre que la locura está a la vuelta de la esquina.

CAPÍTULO 30: ASUNTOS DEL CORAZÓN

1. Observe que Jesús retoma parte de esta jeremiada en Mateo 15:8, cuando dice: «Este pueblo me honra con sus labios, pero su corazón está lejos de mí».
2. Por ejemplo: en la traducción al inglés encuentro *crecer* (72), *agricultores* (1), *creciendo* (13), *cultivado* (21), *cultiva* (23) y *crecimiento* (3). Curiosamente, 110 de las 133 apariciones se encuentran en el Antiguo Testamento, estando la mayor concentración de

ellas en los siguientes libros: Isaías (19), Salmos (13) y Job (10). *NIV Hebrew-Greek Key Word Study Bible* (Chattanooga, TN: AMG Publishers, 1996).
3. Las mayores concentraciones pueden encontrarse en Mateo (6) y Colosenses (4).
4. Ver Mateo 24:12 (el amor se enfriará); 1 Corintios 3:6-7, 2 Corintios 10:15 y 2 Tesalonicenses 1:3 (la fe); Efesios 4:15-16 y Colosenses 2:19 (el cuerpo de Cristo va creciendo); Colosenses 1:6 (el evangelio está creciendo); Colosenses 1:10 (crecer en conocimiento); 1 Pedro 2:2 (crecer en la salvación); 2 Pedro 3:18 (crecer en la gracia).

CAPÍTULO 31: LO MISMO DE SIEMPRE

1. D. W. Lambert, *Oswald Chambers: An Unbribed Soul* [Oswald Chambers: Un espíritu no sobornado] (1983; reimpr., Fort Washington, PA: Christian Literature Crusade, 1989), 66.
2. «Él está cambiándome», autor y fecha desconocidos.

CAPÍTULO 32: GANAR TERRENO

1. Solo ocurren entre .01 y .1 veces por millón de palabras pronunciadas en el día de hoy. Ver *Oxford English Dictionary Online*, s.v. «besetting (*adjective*)», consulta del 4 de agosto del 2022, https://www.oed.com/view/Entry/18055.
2. Robert Southey, *Joan of Arc* [Juana de Arco], ed. rev. (1796; Londres: Longman, Orme, Brown, 1841), 2.69.
3. *Oxford English Dictionary Online*, s.v. «beset (*verb*)», consulta del 4 de agosto del 2022, https://www.oed.com/view/Entry/18051.
4. *Oxford English Dictionary Online*, s.v. «victory (*noun*)», consulta del 4 de agosto del 2022, https://www.oed.com/view/Entry/223235.

CAPÍTULO 33: NUNCA SE DESAPROVECHA

1. Dr. Tom Rundell, circa 2012.

CAPÍTULO 34: FILTRAR LOS «FRACASOS»

1. *Merriam-Webster*, s.v. «failure (*noun*)», consulta del 4 de agosto del 2022, https://www.merriam-webster.com/dictionary/failure.
2. Aunque suelen atribuírsela a Winston Churchill, la fuente original de esta cita es desconocida.

CAPÍTULO 35: LA SOPA DE PEPINILLOS

1. *Encyclopedia Britannica*, s.v. «Incarnation», 4 de agosto del 2022, https://www.britannica.com/topic/Incarnation-Jesus-Christ.
2. Ver Alicia Britt Chole, *Anonymous: Jesus' Hidden Years... and Yours* [Anónimo: Los años ocultos de Jesús... y los tuyos] (Franklin, TN: Integrity, 2006), 80.

CAPÍTULO 36: EL DENOMINADOR COMÚN

1. Lewis B. Smedes, *Shame and Grace: Healing the Shame We Don't Deserve* [La vergüenza y la gracia: Sanando la vergüenza que no merecemos] (San Francisco: HarperSanFrancisco, 1993), 109.
2. Smedes, 116.

3. Smedes, 117–118.
4. Precepto Austin, «Grace—Charis (Greek Word Study)», actualizado el 11 de agosto del 2020, itálicas añadidas, https://www.preceptaustin.org/grace_charis.
5. *Oxford English Dictionary Online*, s.v. «performance (*noun*)», consulta del 4 de agosto del 2022, https://www.oed.com/view/Entry/140783.
6. *Oxford English Dictionary Online*, s.v. «pilgrimage (*noun*)», consulta del 4 de agosto del 2022, https://www.oed.com/view/Entry/143868.

CAPÍTULO 38: (NO ESTÁ TAN) BIEN CON MI ALMA

1. Esta síntesis fue extraída de los siguientes recursos: Rachael Phillips, *Well with My Soul: Four Dramatic Stories of Great Hymn Writers* [Bien con mi alma: Cuatro historias dramáticas de grandes escritores de himnos] (Uhrichsville, OH: Barbour, 2003); Bertha Spafford Vester, *Our Jerusalem: An American Family in the Holy City, 1881–1949* [Nuestro Jerusalén: Una familia estadounidense en la Ciudad Santa, 1881–1949] (LaVergne, TN: Ramsay Press, 2007); Wikipedia, s.v. «Horatio Spafford», última modificación 4 de mayo del 2022, https://en.wikipedia.org/wiki/Horatio_Spafford; The Spafford Children's Center, «History», consulta del 4 de agosto del 2022, https://spaffordcenter.org/about-us/history/.
2. Phillips, *Well with My Soul*, 31.
3. Algunas fuentes mencionan a dos hijos, ambos llamados Horatio, que murieron de fiebre escarlata entre los tres y los cuatro años de edad. Yo he tratado de apegarme al relato oficial de la familia, que solo menciona a un hijo llamado Horatio. Después de la muerte de Horatio, los Spafford fueron bendecidos con otra hija, a quien llamaron Grace.
4. Phillips, *Well with My Soul*, 44.
5. Oswald Chambers, *Baffled to Fight Better: Job and the Problem of Suffering* [Perplejo para luchar mejor: Job y el problema del sufrimiento] (Grand Rapids, MI: Discovery House, 1990), 23.
6. Spafford Vester, *Our Jerusalem*, 54. [Traducción libre al español].
7. Phillips, *Well with My Soul*, 44.
8. Lo que ellos sembraron todavía perdura en el Centro Infantil Spafford, en Jerusalén. Para más información, visite en línea el Centro Infantil Spafford: https://spaffordcenter.org/.
9. Spafford Vester, *Our Jerusalem*, 55.

CAPÍTULO 40: LA LECCIÓN DOMINICAL

1. Peter Scholtes, «They'll Know We Are Christians by Our Love» [Sabrán que somos cristianos por nuestro amor], 1966, F.E.L. Publicaciones, cedido a Lorenz Corp., 1991.

CAPÍTULO 44: LA MESA SE EXTIENDE

1. La flexibilidad mental «se trata de la adaptabilidad y de nuestra predisposición a cambiar patrones de pensamiento propios para reaccionar a situaciones dadas de maneras menos regimentadas. [...] Nuestra mente es como un músculo: conforme a cuantas más formas lo estiremos, más flexible se hace. Con práctica y atención, podemos empezar a desarrollar una mente más ágil, que nos ayude a vivir de una manera más resiliente, creativa y plena». «La flexibilidad mental», prospecto médico consultado el 5 de agosto del 2022: https://www.prospectmedical.com/resources/wellness-center/mental-flexibility.

CAPÍTULO 45: TENER, O NO TENER, UNA VACA

1. Scott y Crystal Martin. Compartido con autorización.
2. Edwin H. Friedman, *Generation to Generation: Family Process in Church and Synagogue* (Nueva York: Guilford, 2011), 27. Publicado en español como *Generación a generación: El proceso de las familias en la iglesia y la sinagoga.*

CAPÍTULO 46: UNA MISERICORDIA PODEROSA

1. Para saber más sobre este retiro en el desierto, vea el capítulo 16 y visite el tour virtual del Huerto de Oración de la Hermandad Evangélica de María en los Estados Unidos: https://www.canaaninthedesert.com/.
2. Ver Mateo 15:7-9 y Mateo 23.

CAPÍTULO 47: LO QUE PASÓ, PASÓ

1. *Oxford English Dictionary Online*, s.v. «revisionism (*noun*)», consulta del 6 de agosto del 2022, https://www.oed.com/view/Entry/164895.
2. Kristen Utter, carta a la autora, 2 de febrero del 2022. Usada con autorización. Ella misma ha escrito un libro sobre su experiencia, titulado *Shatterproof: What Held Me Together When My World Fell Apart* [A salvo del quebranto: Lo que me sostuvo cuando mi mundo se vino abajo] (Magnolia, TX: Lucid Books, 2022).

CAPÍTULO 48: EL ESTADO DE «MUÉSTRAME»

1. Wikipedia, s.v. «It takes two to tango», última actualización del 5 de junio del 2022, https://en.wikipedia.org/wiki/It_takes_two_to_tango.

CAPÍTULO 49: DESDE ARRIBA

1. Augustine, *Expositions on the Book of Psalms*, vol. 1 (Oxford, 1847), Salmo 31, Sermón 3, versículo 15. Publicado en español como *Exposición sobre el Libro de los Salmos. Tomo I.*
2. *Oxford English Dictionary Online*, s.v. «mercenary (*adjective*)», consulta del 6 de agosto del 2022, https://www.oed.com/view/Entry/116635.

CAPÍTULO 52: CONCLUSIÓN

1. Gerald G. May, *The Dark Night of the Soul: A Psychiatrist Explores the Connection between Darkness and Spiritual Growth* [Noche oscura del alma: Un psiquiatra explora el vínculo entre la oscuridad y el crecimiento espiritual] (San Francisco: HarperSanFrancisco, 2005), 132.
2. Alicia Britt Chole, *Finding an Unseen God: Reflections of a Former Atheist* [Encontrando a un Dios invisible: Reflexiones de quien fue una atea] (Bloomington, MN: Bethany House, 2008), 111.
3. Oswald Chambers, *Baffled to Fight Better: Job and the Problem of Suffering* [Perplejo para luchar mejor: Job y el problema del sufrimiento] (Grand Rapids, MI: Discovery House, 1990), 130.

APÉNDICE A: OBJECIONES

1. Deanna A. Thompson, *Crossing the Divide: Luther, Feminism, and the Cross* [Cruzando la línea divisoria: Lutero, el feminismo y la Cruz] (Minneapolis, MN: Fortress, 2004), ix.

2. Thompson, 100.
3. Philip Yancey, *Disappointment with God: Three Questions No One Asks Aloud* (Grand Rapids, MI: Zondervan, 1988), 24. Publicado en español como *Desilusión con Dios.*
4. Yancey, 26.
5. Julian Norris Hartt, «The Significance of Despair in Contemporary Theology» [El significado de la desesperanza en la teología contemporánea], *Theology Today* 13, n.° 1 (1 de abril de 1956): 61.
6. Ver 1 Tesalonicenses 1:4-6; Santiago 1:2-4, 12; 1 Pedro 1:6-7; 4:12-14.
7. Mateo 27:46.
8. Lucas 23:46.
9. Peter L. Steinke, *How Your Church Family Works: Understanding Congregations as Emotional Systems* [Cómo funciona en familia su iglesia: Entendiendo a las congregaciones como sistemas emocionales] (Herndon, VA: Alban Institute, 2006), xiv.
10. Coe propone lo siguiente para distinguir entre la noche oscura y la depresión: «Desde un punto de vista objetivo, la noche oscura es un movimiento del Espíritu en beneficio del creyente, mientras que la depresión clínica puede tener una etiología más histórica o biológica. Desde un punto de vista subjetivo, la depresión puede involucrar no tener ningún objeto o foco particular más que una sensación difusa de pérdida del placer, dificultad para dormir, un estado mayormente depresivo y la pérdida de energía en general. La noche oscura, por el contrario, tiene un enfoque más depurado, concretamente, sobre la relación personal con Dios, lo cual es particularmente llevado a primer plano en la práctica de las disciplinas espirituales (la oración, la lectura de la Biblia, la comunión, escuchar las prédicas, la adoración). Si generalmente hay un estado depresivo mientras se está en una noche oscura, se puede poner el foco para distinguir con mayor nitidez entre los sentimientos que surgen solo en relación con la vida espiritual y los que persisten en general. Curiosamente, el creyente que está en una noche oscura, en lugar de considerarse deprimido, puede sentirse bastante animado en las actividades de la vida en general y, como resultado, reprimir la dimensión religiosa a la luz del hecho de que este es el foco objetivo de la agitación interna». John H. Coe, «Musings on the Dark Night of the Soul: Insights from St. John of the Cross on a Developmental Spirituality» [Reflexiones sobre la noche oscura del alma: Revelaciones de San Juan de la Cruz sobre una espiritualidad del desarrollo], *Journal of Psychology and Theology* 28, n.° 4 (2000). 306–307.
11. Anthony Reading, *Hope and Despair: How Perceptions of the Future Shape Human Behavior* [Esperanza y desesperanza: Cómo las percepciones del futuro modelan el comportamiento humano] (Baltimore, MD: Johns Hopkins University Press, 2004), x.
12. Reading, 151.
13. Reading, 151.
14. Reading, 153.
15. Reading, 150.
16. Para un diagrama intrigante de la relación entre esperanza y depresión, ver Reading, 19.
17. Reading, 155.
18. Elie Kaplan Spitz con Erica Shapiro Taylor, *Healing from Despair: Choosing Wholeness in a Broken World* [Sanación de la desesperanza: Escogiendo la plenitud en un mundo quebrantado] (Woodstock, VT: Jewish Lights, 2008), 43.

19. Søren Kierkegaard, *Fear and Trembling and The Sickness unto Death*, trad. Walter Lowrie (Princeton, NJ: Princeton University Press, 2013), 358. Publicados en español como *Temor y temblor* y *La enfermedad mortal.*
20. Abraham J. Twerski, prólogo para Spitz, *Healing from Despair*, xiii.
21. Spitz, 22–24.
22. Spitz, 10.
23. Spitz, 3.
24. Spitz, 40.
25. Gene Edward Veith (h.), *Loving God with All Your Mind: Thinking as a Christian in the Postmodern World*, ed. rev. (Wheaton, IL: Crossway Books, 2003), 49. Publicado en español como *Tiempos Posmodernos.*
26. Veith, 50.
27. Veith, 51.
28. Veith, 49.
29. *Merriam-Webster*, s.v. «objective (*adjective*)», consulta del 6 de agosto del 2022, https://www.merriam-webster.com/dictionary/objective.
30. Desde la perspectiva psiquiátrica, Anthony Reading agrega que «los modelos mentales que construimos nunca pueden aprehender del todo la realidad porque todos nuestros sistemas de conocimiento y de entendimiento se basan en creencias iniciales que no pueden demostrarse a sí mismas. Tenemos que dar algo por hecho antes de que podamos entender algo más, comenzar con un punto de referencia inicial que aceptemos implícitamente antes de que podamos instituir las operaciones lógicas». Reading, *Hope and Despair*, 32.
31. Reading, 150.
32. Spitz, *Healing from Despair*, 14.
33. Yancey, *Disappointment*, 204.
34. Reading, *Hope and Despair*, x.
35. C. S. Lewis, *The Screwtape Letters: With Screwtape Proposes a Toast*, ed. rev. (Nueva York: Collier Books, 1982), 141. Publicados en español como *Cartas del diablo a su sobrino* y *El diablo propone un brindis.*
36. C. H. Spurgeon, *The Autobiography of Charles H. Spurgeon: Compiled from His Diary, Letters, and Records by His Wife and His Private Secretary* [La autobiografía de Charles H. Spurgeon: Compilado a partir de su diario personal, sus cartas y anotaciones de su esposa y de su secretaria personal], vol. 2 (Chicago: Fleming H. Revell, 1899), 220.
37. Peter J. Morden, «C. H. Spurgeon and Suffering» [C. H. Spurgeon y el sufrimiento], *Evangelical Review of Theology* 35, n.° 4 (1 de octubre del 2011): 309.
38. Charles H. Spurgeon, «A Question for a Questioner» [Una pregunta para un cuestionador], sermón, Tabernáculo Metropolitano, Newington, 31 de mayo de 1885, n.° 1843, https://ccel.org/ccel/spurgeon/sermons31/sermons31.iv_1.html.

APÉNDICE B: APARICIONES DE TÉRMINOS RELATIVOS A LA *DESILUSIÓN* EN LAS TRADUCCIONES AL ESPAÑOL DE LA BIBLIA

1. Dos traducciones adicionales al inglés usan *desilusión/desilusionado*, pero como título de capítulo (ver la Revised Standard Version, Eclesiastés 7, «A Disillusioned View of Life» [Una cosmovisión desilusionada]) y en las notas de estudio (ver The Voice, Isaías 60:19).
2. James A. Swanson, *Dictionary of Biblical Languages with Semantic Domains: Hebrew*

(*Old Testament)* [Diccionario de lenguajes bíblicos en ámbitos semánticos: Hebreo (Antiguo Testamento)], Logos ed. (Bellingham, WA: Faithlife, 1997), s.v. «שֶׁקֶר (*šě·qěr*)».
3. Swanson, *Dictionary of Biblical Languages*, s.v. «חָתַת (*ḥā-ṯăṯ*)».
4. Swanson, s.v. «בָּעַר (*bā-ʿăr*)».
5. Swanson, *Dictionary of Biblical Languages*, s.v. «שׁוֹב (*bôš*)».

APÉNDICE C: BREVE ETIMOLOGÍA DE LA DESILUSIÓN

1. *Oxford English Dictionary Online*, s.v. «disillusion (*noun*)», consulta del 7 de agosto del 2022: https://www.oed.com/view/Entry/54534.
2. Elizabeth Barrett Browning, *Casa Guidi Windows: A Poem (1851)* [Ventanas de la Casa Guidi: Un poema] (1851; reimpr., Kessinger Legacy Reprints, Whitefish, MT: Kessinger, 2010), vi–vii.
3. «A Day in Old Rome» [Un día en la antigua Roma], *The Leisure Hour*, n.° 254, 6 de noviembre de 1856; *Oxford English Dictionary Online*, s.v. «disillusionment (*noun*)», consulta del 7 de agosto del 2022: https://www.oed.com/view/Entry/54538.

APÉNDICE D: COMENTARIO SOBRE TÉRMINOS Y CONCEPTOS RELACIONADOS

1. Como lo confirma la bibliografía, he consultado más eruditos que los que aparecen en la tabla. Esto es porque no todos los eruditos proponen otras contribuciones al tema, sino que resumen o comentan los aportes de otros académicos ya mencionados.
2. Génesis 15:12.
3. La cita completa dice: «Guíanos más allá del no saber y de la luz, hasta la cima más alta de las Escrituras místicas. Allí los misterios de la Palabra de Dios son simples, absolutos, inmutables en las tinieblas más que luminosas del silencio que muestra los secretos. En medio de las más negras tinieblas, fulgurantes de luz ellos desbordan. Absolutamente intangibles e invisibles, los misterios de hermosísimos fulgores inundan nuestras mentes deslumbradas». Pseudo Dionisio, *Dionysius the Areopagite* [Dionisio el areopagita], «Mystical Theology», 1.192. Publicado en español como *Teología Mística.*
4. Evelyn Underhill, ed., *The Cloud of Unknowing: The Classic of Medieval Mysticism* [La nube del no saber: Un clásico de la mística medieval] (Mineola, NY: Dover Publications, 2003), loc. 507, Kindle.
5. Gerald G. May, *The Dark Night of the Soul: A Psychiatrist Explores the Connection between Darkness and Spiritual Growth* [Noche oscura del alma: Un psiquiatra explora el vínculo entre la oscuridad y el crecimiento espiritual] (San Francisco: HarperSanFrancisco, 2005), 75.
6. May, 47.
7. James S. Reitman, «God's "Eye" for the *Imago Dei*: Wise Advocacy amid Disillusionment in Job and Ecclesiastes» [El «ojo» de Dios para el *Imago Dei*: La abogacía sabia en medio de la desilusión en Job y Eclesiastés], *Trinity Journal* 31, n.° 1 (1 de marzo del 2010): 121.
8. Reitman, «God's "Eye"».
9. Reitman, «God's "Eye"».
10. Reitman, «God's "Eye"», 118. Reitman agrega: «Como sucede con Job, un nihilismo creciente culmina en una desilusión total ante el eje del argumento, con la pregunta retórica: "¿Quién sabe qué es bueno para el hombre?" (6:12a). Esto lleva a Qoheleth a

recurrir a la sabiduría como el único medio viable para encontrarle algún sentido a la vida (7:1-14)».

11. Reitman, «God's "Eye"».
12. Jerome T. Walsh, «Despair as a Theological Virtue in the Spirituality of Ecclesiastes» [La desesperanza como una virtud teológica en la espiritualidad de Eclesiastés], *Biblical Theology Bulletin* 12, n.° 2 (abril de 1982): 48.
13. Simon D. Podmore, «Lazarus and the Sickness unto Death: An Allegory of Despair» [Lázaro y la enfermedad hasta la Muerte: Una alegoría de la desesperanza], *Religion and the Arts* 15, n.° 4 (1 de enero del 2011): 491.
14. Philip Yancey, *Disappointment with God: Three Questions No One Asks Aloud* (Grand Rapids, MI: Zondervan, 1988), 165. Publicado en español como *Desilusión con Dios.*
15. Diane Jacobson, «Job as a Theologian of the Cross» [Job como un teólogo de la Cruz], *Word and World* 31, n.° 4 (1 de septiembre del 2011): 375.
16. Jacobson, «Job as a Theologian», 379. Sobre la frase «teólogos abatidos», Jacobson observa: «Esta frase maravillosa es de Fred Reisz, en una presentación inédita en el congreso de teólogos docentes de la Iglesia Evangélica Luterana de los Estados Unidos» (ELCA, por su sigla en inglés).
17. Jacobson, «Job as a Theologia», 376.
18. Jacobson, «Job as a Theologian», 379.
19. Peter J. Morden, «C. H. Spurgeon and Suffering» [C. H. Spurgeon y el sufrimiento], *Evangelical Review of Theology* 35, n.° 4 (1 de octubre del 2011): 320.
20. Charles H. Spurgeon, «The Pitifulness of the Lord the Comfort of the Afflicted», sermón, Tabernáculo Metropolitano, Newington, 14 de junio de 1885, n.° 1845.
21. Morden, «C. H. Spurgeon», 319.
22. Yancey, *Disappointment*, 232.
23. Sigmund Freud, «Mourning and Melancholia», en *The Standard Edition of the Complete Psychological Works of Sigmund Freud*, ed. James Strachey, vol. 14 (Londres: Hogarth Press, 1957). Publicado en español como *Duelo y Melancolía.*
24. Freud es famoso por sus ideas sobre la relación madre-hijo: específicamente, sobre la decepción infantil por la transición desde la identidad única con la madre en el vientre, a la separación al nacer y durante la lactancia. Según Freud y muchos otros que lo siguieron, esta separación inevitable y las experiencias subsiguientes de desidealización afectan y moldean el desarrollo del yo.
25. Peter Homans, *The Ability to Mourn: Disillusionment and the Social Origins of Psychoanalysis* [La capacidad de hacer duelo: La desilusión y el origen social del psicoanálisis] (Chicago: University of Chicago Press, 1989), 4.
26. Homans, *Ability to Mourn*, 211–212.
27. Merton enuncia: «El estudio de la naturaleza de una "manera convincente y científica" promueve una apreciación completa del poder del Creador, de modo que el naturalista debe estar mejor preparado que el observador casual para glorificarlo. De esta manera directa, la religión aprobó a la ciencia y elevó la estima social de aquellos que se dedicaban a la investigación científica». Robert K. Merton, *Science, Technology and Society in Seventeenth Century England* (Nueva York: H. Fertig, 1970), 71–72. Previamente publicado como «Science, Technology and Society in Seventeenth Century England»,

en *Osiris* 4 (1938): 360–632. Publicado en español como *Ciencia, tecnología y sociedad en la Inglaterra del Siglo* XVII.

28. Merton, *Science, Technology and Society*, 66–67.
29. Homans, *Ability to Mourn*, 213–214.
30. Homans, 9.
31. Reitman, «God's "Eye"», 122.
32. Julian Norris Hartt, «The Significance of Despair in Contemporary Theology» [El significado de la desesperanza en la teología contemporánea], *Theology Today* 13, n.° 1 (1 de abril de 1956): 57.
33. Hartt, «Significance of Despair», 53.
34. Hartt, 53.
35. Según explica Hartt: «Las pirámides de Egipto celebran de manera dramática los logros científicos, artísticos y políticos de ese mundo; pero también son una expresión de desesperación, son tumbas en la tierra de los vivos; entonces son, al mismo tiempo, actos desafiantes y confesiones de la Desesperación». Hartt, «Significance of Despair», 54.
36. Hartt, «Significance of Despair», 54.
37. Béla Vassady, «A Theology of Hope for the Philosophy of Despair» [Una teología de esperanza para la filosofía de desesperanza], *Theology Today* 5, n.° 2 (1 de julio de 1948): 162.
38. Vassady, «Theology of Hope», 163.
39. David R. Blumenthal, «Despair and Hope Late in Post-Shoah Life» [La desesperanza y la esperanza en la vida avanzada después del Shoah], originalmente publicado en *Bridges: An Interdisciplinary Journal of Theology, Philosophy, History, and Science* 6, n.os 3/4 (1999), DavidBlumenthal.org, http://davidblumenthal.org/DespairHope.html.
40. Blumenthal, «Despair and Hope».
41. Blumenthal, «Despair and Hope».
42. Søren Kierkegaard, *Fear and Trembling and The Sickness unto Death*, trad. Walter Lowrie (Princeton, NJ: Princeton University Press, 2013), 348. Publicados en español como *Temor y temblor* y *La enfermedad mortal*.
43. Podmore señala de manera interesante que «en el danés de Kierkegaard, así como en el alemán de Lutero y de Holbein, la raíz etimológica de "desesperanza" (danés: *Fortvivlelse*; alemán: *Verzweifeln*) está en "duda" (danés: *tvivl*; alemán: *zweifel*), mientras que los prefijos denotan intensificación [*for-/ver-*]; por lo tanto, *Fortvivlelse* y *Verzweifeln* significan literalmente "duda intensificada"». La desesperanza personal de Kierkegaard parece estar, al menos en parte, relacionada con la duda de que pudiera ser verdaderamente perdonado. Podmore, «Lazarus» [Lázaro], 489.
44. Simon D. Podmore, «Kierkegaard as Physician of the Soul: On Self-Forgiveness and Despair» [Kierkegaard como médico del alma: Sobre el autoperdón y la desesperanza], *Journal of Psychology and Theology* 37, n.° 3 (1 de septiembre del 2009): 178.
45. Podmore, 181.
46. Podmore, 181.
47. Thomas Merton, *No Man Is an Island* (Nueva York: Harcourt, 1983), 237–238. Publicado en español como *Los hombres no son islas*.
48. Yancey, *Disappointment*, 64.

49. Douglas John Hall, *God and Human Suffering: An Exercise in the Theology of the Cross* [Dios y el sufrimiento humano: Una práctica en la teología de la Cruz] (Minneapolis: Augsburg, 1986), 156.
50. Yancey, *Disappointment*, 234.
51. Yancey, 193–194.
52. C. S. Lewis, *The Screwtape Letters: With Screwtape Proposes a Toast*, ed. rev. (Nueva York: Collier Books, 1982), 13–14. Publicados en español como *Cartas del diablo a su sobrino* y *El diablo propone un brindis*.
53. Al hacer esta afirmación, reconozco el punto de vista discrepante de James Davidson Hunter, quien afirma que las culturas cambian cuando una idea o una creencia es acogida y defendida por la élite y por los eruditos cercanos al «centro» del poder cultural, quienes (1) forjan la idea dentro de un «marco intelectual», (2) establecen contactos entre sí adrede, (3) se comunican con (y, en consecuencia, son respaldados por) las personas influyentes de las instituciones, y (4) escriben y distribuyen sus escritos de manera tal que los conceptos lleguen a las masas. Ver James Davison Hunter, *To Change the World: The Irony, Tragedy, and Possibility of Christianity in the Late Modern World* [Para transformar el mundo: La ironía, la tragedia, y la posibilidad del cristianismo en el mundo de la modernidad tardía] (Nueva York: Oxford University Press, 2010), 75–96. Sin embargo, si le pidiéramos a la Iglesia estadounidense que identificara qué influencias han formado su teología elemental del sufrimiento, creo que las canciones populares, los libros de bolsillo y los pódcast descargables encabezarían la lista de las influencias estimadas. Si bien puede ser totalmente cierto que la cultura solo cambia según el movimiento de las élites y los académicos, la vida cotidiana de los seguidores de Jesús se ve profundamente afectada por los medios de comunicación populares.

BIBLIOGRAFÍA

Aglen, Anthony Stocker. «Psalms» [Salmos]. En *A Bible Commentary for English Readers* [Un comentario bíblico para lectores del inglés], editado por Charles John Ellicott. Londres: Cassell, 1905. Ellicott's Commentary for English Readers. Psalm 42. Bible Hub. https://biblehub.com/commentaries/ellicott/psalms/42.htm.

Allender, Dan B. y Tremper Longman III. *The Cry of the Soul: How Our Emotions Reveal Our Deepest Questions about God*. Colorado Springs: NavPress, 1994. Publicado en español como *El Grito del Alma*.

Agustín de Hipona. *Expositions on the Book of Psalms*. Vol. 1. Oxford, 1847. Publicado en español como *Exposición sobre el Libro de los Salmos. Tomo I.*

Averbeck, Richard E. «The Human Spirit in Spiritual Formation» [El espíritu humano en la transformación espiritual]. Documento presentado en la Reunión Anual Internacional de la Sociedad Teológica Evangélica, San Antonio, TX, noviembre del 2004.

Bass, Diana Butler. *A People's History of Christianity: The Other Side of the Story* [Historia del cristianismo, por la gente: La otra cara de la historia]. Nueva York: HarperOne, 2010. Kindle.

Berthold-Bond, Daniel. «Lunar Musings? An Investigation of Hegel's and Kierkegaard's Portraits of Despair» [¿Reflexiones lunares? Una investigación de los retratos de la desesperanza por Hegel y Kierkegaard]. *Religious Studies* 34, n.° 1 (marzo de 1998): 33–59.

Blumenthal, David R. «Despair and Hope in Post-Shoah Jewish Life». Publicado originalmente en *Bridges: An Interdisciplinary Journal of Theology, Philosophy, History, and Science* 6, n.os 3/4 (1999). DavidBlumental.org. http://davidblumenthal.org/DespairHope.html.

Boa, Kenneth. *Conformed to His Image: Biblical and Practical Approaches to Spiritual Formation*. Grand Rapids, MI: Zondervan, 2001. Publicado en español como *Conformados a su imagen: Un acercamiento bíblico y práctico para la formación espiritual.*

Bonhoeffer, Dietrich. *The Cost of Discipleship*. Nueva York: Touchstone, 1995. Publicado en español como *El costo del discipulado*.

Browning, Elizabeth Barrett. *Casa Guidi Windows: A Poem (1851)* [Ventanas de la Casa Guidi: Un poema]. Kessinger Legacy Reprints. Whitefish, MT: Kessinger, 2010.

Carrigan, Henry L., (h.), ed. *The Wisdom of the Desert Fathers and Mothers* [La sabiduría de los padres y las madres del desierto]. Paraclete Essentials. Brewster, MA: Paraclete Press, 2010.

Chambers, Oswald. *Baffled to Fight Better: Job and the Problem of Suffering* [Perplejo para luchar mejor: Job y el problema del sufrimiento]. Grand Rapids, MI: Discovery House, 1990.

———. *Leagues of Light: Diary of Oswald Chambers 1915–1917* [Leguas de luz: El Diario de Oswald Chambers 1915–1917]. Louisville, KY: Operation Appreciation Ministries, 1984.

———. *My Utmost for His Highest*. Uhrichsville, OH: Barbour, 1991. Publicado en español como *En pos de lo supremo*.

Cho, John Chongnahm. «Adam's Fall and God's Grace: Wesley's Theological Anthropology» [La caída de Adán y la Gracia de Dios: La antropología teológica de Wesley]. En *Holiness as a Root of Morality* [La santidad como raíz de la moralidad], editado por John S. Park, 3–16. Lewiston, NY: Edwin Mellen Press, 2006.

Chole, Alicia Britt. *Anonymous: Jesus' Hidden Years . . . and Yours* [Anónimo: Los años ocultos de Jesús... y los tuyos]. Franklin, TN: Integrity, 2006.

———. *Finding an Unseen God: Reflections of a Former Atheist* [Encontrando a un Dios invisible: Reflexiones de quien fue una atea]. Bloomington, MN: Bethany House, 2008.

———. *40 Days of Decrease: A Different Kind of Hunger, a Different Kind of Fast* [40 días de decaimiento: Una clase diferente de hambre, una clase diferente de ayuno]. Nashville: W Publishing Group, un sello de Thomas Nelson, 2015.

———. *The Sacred Slow: A Holy Departure from Fast Faith* [La lentitud sagrada: Una partida santa de la fe rápida]. Nashville: Thomas Nelson, 2017.

———. *Sitting in God's Sunshine, Resting in His Love* [Sentado bajo la luz de Dios, descansando en su amor]. Nashville: JCountryman, 2005.

Christensen, Philip H. «The Fall of Adam» [La caída de Adán]. *Anglican Theological Review* 92, n.° 4 (1 de septiembre del 2010): 830.

Christian Classics Ethereal Library. https://www.ccel.org/.

Coe, John H. «Musings on the Dark Night of the Soul: Insights from St. John of the Cross on a Developmental Spirituality» [Reflexiones sobre la noche oscura del alma: Revelaciones de San Juan de la Cruz sobre una espiritualidad del desarrollo]. *Journal of Psychology and Theology* 28, n.° 4 (2000): 293–307.

———. «Resisting the Temptation of Moral Formation: Opening to Spiritual Formation in the Cross and the Spirit» [Resistiendo la tentación de la formación moral: Abriéndose a la formación spiritual en la cruz y el Espíritu]. *Journal of Spiritual Formation and Soul Care* 1, n.° 1 (1 de marzo del 2008): 54–78.

Coe, John H. y Todd W. Hall. *Psychology in the Spirit: Contours of a Transformational Psychology* [La psicología en el Espíritu: Contorno de una psicología transformacional]. Downers Grove, IL: IVP Academic, 2010.

Coombs, Marie Theresa y Francis Kelly Nemeck. *The Spiritual Journey: Critical Thresholds and Stages of Adult Spiritual Genesis* [La jornada espiritual: Etapas y umbrales críticos del génesis espiritual adulto]. Collegeville, MN: Liturgical Press, 1991.

«A Day in Old Rome» [Un día en la antigua Roma]. *The Leisure Hour*, n.° 254, 6 de noviembre de 1856.

Dillard, Annie. *Teaching a Stone to Talk: Expeditions and Encounters* [Enseñándole a una piedra a hablar: Expediciones y encuentros]. Nueva York: HarperPerennial, 1992.

Early Christian Writings [Escritos cristianos tempranos]. http://earlychristianwritings.com/.

Emmert, Kevin. «Resting in the Work of God: The Forgotten Spiritual Discipline» [Descansando en la obra de Dios: La disciplina espiritual olvidada]. *Christianity Today* 56, n.° 3 (1 de marzo del 2012): 36–37.

Eusebio. *Church History*. Libro 5. Nuevo Adviento. https://www.newadvent.org/fathers/250105.htm. Publicado en español como *Eusebio: Historia de la iglesia*.

Faricy, Robert. «Teilhard de Chardin's Spirituality of the Cross» [La espiritualidad de la Cruz de Teilhard de Chardin]. *Horizons* 3, n.° 1 (1 de marzo de 1976): 1–15.

Ferguson, Everett. *Early Christians Speak: Faith and Life in the First Three Centuries* [Hablan los primeros cristianos: La fe y la vida en los primeros tres siglos]. Vol. 2. 3ra ed. Abilene, TX: ACU Press, 2002.

———, ed. *Inheriting Wisdom: Readings for Today from Ancient Christian Writers* [Heredando sabiduría: Lecturas para hoy por escritores cristianos antiguos]. Peabody, MA: Hendrickson, 2004.

Finnie, Kellsye M. *William Carey: By Trade a Cobbler* [William Carey: Zapatero de profesión]. Eastbourne, Inglaterra: Kingsway, 1986.

Foster, Richard J. *Streams of Living Water: Celebrating the Great Traditions of Christian Faith*. Nueva York: HarperCollins, 2001. Publicado en español como *Ríos de agua viva: El retorno a la fuente de la renovación perdurable*.

Foster, Richard J. y James Bryan Smith, eds. *Devotional Classics: Selected Readings for Individuals and Groups*. San Francisco: HarperSanFrancisco, 1993. Publicado en español como *Devocionales clásicos*.

Freud, Sigmund. «Mourning and Melancholia». En *The Standard Edition of the Complete Psychological Works of Sigmund Freud*. Editado por James Strachey. Vol. 14. Londres: Hogarth Press, 1957. Publicado en español como *Duelo y melancolía*.

Frey, Robert Seitz, ed. «Despair and Hope Late in the Twentieth Century» [La desesperanza y la esperanza a finales del siglo xx]. *Bridges: An Interdisciplinary Journal of Theology, Philosophy, History, and Science* 6, (otoño/invierno 1999): 115–218.

Friedman, Edwin H. *Generation to Generation: Family Process in Church and Synagogue*. Nueva York: Guilford, 2011. Publicado en español como *Generación a generación: El proceso de las familias en la iglesia y la sinagoga*.

Godin, Seth. *Tribes: We Need You to Lead Us*. Nueva York: Portfolio, 2008. Publicado en español como *Tribus: Necesitamos que tú nos lideres*.

Goodrick, Edward W. y John R. Kohlenberger III. *The NIV Exhaustive Concordance* [La concordancia exhaustiva de la NIV]. Grand Rapids, MI: Zondervan, 1990.

Graham, Billy. *Nearing Home: Life, Faith, and Finishing Well* [Acercándose a casa: La vida, la fe y el terminar bien]. Nashville: Thomas Nelson, 2011.

Grassley, Edward B. «The Role of Suffering in the Development of Spiritual Maturity» [El papel del sufrimiento en el desarrollo de la madurez espiritual]. DMin diss., Gordon-Conwell Theological Seminary, 2000.

Gusmer, Charles W. «The Purpose of the Scrutinies: An Insight from the Ignatian Exercises» [El propósito de los escrutinios: Revelación de los ejercicios ignacios]. *Worship* 65, n.° 2 (1 de marzo de 1991): 125–132.

Guyon, Jeanne. *Jeanne Guyon: An Autobiography*. New Kensington, PA: Whitaker House, 1997. Publicado en español como *Autobiografía: La vida de Madame Guyón*.

Hall, Douglas John. *God and Human Suffering: An Exercise in the Theology of the Cross* [Dios y el sufrimiento humano: Una práctica en la teología de la Cruz]. Minneapolis: Augsburg, 1986.

Hartt, Julian Norris. «The Significance of Despair in Contemporary Theology» [El significado de la desesperanza en la teología contemporánea]. *Theology Today* 13, n.° 1 (1 de abril de 1956): 45–62.

Hegel, Georg Wilhelm Friedrich. *Phenomenology of Spirit*. Traducido por Arnold V. Miller. Prefacio por J. N. Findlay. Oxford, Inglaterra: Clarendon Press, 1977. Publicado en español como *Fenomenología del espíritu*.

Hendry, Erica R. «7 Epic Fails Brought to You by the Genius Mind of Thomas Edison» [7 fallas épicas cortesía del genio de Thomas Edison]. *Smithsonian*, 20 de noviembre del 2013. https://www.smithsonianmag.com/innovation/7-epic-fails-brought-to-you-by-the-genius-mind-of-thomas-edison-180947786/.

Hinrichs, Scott W. «Perspectives on Suffering: Exploring the Why Questions» [Perspectivas sobre el sufrimiento: Explorando los porqués]. DMin diss., Seminario Teológico Bethel, 2002.

Holmes, Urban T., III. *A History of Christian Spirituality: An Analytical Introduction* [Una historia de la espiritualidad Cristiana: Una introducción analítica]. Harrisburg, PA: Morehouse, 2002.

Homans, Peter. *The Ability to Mourn: Disillusionment and the Social Origins of Psychoanalysis* [La capacidad de hacer duelo: La desilusión y el origen social del psicoanálisis]. Chicago: University of Chicago Press, 1989.

Houston, James M. «The Future of Spiritual Formation» [El futuro de la formación espiritual]. *Journal of Spiritual Formation and Soul Care* 4, n.° 2 (1 de septiembre del 2011): 131–39.

Howard, Evan. «Three Temptations of Spiritual Formation» [Tres tentaciones de la formación espiritual]. *Christianity Today*, 9 de diciembre del 2002. https://www.christianitytoday.com/ct/2002/december9/4.46.html.

Hunter, James Davison. *To Change the World: The Irony, Tragedy, and Possibility of Christianity in the Late Modern World* [Para transformar el mundo: La ironía, la tragedia, y la posibilidad del cristianismo en el mundo de la modernidad tardía]. Nueva York: Oxford University Press, 2010.

Irvin, Dale T. y Scott W. Sunquist. *History of the World Christian Movement: Earliest Christianity to 1453* [Historia del movimiento cristiano mundial: Desde el cristianismo temprano hasta 1453]. Maryknoll, NY: Orbis Books, 2001.

Jacobson, Diane L. «God's Natural Order: Genesis or Job?» [El orden natural de Dios: ¿Génesis o Job?]. En *And God Saw That It Was Good: Essays on Creation and God in Honor of Terence E. Fretheim* [Y Dios vio que era bueno: Ensayos sobre la creación y Dios en honor de Terence E. Fretheim], editado por Frederick J. Gaiser y Mark A. Throntveit, 49–56. *Word and World* Supplement Series 5. Saint Paul, MN: *Word and World*, Luther Seminary, 2006.

———. «Job as a Theologian of the Cross» [Job como un teólogo de la Cruz]. *Word and World* 31, n.° 4 (otoño 2011): 374–380.

Jenkins, Jerry B. *Hymns for Personal Devotions* [Himnos para las devociones personales]. Chicago: Moody, 1989.

John of the Cross. *Dark Night of the Soul* [La noche oscura del alma]. 3ra ed. Traducido y editado por E. Allison Peers. Nueva York: Image Books, 1959. Christian Classics Ethereal Library. https://ccel.org/ccel/john_cross/dark_night/dark_night.

———. *The Collected Works of St. John of the Cross*. Ed. rev. Traducido por Kieran Kavanaugh y Otilio Rodriguez. Washington, DC: ICS Publications, 1991. Publicado en español como *Obras completas de San Juan de la Cruz*.

Kalantzis, George. «From the Porch to the Cross: Ancient Christian Approaches to Spiritual Formation» [Del pórtico a la Cruz: Métodos cristianos antiguos de formación espiritual]. En *Life in the Spirit: Spiritual Formation in Theological Perspective* [La vida en el Espíritu: La formación espiritual desde una perspectiva teológica], editado por Jeffrey P. Greenman y George Kalantzis, 63–81. Downers Grove, IL: IVP Academic, 2010.

Kelly, Thomas R. *A Testament of Devotion* [Un testamento de devoción]. Nueva York: HarperOne, 1996.

à Kempis, Thomas. *The Imitation of Christ*. Ed. rev. Nueva York: Grosset and Dunlap, 1926. Publicado en español como *Imitación de Cristo*.

Kierkegaard, Søren. *Fear and Trembling and The Sickness unto Death*. Traducido por Walter Lowrie. Princeton, NJ: Princeton University, 1974. Publicados en español como: *Temor y temblor* y *La enfermedad mortal*.

———. *The Sickness unto Death: A Christian Psychological Exposition for Upbuilding and Awakening*. Vol. 19, Kierkegaard's Writings. Traducido y editado por Howard V. Hong y Edna H. Hong. Princeton pbk., con correcciones. Princeton, NJ: Princeton University Press, 1983.

———. *Søren Kierkegaard: The Last Years, Journals 1853–1855* [Søren Kierkegaard: Los últimos años, diarios 1853–1855]. Traducido y editado por Ronald Gregor Smith. Londres: Lowe and Brydone, 1985.

Kirkpatrick, Alexander Francis. *Psalms: Books II & III* [Salmos: Libros II y III]. Cambridge Bible for Schools and Colleges, editado por J. J. S. Perowne. Cambridge: Cambridge University Press, 1904. Psalm 42. Bible Hub. https://biblehub.com/commentaries/cambridge/psalms/42.htm.

Lambert, D. W. *Oswald Chambers: An Unbribed Soul* [Oswald Chambers: Un espíritu no sobornado]. 1983. Reimpreso, Fort Washington, PA: Christian Literature Crusade, 1989.

Lawrence, Brother y Frank Laubach. *Practicing His Presence*. The Library of Spiritual Classics, Vol. 1. Jacksonville, FL: Christian Books, 1988. Publicado en español como *La práctica de la presencia de Dios*.

Lewis, C. S. *A Grief Observed*. San Francisco: HarperSanFrancisco, 2001. Publicado en español como *Una pena en observación*.

______. *Prince Caspian*. Londres: Geoffrey Bles, 1951. Reimpreso, Nueva York: HarperCollins, 2005. Publicado en español como *Las Crónicas de Narnia: El Príncipe Caspian*.

———. *The Screwtape Letters: With Screwtape Proposes a Toast*. Ed. rev. Nueva York: Collier Books, 1982. Publicados en español como *Cartas del diablo a su sobrino* y *El diablo propone un brindis*.

———. *The World's Last Night, and Other Essays* [La última noche del mundo, y otros ensayos]. (Nueva York: Harcourt Brace, 1952; reimpr., San Francisco: HarperOne, 2017.

Lindberg, Carter. *The European Reformations* [Las reformaciones europeas]. 2da ed. Malden, MA: Wiley-Blackwell, 2010.

MacDonald, George. *Diary of an Old Soul: 366 Writings for Devotional Reflection* [El diario de un alma antigua: 366 escritos para reflexión devocional]. Minneapolis, MN: Augsburg Books, 1994.

Mandela, Nelson. *Long Walk to Freedom: The Autobiography of Nelson Mandela*. Nueva York: Little, Brown, 1995. Publicado en español como *La autobiografía de Nelson Mandela. El largo camino hacia la libertad.*

May, Gerald G. *The Dark Night of the Soul: A Psychiatrist Explores the Connection between Darkness and Spiritual Growth* [Noche oscura del alma: Un psiquiatra explora el vínculo entre la oscuridad y el crecimiento espiritual]. 2003. Reimpreso, San Francisco: HarperSanFrancisco, 2005.

McFarland, Ian A. *In Adam's Fall: A Meditation on the Christian Doctrine of Original Sin* [En la caída de Adán: Una meditación sobre la doctrina cristiana del pecado original]. Malden, MA: Wiley-Blackwell, 2010.

Mennekes, Friedhelm. «On the Spirituality of Questioning: James Lee Byars's *The White Mass* (1995) at the Kunst-Station Sankt Peter Cologne» [Sobre la espiritualidad de cuestionar: La masa blanca (1995) de James Kee Bryar en la Kunst-Station Sankt Peter Cologne]. *Religion and the Arts* 13, n.° 3 (julio 2009): 358–375.

Menzies, Allan, ed. *The Writings of the Fathers down to AD 325* [Los escritos de los padres hasta 325 d. C.]. Vol. 3, *Latin Christianity: Its Founder, Tertullian*. Grand Rapids, MI: Eerdmans, 2009. Christian Classics Ethereal Library. https://www.ccel.org/ccel/schaff/anf03.i.html.

Merton, Robert K. *Science, Technology and Society in Seventeenth Century England*. Nueva York: H. Fertig, 1970. Publicado originalmente en *Osiris* 4 (1938): 360–632. Publicado en español como *Ciencia, tecnología y sociedad en la Inglaterra del Siglo* XVII.

Merton, Thomas. *No Man Is an Island*. Harvest/HBJ ed. Nueva York: Harcourt, 1983. Publicado en español como *Los hombres no son islas*.

———. *The Wisdom of the Desert*. Nueva York: New Directions, 1970. Publicado en español como *La sabiduría del desierto*.

Moore, Chandler, Chris Brown, Naomi Rain y Steven Furtick. «Jireh». Pista 2, *Old Church Basement*. Elevation Worship/Maverick City Music. Lanzado como sencillo el 26 de marzo del 2021.

Morden, Peter J. «C. H. Spurgeon and Suffering» [C. H. Spurgeon y el sufrimiento]. *Evangelical Review of Theology* 35, n.° 4 (1 de octubre del 2011): 306–325.

Norris, Kathleen. *The Cloister Walk* [El sendero del claustro]. Nueva York: Riverhead Books, 1996.

Nouwen, Henri J. M. *In the Name of Jesus: Reflections on Christian Leadership with Study Guide for Groups and Individuals* [En el nombre de Jesús: Reflexiones sobre el liderazgo cristiano con una guía de estudio para grupos e individuos]. Nueva York: Crossroad, 2002.

———. *Making All Things New: An Invitation to the Spiritual Life* [Renovándolo todo: Una invitación a la vida espiritual]. San Francisco: Harper and Row, 1981.

———. *The Way of the Heart: Connecting with God through Prayer, Wisdom, and Silence* [La manera de ser del corazón: Conectando con Dios a través de la oración, la sabiduría y el silencio]. Nueva York: Ballantine Books, 2003.

———. *The Wounded Healer: Ministry in Contemporary Society* [El sanador herido: El ministerio en la sociedad contemporánea]. Londres: Darton Longman and Todd, 1994.

Nystrom, Martin J. «As the Deer» [Como el ciervo]. Universal Music/Brentwood-Benson Publishing, 1984.

Olson, Roger E. *The Story of Christian Theology: Twenty Centuries of Tradition and Reform* [La historia de la teología cristiana: Veinte siglos de tradición y reformación]. Downers Grove, IL: IVP Academic, 1999.

Osbeck, Kenneth W. *101 Hymn Stories: The Inspiring True Stories behind 101 Favorite Hymns* [101 Historias de los himnos: Las historias reales e inspiradoras detrás de 101 himnos favoritos]. Grand Rapids, MI: Kregel, 2012.

Peterson, Eugene H. «Transparent Lives» [Vidas transparentes]. *Christian Century*, 29 de noviembre del 2003. https://www.christiancentury.org/article/2003-11/transparent-lives.

Phillips, Rachael. *Well with My Soul: Four Dramatic Stories of Great Hymn Writers* [Bien con mi alma: Cuatro historias dramáticas de grandes escritores de himnos]. Uhrichsville, OH: Barbour, 2003.

Podmore, Simon D. «Kierkegaard as Physician of the Soul: On Self-Forgiveness and Despair» [Kierkegaard como médico del alma: Sobre el autoperdón y la desesperanza]. *Journal of Psychology and Theology* 37, n.° 3 (1 de septiembre del 2009): 174–185.

———. «Lazarus and the Sickness unto Death: An Allegory of Despair» [Lázaro y la enfermedad hasta la Muerte: Una alegoría de la desesperanza]. *Religion and the Arts* 15, n.° 4 (1de enero del 2011): 486–519.

Pseudo-Dionysius. *Dionysius the Areopagite: On the Divine Names and the Mystical Theology.* Traducido por C. E. Rolt. Londres: SPCK, 1920. Reimpreso, Whitefish, MT: Kessinger, 1992. Publicado en español como *Teología Mística.*

Reading, Anthony. *Hope and Despair: How Perceptions of the Future Shape Human Behavior* [Esperanza y desesperanza: Cómo las percepciones del futuro modelan el comportamiento humano]. Baltimore, MD: Johns Hopkins University Press, 2004.

Reitman, James S. «God's "Eye" for the *Imago Dei*: Wise Advocacy amid Disillusionment in Job and Ecclesiastes» [El «ojo» de Dios para el *Imago Dei*: La abogacía sabia en medio de la desilusión en Job y Eclesiastes]. *Trinity Journal* 31, n.° 1 (1 de marzo del 2010): 115–134.

Robertson, Katharine. «Original Sin or Original Blessing?: How the Doctrine of Original Sin Paints a Distorted Picture of God and Human Nature, and the Effect This Has on Spiritual Formation» [¿Pecado original o bendición original?: Cómo la doctrina del pecado original presenta un retrato distorsionado de Dios y la naturaleza humana, y el efecto que esto tiene sobre la formación espiritual]. DMin diss., George Fox Evangelical Seminary, 2010.

Rusten, E. Michael y Sharon O. Rusten. *The One Year Book of Christian History* [Historia cristiana en un año]. Carol Stream, IL: Tyndale, 2003.

The Sayings of the Desert Fathers: The Alphabetical Collection [Los dichos de los padres del desierto: La colección alfabética].Traducido por Benedicta Ward. Ed. rev. Collegeville, MN: Cistercian Publications, 2006.

Schaff, Philip, ed. *Nicene and Post-Nicene Fathers* [Padres nicenos y posnicenos]. Series 1, vol. 9, *Early Church Fathers* [Los primeros padres de la iglesia]. Versión mejorada. Grand Rapids, MI: Christian Classics Ethereal Library, 2009. Kindle.

Scholtes, Peter. «They'll Know We Are Christians by Our Love» [Sabrán que somos cristianos por nuestro amor]. 1966. F.E.L. Publicaciones, cedidos por The Lorenz Corp., 1991.

Scorgie, Glen G., Simon Chan, Gordon T. Smith y James D. Smith III, eds. *Dictionary of Christian Spirituality* [Diccionario de la espiritualidad cristiana]. Grand Rapids, MI: Zondervan, 2011.

Serra, Dominic E. «New Observations about the Scrutinies of the Elect in Early Roman Practice» [Nuevas observaciones sobre los escrutinios de los elegidos en las prácticas romanas tempranas]. *Worship* 80, n.° 6 (1 de noviembre del 2006): 511–527.

Sewall, Richard B. *The Life of Emily Dickinson* [La vida de Emily Dickinson]. 2 vols. Cambridge, MA: Harvard University Press, 1994.

Sheldrake, Philip. *A Brief History of Spirituality* [Una breve historia de la espiritualidad]. Malden, MA: Wiley-Blackwell, 2007.

Shults, F. LeRon y Steven J. Sandage. *Transforming Spirituality: Integrating Theology and Psychology* [Espiritualidad transformadora: Integrando la teología y la psicología]. Grand Rapids, MI: Baker Academic, 2006.

Smedes, Lewis B. *Shame and Grace: Healing the Shame We Don't Deserve* [La vergüenza y la gracia: Sanando la vergüenza que no merecemos]. San Francisco: HarperSanFrancisco, 1993.

Spafford Vester, Bertha. *Our Jerusalem: An American Family in the Holy City, 1881–1949* [Nuestro Jerusalén: Una familia estadounidense en la Ciudad Santa, 1881–1949]. LaVergne, TN: Ramsay Press, 2007.

Spitz, Elie Kaplan con Erica Shapiro Taylor. *Healing from Despair: Choosing Wholeness in a Broken World* [Sanación de la desesperanza: Escogiendo la plenitud en un mundo quebrantado]. Woodstock, VT: Jewish Lights, 2008.

Spurgeon, C. H. *The Autobiography of Charles H. Spurgeon: Compiled from His Diary, Letters, and Records by His Wife and His Private Secretary* [La autobiografía de Charles H. Spurgeon: Compilado a partir de su diario personal, sus cartas y anotaciones de su esposa y de su secretaria personal]. Vol. 2. Chicago: Fleming H. Revell, 1899.

———. «A Question for a Questioner» [Una pregunta para un cuestionador]. Sermón. Tabernáculo Metropolitano, Newington, 31de mayo de 1885. N.° 1843.

———. «Deep Calleth unto Deep» [Un abismo llama a otro]. Sermón. Tabernáculo Metropolitano, Newington, 11 de abril de 1869. N.° 865. The Spurgeon Center for Biblical Preaching at Midwestern Seminary. https://www.spurgeon.org/resourcelibrary/sermons/deep-calleth-unto-deep/#flipbook/.

———. «The Pitifulness of the Lord the Comfort of the Afflicted» [La lastimosidad del Señor el Consuelo del afligido]. Sermón. Tabernáculo Metropolitano, Newington, 14 de junio de 1885. N.° 1845.

———. «3 June: Philippians 2:8» [3 de junio: Filipenses 2:8]. En *Evening by Evening*. Londres: Passmore and Alabaster, 1868.

———. *The Saint and His Saviour: or, The Progress of the Soul in the Knowledge of Jesus* [El santo y su salvador: O el progreso del alma en el conocimiento de Jesús]. 1857. Reimpreso, Londres: Hodder and Stoughton, 1889.

Steinke, Peter L. *How Your Church Family Works: Understanding Congregations as Emotional Systems* [Cómo funciona en familia su iglesia: Entendiendo a las congregaciones como sistemas emocionales]. Herndon, VA: Alban Institute, 2006.

Stevens, Richard G. «We Don't Need More Sleep. We Just Need More Darkness» [No necesitamos dormir más. Solo necesitamos más oscuridad]. *Washington Post*, 27 de octubre del 2015. https://www.washingtonpost.com/posteverything/wp/2015/10/27/we-dont-need-more-sleep-we-just-need-more-darkness/.

Swanson, James A. *Dictionary of Biblical Languages with Semantic Domains: Hebrew (Old Testament)* [Diccionario de lenguajes bíblicos en ámbitos semánticos: Hebreo (Antiguo Testamento)]. Logos ed. Bellingham, WA: Faithlife, 1997.

Sweet, Leonard. *I Am a Follower: The Way, Truth, and Life of Following Jesus* [Soy un seguidor: El camino, la verdad y la vida de seguir a Jesús]. Nashville: Thomas Nelson, 2012.

———. *The Well-Played Life: Why Pleasing God Doesn't Have to Be Such Hard Work* [Una vida bien jugada: Porqué el agradar a Dios no tiene que ser tanto esfuerzo]. Carol Stream, IL: Tyndale Momentum, 2014.

Sweet, Leonard y Frank Viola. *Jesus Manifesto: Restoring the Supremacy and Sovereignty of Jesus Christ* [El manifesto de Jesús: Restaurando la soberanía y la supremacía de Jesucristo]. Nashville: Thomas Nelson, 2010. Kindle.

Taft, Robert F. «Lent: A Meditation» [Cuaresma: Una meditación]. *Worship* 57, n.° 2 (1 de marzo de 1983): 123–125.

Teresa de Ávila. *Interior Castle*. Traducido por E. Allison Peers. Radford, VA: Wilder Publications, 2008. Publicado en español como *Las Moradas: El castillo interior del alma*.

Thompson, Marianne Meye. «Turning and Returning to God: Reflections on the Lectionary Texts for Lent» [Acudiendo y regresando a Dios: Reflexiones sobre los escritos leccionarios para la cuaresma]. *Interpretation* 64, n.° 1 (1 de enero del 2010): 5–17.

Troxel, Ronald L., Kelvin G. Friebel y Dennis R. Magary, eds. *Seeking out the Wisdom of the Ancients: Essays Offered to Honor Michael V. Fox on the Occasion of His Sixty-Fifth Birthday* [En busca de la sabiduría de los antiguos: Ensayos ofrecidos para honrar a Michael V. Fox en la ocasión de su sexagésimo quinto cumpleaños]. Winona Lake, IN: Eisenbrauns, 2005.

Turguénev, Iván Serguéievich. *The Essential Turgenev* [El Turgenev esencial]. Editado por Elizabeth Cheresh Allen. Evanston, IL: Northwestern University Press, 1994.

Tyson, John R., ed. *Invitation to Christian Spirituality: An Ecumenical Anthology* [Invitación a la espiritualidad cristiana: Una antología ecuménica]. Nueva York: Oxford University Press, 1999.

Underhill, Evelyn, ed. *The Cloud of Unknowing: The Classic of Medieval Mysticism* [La nube del no saber: Un clásico de la mística medieval]. Mineola, NY: Dover Publication, 2003. Kindle.

Vassady, Béla. «A Theology of Hope for the Philosophy of Despair» [Una teología de esperanza para la filosofía de desesperanza]. *Theology Today* 5, n.° 2 (1 de julio de 1948): 158–173.

Veith, Gene Edward, (h.) *Loving God with All Your Mind: Thinking as a Christian in the Postmodern World*. Ed. rev. Wheaton, IL: Crossway Books, 2003. Publicado en español como *Tiempos Posmodernos*.

Votaw, Dave. «How to Be a Quaker in the Twenty-First Century» [Cómo ser un cuáquero en el siglo xxi]. Tesis de Maestría, George Fox University, 1997.

Walsh, Jerome T. «Despair as a Theological Virtue in the Spirituality of Ecclesiastes» [La desesperanza como una virtud teológica en la espiritualidad de Eclesiastés]. *Biblical Theology Bulletin* 12, n.° 2 (abril 1982): 46–49.

Wheatley, Margaret J. *Leadership and the New Science: Discovering Order in a Chaotic World* [El liderazgo y la nueva ciencia: Descubriendo el orden en un mundo caótico]. 3ra ed. San Francisco: Berrett-Koehler, 2006. Kindle.

Williams, Rowan. *The Wound of Knowledge: Christian Spirituality from the New Testament to St. John of the Cross* [La herida del conocimiento: La espiritualidad cristiana desde el Nuevo Testamento hasta San Juan de la Cruz]. 2da Ed. rev. Cambridge, MA: Cowley Publications, 1991.

Williams, Stephen N. Revisión de *In Adam's Fall: A Meditation on the Christian Doctrine of Original Sin* [En la caída de Adán: Una meditación sobre la doctrina cristiana del pecado original], por Ian A. McFarland. *Evangelical Quarterly* 84, n.° 2 (1 de abril del 2012): 185–188.

Woodbridge, John D., ed. *Ambassadors for Christ: Distinguished Representatives of the Message throughout the World* [Embajadores de Cristo: Representantes distinguidos del Mensaje en todo el mundo]. Chicago: Moody, 1994.

Yancey, Philip. *Disappointment with God: Three Questions No One Asks Aloud.* Grand Rapids, MI: Zondervan, 1988. Publicado en español como *Desilusión con Dios.*

ACERCA DE LA AUTORA

En persona o en formato impreso, ¡la voz de la Dra. Alicia Britt Chole traspasa la banalidad! Y convoca a las almas a caminar de nuevo con Dios. Como oradora, mentora de líderes y autora premiada, Alicia coloca las palabras como un artista que aplica pintura sobre un lienzo. No desaprovecha nada. Cada palabra es importante. Mentes y corazones se comprometen por igual. Cuando era atea, la cosmovisión de Alicia fue interrumpida por Jesús cuando comenzaba sus estudios universitarios. De esa experiencia, Alicia manifiesta: «Hubiera tenido que suicidarme emocional e intelectualmente para negar la realidad de Dios». En la actualidad, su fe tierna y su amor por la Palabra de Dios llaman la atención de santos y escépticos por igual. Alicia se enfoca en los temas no tan modernos como el sufrimiento espiritual, el alma del líder, el potencial de los años anónimos, la merma como disciplina y el abuso de autoridad. Líderes empresariales, pastores, estudiantes universitarios e iglesias concuerdan: Alicia es una combinación atípicamente encantadora de pragmatismo y esperanza, de intelecto y gracia, de humor y arte. Alicia y Barry están casados desde hace treinta años. Junto con sus tres hijos estupendos (todos Choles gracias al milagro de la adopción), viven en el campo, junto a un camino de tierra en los Ozark. Alicia tiene un doctorado en liderazgo y formación espiritual del Seminario Evangélico George Fox y es la fundadora, directora y mentora principal de Leadership Investment Intensives, Inc., una organización sin fines de lucro que se dedica a brindar asistencia espiritual confidencial y personalizada a líderes empresariales y de iglesias. Entre sus cosas favoritas están las tormentas, las preguntas honestas, El señor de los anillos y cualquier cosa que tenga jalapeños. En una cultura obsesionada con las cosas nuevas y que pueden mensurarse, Alicia da vida a la antigua verdad.